藏 医 药 选 编

罗桑却佩 著

李多美 译

青海人民出版社

图书在版编目（CIP）数据

藏医药选编 / 罗桑却佩著；李多美译 . -- 西宁：
青海人民出版社，2022.8（2023.12 重印）
（藏医药传世经典丛书）
ISBN 978-7-225-06240-2

Ⅰ . ①藏… Ⅱ . ①罗… ②李… Ⅲ . ①藏医—汇编
Ⅳ . ① R291.4

中国版本图书馆 CIP 数据核字（2021）第 224775 号

藏医药传世经典丛书

藏医药选编
ZANGYIYAO XUANBIAN

罗桑却佩　著

李多美　　译

出 版 人　樊原成

出版发行　青海人民出版社有限责任公司
　　　　　西宁市五四西路 71 号　邮政编码：810023　电话：（0971）6143426（总编室）

发行热线　（0971）6143516/6137730

网　　址　http://www.qhrmcbs.com

印　　刷　陕西龙山海天艺术印务有限公司

经　　销　新华书店

开　　本　787mm×1092mm　1/16

印　　张　25.75

字　　数　510 千

版　　次　2022 年 8 月第 1 版　2023 年 12 月第 2 次印刷

书　　号　ISBN 978-7-225-06240-2

定　　价　148.00 元

前　　言

藏医学是祖国医学的重要组成部分,是我国藏族劳动人民与疾病长期斗争的经验总结。其历史悠久、风格独特。

藏医学的形成和发展,与中医及外来医学有着密切的关系,并深受其影响。早在公元7世纪,唐文成公主及其后的金城公主进藏时,自中原带去大量医药书籍和医务人员,他们对藏医学的发展起到了积极的作用。藏族医务人员在自己实践经验的基础上,不断吸收中医和外来医学的精华,充实和丰富自己的医学宝库,使之日臻完善。千百年来,它为藏族和蒙古族的民族繁衍、疾病防治,作出了巨大的贡献。

本书根据清道光年间蒙古族罗桑却佩所著《藏医药选编》翻译而成。原著共分为一百二十一章,分述藏医学基础理论、临床医技和药物、方剂以及一些特殊疗法。现整理成一百二十章。为了便于阅读,我们做了一些必要的调整,剔除了书中的封建迷信糟粕,保留精华,基本上保持了这部历史作品的原貌。由于我们水平有限,又是首次整理翻译藏医著作,难免有糟粕精华并存或摒弃之弊,望读者明鉴。

书中处方未标明剂量的,一般按等量给药,个别剧毒和贵重药物如砒霜、麝香等,分量不宜过大,可酌减或根据需要定量。以小包小杓计量的,因药物比重不同,其重约1克至2.5克。给药衡制按中医十六两秤(每钱等于3.125克)计。

藏医学有其独特的理论体系,在疾病名称上有以症状定名的,也有几种疾病混同定名的,不能与其他民族医学或西医强求一致。

藏医用药,存在少数混乱情况。对于尚未鉴定以及鉴定混乱的药品,暂用译音定名,附加有引号,有待考证明确后再正式定名。中医不用或不常用的药,书后有索引,以备查考。

在翻译整理过程中,承内蒙古自治区医学院中医系、锡林郭勒盟蒙医研究所、中国科学院西北高原生物研究所等单位的大力支持,在此表示感谢。同时,还得到了原省中医院章承启和提重大夫的热情支持,审阅修改了本稿,在此一并表示感谢。

由于文字水平有限,有些病因、病机和病理的翻译与现代医学所述概念不一致,或有其他不足之处,敬请广大读者批评指正。

编译者

目　　录

第一章　风、胆、痰的分类、功能作用及特性

　　藏医学认为，风、胆、痰是构成人体和进行生命活动的三种能量与物质基础，同时也是产生一切疾病的根本因素。因此，对于人体的生理功能和病理机制，莫不以此三者的生成变化为理论根据和说理工具。

　　藏医学中的"风"，大致相当于中医的"气"和"风"，但其作用广于中医的气和风，认为是推动人体进行生命活动的动力。

　　"胆"大致相当于中医的"火"，但其作用也广于中医的火，与解剖部位的胆腑迥然不同，是推动脏腑进行机能活动的热能。

　　"痰"大致相当于中医的"水"和"土"，其作用也广于中医的水和土，具有人体必不可少的运化食物与调节水液等的重要作用。

　　风、胆、痰三者虽然各有特点，自具职能，但是它们之间并非孤立存在，而是有着不可分割的相互依赖和相互促进、相互影响和相辅相成的紧密关系；共同负担人体的正常生理机能活动。但是在各种致病因素的影响下，风、胆、痰出现偏盛偏衰、太过不及等反常状态而失去相对平衡时，人就产生了疾病。因此，治疗一切疾病的过程，实际上就是调整风、胆、痰使之趋于平衡的过程。

　　为了使读者对此有一基本概念，特将本章原载藏文版第一一二章移至首页。

风、胆、痰的分类、功能作用及特性

一、风的分类、功能作用及特性

风有五种，即维命风、上行风、遍行风、等火风、下泄风。

1. 维命风：存在于百会，运行于咽喉及胸部。它的作用是吞咽食物，司理呼吸，排出唾液，打喷嚏，作嗳气；能使感觉器官清明、记忆增强，维持精神正常。

2. 上行风：主要存在于胸部，运行于鼻、舌、喉三处。它的作用是发声音，润色泽，充盈活力；能使精神振奋精进，思考明确。

3. 遍行风：主要存在于心脏，运行于全身。它的作用是操纵四肢屈伸运动，口眼等的启闭开合，以及管理语言和思维活动。

4. 等火风：主要存在于胃脘，运行于各个内脏。它的作用是消化食物，分解精华与糟粕，促使血液等的生化和"成熟"。

5. 下泄风：存在于肛门，运行于大肠、膀胱及阴部、大腿内侧等处。它的作用是管理精液、月经和二便的排泄与控制，以及产妇的分娩等。

二、胆的分类、功能作用及特性

胆有五种，即能消胆、变色胆、能作胆、能视胆、明色胆。

1. 能消胆：存在于食物即将消化与尚未消化之间。它的作用是辅助饮食精华与糟粕之分解，增生热力，协助其他四胆发挥效用。

2. 变色胆：存在于肝脏。它的作用是使精华等的色素转变，成为血液、胆汁、肉、骨和二便等物的各种颜色。

3. 能作胆：存在于心脏。它的作用是支配意识，主心意正直，壮胆量、生谋略，长骄傲、滋欲望等。

4. 能视胆：存在于目。它的作用是主视觉，明辨外界的一切色相。

5. 明色胆：存在于皮肤。它的作用是使皮肤有光泽而润滑。

三、痰的分类、功能作用及特性

痰有五种，即能依痰、能化痰、能味痰、能足痰、能合痰。

1. 能依痰：存在于胸中。为五痰之首，协助其余四痰保持和发挥作用，尤其是在机体缺乏水分的状况下，担负提供和调节水液的功能。

2. 能化痰①：存在于胃上部之食物未消化处。它的作用是将入胃的食物磨碎、腐熟。

3. 能味痰：存在于舌。司味觉。

4. 能足痰：存在于头部。它的作用是使眼睛等器官敏感，使人产生满意和知足感。

5. 能合痰：存在于一切关节。它的作用是能使骨与骨之间相互结合，保持联系，并使之灵活屈伸。

风、胆、痰的特性

一、风的特性

风的特性有粗（病情急骤、舌苔、皮肤粗糙等）、轻（身轻，神志不定）、寒（喜向阳就火，喜热食）、微（无孔不入）、硬（肿块坚硬，不易化脓，腹部胀硬）、动（到处流动，

---

① 能化痰：藏医学认为能化痰、能消胆、等火风三者共同负担饮食的消化分解。

心神不定）等六种。

二、胆的特性

胆的特性有腻（面腻、毛孔出油等）、锐（肿块易化脓，发病急快）、热（病后身热，喜食凉物）、轻（得病易治）、臭（汗及小便等气味浓臭）、泻（食不宜之品易引起腹泻）、湿（性湿，易泻，痰多）等七种。

三、痰的特性

痰的特性有腻（吐泻物及放出之血带油腻色）、凉（体温低，喜热食）、重（身重，患病不易治疗）、钝（病情缓慢，不易转为他病）、稳（病情变化不多）、柔（舌苔和皮肤柔润，疼痛轻微）、黏（吐泻物等带有黏性）等七种。

第二章　切脉法

本篇叙述藏医脉诊，阐述脉象与自然界之物质现象、气候变化的联系，尤其是人体脏腑生理活动与病理变化对脉象之影响。说明据脉候病之依据。

一、诊脉前提

1. 饮食方面：凡属过于油腻营养之食物、热性及过于寒性的食物，均能扰乱病象，因此在切脉的前晚必须停止食用。

2. 起居方面：对于剧烈运动、房事等亦须禁忌。

二、诊脉时间

诊脉时间，以朝阳初露，但未照及河谷，能隐约可辨掌中纹理之时为宜，因为此时正是寒热均匀之际。诊脉前令患者禁言，以免体内温度散失、外界冷气窜入。安坐卧榻，平静不动，勿进饮食，使脏腑之阴阳平衡，呼吸均匀，手上之脉亦安于脉道，此时即可进行诊脉。

三、诊脉部位

在腕后第一横纹向下一寸（藏医以拇指末节之长度为一寸），即桡骨茎突略偏后方的动脉上，以医者的所按食指为寸、中指为关、无名指为尺。按脉不要偏轻偏重，三指距离不宜过宽过窄，以各指之间保持一粒青稞大小的缝隙为标准。

对于危重病人生死之决疑，应在足背部的脉（跌阳）诊断，这是由于足脉与心脏距离最远，临死前脉先从边远之处收束之故。

四、诊脉重度

诊寸脉须轻按，着于皮肤即可；关脉较重，要着于肌肉；尺脉重按，须着于骨。

五、诊脉以候脏腑

患者为男性，应诊其左手之脉；患者为女性，须诊其右手之脉。以男性为例，患者以左手就诊，医生以右手三指诊脉，食指（寸部）的上角属阳为心，下角属阴为小肠；中指（关部）的上角属阳为脾，下有属阴为胃；无名指（尺部）的上角属阳为左肾，下角属阴为精府（女性为卵巢）。病者右手就诊，医生以左手诊脉，食指的上角为肺，下角为大肠；中指的上角为肝脉，下角为胆脉；无名指的上角为右肾，下角为膀胱。

女性寸部的诊脉法，与男性恰恰相反，即女性以右手寸脉诊心和小肠，左手寸脉诊肺和大肠。男女的心肺虽无左右的不同，但男性的心尖近左，而女性的心尖近右，故有男左女右之分①。至于女性其他各脉在关部、尺部的所属脏腑部位，则如上所述，与男性完全相同。

六、正常的三种平脉

阳脉、阴脉、中性脉是人体在正常情况下的三种脉象。阳脉的脉势粗壮而搏动缓慢，阴脉的脉象细而搏动迅速，中性脉的脉象是流长而光滑，柔和而不疾骤。

由于正常人体的脉象不越以上三种类别，故在诊脉之初，医生必须首先辨明患者素质的平脉是属阳、属阴或为中性。一般来说，男性多为阳脉，女性多为阴脉，但亦有女性具阳脉、男性具阴脉者，而中性脉则男女俱见，故须审明，勿使舛误。

七、四时、五行与脉象及脏腑的关系

1. 四时、五行、脏腑与脉象的相互关系：春夏秋冬及四个土旺期共为五时。

春三月，地上草木萌生，在天为星宿、翼宿、角宿司时。这前七十二天之中，在脏为肝木脉和胆脉旺盛而运行之时，脉搏跳动紧，与此时天空飞翔的云雀鸟的啼声一般，脉搏的本状细而跳动紧；其余十八天为脾土脉旺盛而运行之时。

夏三月，地上树木枝叶茂盛，为降雨的季节，在天为氐宿、心宿、箕宿司时。前七十二天中，在脏为心火脉与小肠脉旺盛而运行之时，脉搏的跳动与此时天空中飞翔的杜鹃鸣声一般，脉的本状粗壮而脉势悠长；其余十八天为脾土脉旺盛而运行之时。

秋三月，大地上谷物成熟，在天为牛宿、室宿、娄宿司时。前七十二天中，在脏为肺金脉和大肠脉旺盛而运行之时，脉搏跳动与天空中红头鸟的鸣声一般，脉搏本状短促而跳动粗暴；其余十八天为脾土脉旺盛而运行之时。

冬三月，地上为水土冰冻之时，在天为昂宿、觜宿、鬼宿司时。前七十二天中，在脏为肾水脉与膀胱脉、精府脉旺盛而运行之时，脉搏跳动如天空的白腰草鹬鸣声一般，脉的本状柔和而搏动迟缓；其余十八天为脾土脉旺盛而运行之时。

每季的中月十五为春分、夏至、秋分、冬至，划定四时，则计算方能准确。四时每一季节的四个分际的四个十八天，计七十二天，则为脾土脉与胃脉旺盛而运行之时，脉搏跳动如麻雀的鸣声一般，脉的本状柔和而搏动短促。

---

① 男左女右之分：藏医诊脉，大致取法于中医，但诊脉部位及分配所属脏腑略有出入。关于心尖男性近左女性近右的说法，以及六时变化对脉象的影响等理论，存在着问题，特别是五行学说，套用中医旧说，如果完全按照母子敌友来解释事物变化和脏腑活动，就带有机械唯物论的性质，但是这些理论的形成局限于当时的社会历史条件，还不能摆脱唯心论和形而上学的影响。因此，我们必须以科学的哲学思想为指导，批判地总结五行学说。

2.脏腑与五行的母子、敌友关系：木火土金水为五行，依次向左推算为母，向右推算为子；火水土木金，依次向左推算为友，向右推算为敌。

根据五行的母、子、敌、友相生相克的关系，用以诊断脏腑之间的相互关系。以春季为例，五行属木，脏为肝，肝之母为肾水，在这个季节的本脉为肝脉，如肝脉细而跳动紧，是本脉旺盛之正常现象。其母脉为肾脉，如肾脉表现为柔和而迟缓，证明母脉正常，这两种都是正常的脉象。其友脉为脾脉，如脾脉旺盛则肝得所养。其子脉为心脉，如子脉平和则肝木相安。其敌脉为肺脉，如肺脉亢盛，则将出现危殆之症。

八、妊娠脉

孕妇的脉象多高突而滑利，右部肾脉搏动强烈者育男，左部肾脉搏动强烈者育女。

九、病脉与平脉的脉率

正常人的脉率，医生每一呼吸，约为五至。诊脉时间，约需一百至，在此一百至中，应该上下一律、粗细均匀，不出现时大时小、时快时慢、时浮时沉、时至时歇、时紧时松等现象，是为正常脉象，即属无病之征，反之则为病脉。脉象搏动次数超过五至为热证，不足五至为寒证。但由于年龄性别之不同，生理现象之差异，也有异于上述规律者，则不属病脉，在临证时须详察，若不向病人问明其平时的基本脉之情况，而骤下结论，必将陷于诊断不清的境地。或有以阳脉、阴脉及妊娠脉误诊为热证者，或有以中性脉误诊为寒证者，或有以不全脉、外伤断脉及生理性间歇脉误诊为死脉者。因此，对于一切异常病者，应该进行详细询问，不能草率从事。

十、寸、关、尺三部上下十二脉，对人体上下及脏腑之诊察

1.单纯病的脉象：单纯风病的脉象，如皮袋充满气体状，粗大而空虚，向上浮动，有时出现间歇；单纯胆病的脉象为外细而内紧；单纯痰病的脉象为沉而弱。

2.合并症的脉象：风热合病脉空而数，痰胆合病脉沉而紧，风痰合病脉空而迟。紫痰病之脉粗壮而满实，肝脉扁而不显。

3.其他疾病的脉象：血证之脉高突而滑利；黄水病之脉战栗而涩；虫病之脉如被挤压作扁平状向两侧跳动；麻风病之脉作颤不显而涩；骚热病之脉象粗浮而实，突出而滑；扩散伤热之脉细紧而硬；瘟热病之脉象细而数；疠热病之脉象作战而如被隔在两侧，呈扁平状，时强时弱，时空时细，有时中空而两边脉象作姐妹并行；急刺痛之脉象短促，如旗被风鼓动状；配合毒之脉象粗或细数，强弱不一，诊断较难；肉毒病之脉象细数，有时扁平，沉而不显；未成熟的热病之脉象细数，如风一般地摇动；增盛热病脉象洪大而紧；空虚热之脉象空虚而急；隐热病之脉象低沉而紧；陈旧热之脉象细而紧；浊热之脉象沉细而数；疮疡发热之脉象粗壮而数实。

外伤而异物（箭镞、子弹）未出者，异物所在部位或左或右，则该侧之脉象不显，分两边作姐妹并行。如头部创伤，其受伤之部位可从脉象诊察之。若头部肌肉受伤者寸脉洪

大，头骨受伤者关脉紧，脑内受伤者尺脉数。

凡躯体内外任何部位之脓疡，脉象作颤，或细数，触之灼热。

不消化病初起之脉象为大而且实，久病则细弱无力；痞瘤病之脉弱而不显；水肿、下落浮肿、灰色浮肿之脉细而沉，以手压之深部脉紧；呕吐病，不论任何疾病所引起者，其脉上部必弱小；泄泻病，不论任何疾病所引起，其脉的下部必弱小；寒证吐泻，脉均弱小，但热证吐泻与寒证相反。

4. 诊脉六误：在切脉诊断时，有六个易致误诊之关键，临证时必须注意。

血脉与风脉，均为充气之皮袋浮于水面之状，从两脉同是向上漂浮的情况看来，似易混淆难辨，但若细致审察，则血病之脉上浮而紧，能经得起按压，风病脉象，上浮而空虚，不耐按压，两者之不同点即在于此。

增盛热与空虚热病之脉象，如仅从脉搏快数方面诊察，每易混淆不清，但增盛热之脉洪紧有力，能经受按压，而空虚热病之脉压之呈空虚状，两者区别即在于此。

痰病与慢性血证之脉象，如从同是沉于深部的方面看来，易于混淆不清，但仔细审察，则痰脉弱而无力，慢性血证之脉压之有力，两者不能相混。

5. 据脉以候病位：一切疾病的诊断，应从躯体发病之上中下三部及脏腑部位去诊察。凡属心肺及躯体上部之疾病，均应以左右两寸之脉去诊察；凡属肝脾及躯体中部之疾病，均应以左右两关脉去诊察；凡肾腰以下的疾病，均应以左右两部尺脉去诊察。

6. 从脉的阴阳以候脏腑之寒热：医生以左右手分别诊脉，六指的上角向外搏动者为阳脉（热象），下角向内搏动者为阴脉（寒象）[①]，根据脉的阴阳部之搏动情况，可以推断脏腑寒热的属性。在诊察寒热脉象时，如脏为热象，腑有可能同时出现寒象者，但腑为热象，而脏绝不可能同时出现寒象。

十一、死症脉象

1. 反常脉：体力强壮者，如患突发性疾病时，脉象反呈细弱者；病期久长，正精受损，而脉象反呈浮洪者；寒证出现热证脉象，热证出现寒证脉象者，以及肺热证、肉毒证和痰聚于胃、胆结于胃等四种疾病，如出现无病之平脉时，均为反常现象，预后不良。

2. 不全脉：寸、关、尺三部脉象如有一部不显明者，是为五脏之脉不全，可能转成危症或死症，但仅凭脉象判断是不够全面的，必须应用望诊，结合脏腑之外在器官的反映状态，然后作出诊断。例如寸脉不显为心脉不全，同时表现有舌缩语艰及舌中发黑、眼睛直视等症状者，是内部心脉不全，与外部器官征象相符，病属难治，一日死。依此类推，如肺脉不全，与外部器官鼻翼下陷、鼻毛内卷等征象相符，二日死。肝脉不全，与外部器官两目上翻，眉毛卷结的征象相符，三日死。脾脉不全，与外部器官的口唇下垂、剑突凹陷

---

① 另有一种解释法是上角为五脏之脉，在患者呼气时进行诊察；下角为六腑之脉，当患者吸气时进行诊察。

等征象相符，五日死。肾脉不全，与外部器官之两耳失聪、耳轮枯萎等征象相符者，病势危殆之象，八日死。

3.间歇脉：脉来数至，骤然中止，稍停片刻又恢复搏动，或作有规律的休止，或是无规律的停顿，即是间歇脉。

间歇脉可分为两类，一是因病间歇，一为死兆间歇。

（1）因病间歇：凡某一脏腑因病而致该部之脉停顿者，称为因病间歇。例如肝病患者出现肝脉停顿，胃病患者出现胃脉停顿等，但风病则全部脉搏趋于停顿状态。此外，有做非典型规律性地停顿，有跳多次而停顿者，有跳数次而停顿者，都属于因病间歇脉。

（2）死兆间歇：间歇脉如为一定的规律性停顿，则为死兆间歇。一般说来，每次停顿的间歇较长，则死期较远，反之，如停顿的间隔距离甚近，则在短期内病情迅速恶化，但须脉证合参方能作出正确判断。

十二、神脉诊断法

掌后手腕的下方处，两筋之间跳动的动脉为神脉。神脉在正常状态时，一呼吸搏动五次，不疾不徐，较为稳定，神脉正常，生命无碍，如神脉停止搏动，则为死症。

第三章　小便诊察法

　　小便诊察法是以病者之尿液，分别在热时、温时、冷却后三个阶段，对小便的色、气、味和漂浮物、絮状物、沉淀物等进行检验观察，从而判断疾病的寒热属性、发病的部位和病势的轻重，作为辨证施治的依据。

一、验尿准备

　　在验尿之前晚，禁止服用酒、茶、酪浆①等物，按照日常所需量饮服开水。清心寡欲，禁绝房事，避免疲劳，保持足够的睡眠。如果不然，易使诊断失真。

　　日间之饮食在半夜前消化，故前半夜之尿液为饮食尿，不能用，必须取后半夜之尿作为检验标本。

　　验尿的时间，以清晨阳光初露、能照彻碗底之时为宜，因此时最能辨别小便的颜色、蒸气和"垢亚"②的真实情况。中午阳光过强，实非所宜。

　　盛尿液的容器，以白色瓷器或白铁器皿为佳，因显示较清，有利观察。

二、小便形成机理

　　饮食入胃，由能化痰磨碎至糜烂，被能消胆消化，然后由等火风将精华与糟粕分离，糟粕进入小肠，分为稠与稀两部分，其稀者经输尿脉渗入膀胱，成为尿液。

　　胃中的精华部分，通过肝脏的分解，化为血液，血液又可分为精华与糟粕两部分，血的精华转化为肌肉，血的糟粕储藏于胆囊而为胆汁。胆汁又可分为精华与糟粕两部分，胆汁的精华转化为机体必需的黄水，糟粕成为尿液中的"垢亚"，"垢亚"通过肝脏循行于脉道，下注于膀胱，与尿液混合。

　　如上所述，饮食由于胃的消化作用，经过等火风的分解转化为尿液和"垢亚"。小便的色素，或红或黄，或白或青，并非一律，也有因食物的影响而呈不同颜色。

　　由此可见，"垢亚"是血与胆的生理产物，因而它能反映肌体内在的疾病情况，人体

---

① 酪浆：打酥油所剩的汁液，即"达拉"。

② "垢亚"：由胆囊内胆汁糟粕产生的尿液沉淀物。

如发生热证时，尿液即呈"垢亚"增多现象；如发生寒证时，则"垢亚"呈稀薄现象。因此，检查尿液中的"垢亚"，可以作为临床诊断寒证与热证的依据。

三、正常尿液

正常人的小便，在尿刚排出还热的时候，其色质如熔化之牦牛的新酥油，色呈淡黄，质地稀薄，发出鼬鼠样气味，尿中的蒸气不大不小，蒸发的时间长短适度，尿花（泡沫）形状大小均匀。

尿液微温，气味将要消失时，"垢亚"均匀遍布于尿中，色微黄，表面的浮皮（漂浮物），似夏季草原水潭之水平面，不为狂风所吹之漂浮层一般。

蒸气散尽后，尿液从容器的四周成圆圈状逐渐向中心转变收缩，尿色呈白黄而清澈，则为正常无病之征，与此相反者，即是病尿。

四、病尿

病尿之诊察法，以总述与分述两部分进行说明。

1.病尿总述：观察尿液之病象，可从三个不同时间去进行，即分为热时、温时、冷时三个阶段。

尿热时，应立即对尿液的颜色、蒸气、气味、尿花四个方面进行观察，如果时间过久，温度降低，气味就不明显。在尿液温时之第二阶段时气味已经消失，主要是对"垢亚"及浮皮进行观察。迨至尿液冷却时对尿液的转变时间与转变情形，以及转变后的颜色进行观察。

所谓尿花，是指尿液之泡沫，"垢亚"即尿液中不清不明之浑浊物。

（1）察尿色：刚从体内排出之小便，在其热度尚未散失时，当首先对尿液的颜色进行观察。若尿色青者是风病；尿色黄如珊瑚刺汁者是胆病；尿色作乳白色者为痰病；尿色发红者为血病；尿色如紫草茸汁者为黄水病；尿色呈紫色如烟雾状者为紫痰病。尿色混杂者为两种以上的合并病或三种以上的混合性疾病。

尿色呈菜油色者为瘟病或胆增盛证。尿色或红或黄，质稠而具臭味，则为骚热或扩散伤热。尿色黑如墨汁，或如虹霓之多色不易辨识者则为中毒病。

（2）辨蒸气：尿液蒸气大，为增盛热病；尿液蒸气小而蒸发历时长，为隐热病或陈旧热病；尿液蒸气小而蒸发时间短，为痰病，或为风病，或为寒病；尿液蒸气时大时小，则为寒热错杂病。

（3）嗅气味：尿液气臭熏人，不堪复闻者为热盛之征；若尿无气味，或气味甚微者为寒证；如尿中含有某种食物味者，则是该物之伤食症。

（4）视尿花：尿中泡沫色青如犏牛眼睛突出而大者为风病；泡沫色黄而细小，消失迅速者为胆病；泡沫如唾液入水状，长时间不易消失者为痰病；泡沫红赤为血病；泡沫如虹之多色者为中毒病；泡沫如鹰入鸽群，骤然四窜，向各方遍布者，不论是寒证热证，均为扩散性疾病。

（5）审"垢亚"："垢亚"为尿中之絮状物，状如山羊绒毛之散布于尿中，取之无物者为风病；"垢亚"如棉花纤维撒于水中，中部多而四周少，且遮掩碗底者为血胆病；"垢亚"如白马之毛尖，视之不易辨清者为寒病或灰痰病；"垢亚"状如白云而杂以青黑之色，纷纷骤集者，为热入于肺之病；"垢亚"状如脓液者，为有脓之症；"垢亚"状如细沙者为肾脏病。

根据"垢亚"在尿液之所在的层次可推断病变的部位。若存在于尿液之上层者，为心以上的疾病，如心病、肺病等；若存在于尿液下层者，为脐以下的疾病，如肾脏病、大小肠病、膀胱病、生殖器病等；若存在于尿液的中层，为心至脐部之间的疾病，如肝脏病等。

此外，"垢亚"如腐败变质之乳酪[①]，色白而成块状，遍布于尿液浮层者，为风扰乱了正精寒热之症。

综上所述，检查"垢亚"之意义，主要是根据其质地之稠稀、存在之多寡来诊断疾病属性之寒热，至于"垢亚"之颜色，则以尿液的颜色随之而转移。

（6）观浮皮：当尿液冷却后，表面结有一层薄膜，称为浮皮。浮皮薄者为寒证，厚者为热证。如浮皮较厚，能以物挑起放于指甲或刀上而不破散，置于火上而发出焦炙肉味者为浮油，这是由于前晚服食肉脂过多所致，并非病象，不需治疗。如静止的尿液，浮皮无故分裂成片状者，是为痞瘤病之症。

（7）察尿液之转变：小便由热到冷的过程，是尿液转变阶段，此时应注意其转变所需时间的长短、转变情况及转变后的尿色。

①转变所需时间：当蒸气尚未散失之时，尿液即迅速开始转变者为热证；迨蒸气散失，尿液冷却后才转变者为寒证；蒸气散失而同时尿液转变者，为寒热程度相等之症。

②转变情况：小便之本质无厚薄的区别，但于转变之始，不是在容器中小便较厚的中部，而在边缘小便较薄处缓慢地转变者为寒证；如自下而上纷纷转变者为新病热证；由容器四缘开始向中间逐渐转变者为陈旧热证；若在尿液未转变前，而"垢亚"首先转变者，则为寒热交杂之症。

此外，尿液亦有不能转变者，如分散于全身的热证和属于长期的寒证类疾病引起的寒性泄泻过甚，以及房劳过度等病，均能导致尿液的不转变。

③转变后的尿色：任何疾病，尿液转变后的颜色，与原来之病尿色一致，例如风病色青，转变后的尿色仍作青色。

（8）察稠稀：根据尿液之浓稠与稀薄，亦可判断疾病之寒热，浓者为热证，稀者为寒证。

2. 病尿分述：病尿之诊察按其性质可归纳为热证与寒证两类。

---

① 乳酪：即酸奶。

（1）热证：当尿液自体内排出，小便温热时，尿作红或黄色，质较浓稠，气味熏人，蒸气大而历时较久，不易散失。泡沫小而色黄，能迅速消失。浮皮较厚，"垢亚"在尿液中纷纷翻腾。在温度未消、蒸气未散之前尿液即行转变。及至转变以后，尿色转深，呈紫色，尿之质地转浓。

凡具有以上之尿象者，即可确诊为热证。

（2）寒证：尿液热时，尿呈白或青色，质较稀薄，蒸气较小，泡沫大而消失迟缓，浮皮及"垢亚"均较稀薄。转变缓慢，追尿液冷却后才开始，转变后之尿色青而质地稀薄。

如具有以上之尿象者，当可确诊为寒证。

（3）几种易于误诊之病尿：诊察病尿之临床价值，主要是判定疾病寒热之属性，在一般情况下，自有常规可循，但由于病象变化多端，故在临床上可见到异常之所谓乱象尿，错综复杂，疑假还真，稍一疏忽，每致误诊，现就较常见者，列举于后：

①寒热真假：尿液色白而青，似为寒证，但"垢亚"甚厚，可知深处蕴有伏热，此为假寒真热之症，与此相反，如尿色金黄，似为热证，但气味小而不出现"垢亚"，或由于气味小而没有"垢亚"，其性质实为寒证，此为假热真寒之症。

②隐热病：具有热证之各种尿象，而尿液温度及蒸气消失后才缓慢地开始转变；或具有寒证之各种尿象，而尿温及蒸气尚未消失之际，即行迅速转变者为隐热病。

③无尿花：虽具有红或黄色等热证之尿象，若无尿花出现，为热邪内陷之症。如具有青或白色等寒证之尿象，而不出现尿花者，为历时较久的寒证，或为寒性腹泻洞泄不止症。

④浮皮特厚：虽具有热证的各种尿象，而尿中浮皮特厚，是体内正精受热邪熬灼而外泄之油脂。虽具有寒证的各种尿象，但浮皮特厚者，是为酥油未消化之明症。

⑤空虚热与血热：空虚热的尿象，色红而清澈稀薄，并有少量之大泡沫。血热的尿色红，浑浊而浓稠，"垢亚"多而蒸气大，泡沫小。这两种热证虽有许多不同点，但尿色均呈红色，因此易于误诊。

⑥紫痰病与黑黄水：紫痰病之尿稠而色紫，浑浊如朦雾状。黑黄水的尿色亦紫，但较清，如洗过紫草茸的水，气味小。这两种病虽有不同之点，但因尿色均为紫色，故易于误诊。

⑦肾脏病、肝脏病与脾脏病：肾脏病之尿象为小便色赤，或赤而浑浊不清，"垢亚"沉淀于尿液之下层。肝脏病之尿象为黑红色，或淡红色，但"垢亚"遍布而清。脾脏病之尿象为小便呈绿红色，或红而清澈，但"垢亚"处于尿液之中部。这三种病的尿色虽有不同之处，但因总的颜色同为红色，所以也易于误诊。

⑧隐热、寒证与痰风合病：隐热病的尿呈青色，但泡沫小而消失迅速，"垢亚"浓稠。痰风合病的尿亦作青色，但泡泳大而消失缓慢，无"垢亚"，或"垢亚"薄而泡沫久不消失。寒证的尿色淡青而稀薄。以上三种疾病，病情各异，由于尿液同为青色，应加以详察，以免误诊。

五、死症尿

1. 热病死症：尿色红赤如血，嗅之有皮革腐臭般之气味，虽经以治疗热病的药物、饮食及护理等各种方法治疗，但尿液的颜色和气味未见改善者，预后不良。与此相同，具有尿色红黄等的典型热病的尿象，虽经以治疗热病方法治之，但"垢亚"消失而尿质不转变者，预后亦不良。

2. 寒病死症：小便色青，不出现臭味、蒸气、"垢亚"及泡沫，无任何气味之尿液，虽以治寒证的疗法治之，其尿象无任何改变者，预后亦属不良。

3. 风病死症：尿作青黑色，如煮烂之蔬菜，尿液分离，清浊相间，状如水中撒入颜料似的现出花纹者，预后不良。

4. 胆病死症：尿如久经煎煮的亚大黄汁，清浊分离者，预后不良。

5. 血病死症：尿如变质之朱砂水状而清浊分离者，预后不良。

6. 灰痰病死症：尿如腐败之牛乳状者，不治。

7. 中毒病死症：尿液如变质之墨汁，清浊分离者，不治。

肾脏寒证，或为肾脏热证，有可能在体内即出现尿液变化，不能视为死症尿。如肾脏本身无任何病变，而是由于风、寒、热三者集结之一切疾病所促成，导致尿液在体内发生变化者，名为"和合①内伤"，多属预后不良。

总的来说，五脏之疾病，可从脉象中去诊察；六腑之疾病，可从尿象中去进行诊察。对于疾病之安危顺逆，可从脉象中分析推断，而对疾病寒热属性之鉴别，尿液则显示无遗。

---

① 和合：是风、胆、痰的总称。

第四章　风　　病

　　风具有六种特性，在正常情况下对人体具有维持生命活动，推进血液运行，司理呼吸，分解饮食，输送精华与糟粕，支配肢体活动等作用。但是，正因为风具有主宰机体活动的广泛能力，当受到内外各种因素的不良影响，引起风的太过和不及时，导致病变。因此，它又是一切疾病的致病根源，并起着引发疾病与播散疾病的作用。所以，凡百病中莫不有风的普遍存在，同时也成为促使热病复发和结束生命的重要原因。

病　　因

　　1. 饮食方面：过食苦味（食物或药物）和轻性、刺激性之食物，饥饿或营养不足。
　　2. 生活方面：房劳过度，睡眠不足，饥时做重活，体力消耗太甚，二便的强忍或努责，言语和嘘气过多。
　　3. 情志方面：思虑过度，愁苦抑郁，失望悲恸。
　　此外，大量失血、呕吐、泄泻等均能引起风势，发生风病。

症　　状

一、概述

　　风病的脉象多空虚，不耐按压。小便清澈如水，转变后尿质稀薄。舌干燥而红，口有涩味。患者多感头昏目眩，耳内作鸣，好嬉游，多嘘叹，神志不安，恶寒战栗，疲乏无力，皮肤失润不华如裂状，肢体拘挛或僵直，四肢如被缠缚，有游走性疼痛，动则全身刺痛，腿痛若折，髋腰等全身关节疼痛如被杖击，后颈、胸前、两腮剧痛如刺，风穴（指一椎、百会、膻中三穴）开放，压之疼痛，目有外突感，睡眠不安，常呵欠伸腰，性情暴躁，不能自制。或恶心呕吐腹胀肠鸣，黎明前后咳吐泡沫状痰液。

　　以上各种症状，均属风病之象，每于夏季、清晨、傍晚及食物消化后易于发作。

二、症候分类

1.二十种风病的症状

风病有二十种不同的类型和症状,属于头面及躯干者十种,属于四肢者十种,分述如下:

（1）"阿哇达"病:身体俯曲如弓, 知觉丧失, 双目直视, 呼吸困难, 作鸽子声呻吟。

（2）反折燕芒病:角弓反张, 口吐泡沫, 双目直视, 失语、磨牙、呵欠, 头、腮、背疼痛、作痒, 两胁刺痛。

（3）内曲燕芒病:症状与前者相同, 但呈佝偻状, 头颈向内弯曲, 背部隆起。

（4）腮衰病:牙关紧闭, 或下颌下垂, 不能开合。

（5）结舌病:语言謇涩, 饮食困难。

（6）半身曲弓病:头部震颤, 口角㖞斜, 目瞪不合, 语言謇涩, 意识不清, 睡时惊悸。

（7）控脉病:风随血而侵入头顶脉道, 头巅郁血, 以致肤色变黑作痛, 病势严重。

（8）半身干枯病:半身麻木不仁, 偏废不用。

（9）全身干枯病:症状与前者相似, 但病发于全身。

（10）木僵病:身体强直如木, 不能俯仰。

（11）臂虹病:风自肩胛部侵入, 致使手臂失却伸举之作用。

（12）"布厦宰"病:手指筋腱拘挛, 不能持握。

（13）跛足病:风从股内侧之大筋侵入, 关节松弛, 下肢挛急跛行, 行走时腿肢发颤。

（14）大腿僵直病:痰及脂肪渗入股骨, 腿部不温而麻木沉重, 难于伸举。

（15）豺狼头病:风血交阻于膝部, 形如豺狼头, 肿胀疼痛。

（16）刺病:风自踝部侵入, 足踝刺痛。

（17）小腿僵直病或身体拘挛病:由于风自足跟的大筋侵入, 以致小腿强直, 难于屈伸, 或发为躯体拘挛。

（18）"堪黎"病:本病呈"布厦宰"与身体拘挛症二病的综合症状。

（19）足酸麻病:风、痰交阻于足部, 疼痛而酸麻, 有蚁行感, 举步艰难。

（20）足热病:本病由血、胆、风混杂发病所致, 两足发热, 尤以行走时更甚。

如上所述, 风病的症候分类有二十种之多, 其主要症状表现可归纳为如下八种:

（1）僵直:肢体强硬如木, 俯仰和屈伸均感困难。

（2）拘挛:身体之俯仰和屈伸的活动机能受限。

（3）干枯:肌肤干瘦贴骨, 感觉消失, 偏废不用。

（4）肿胀:肿胀时增时减。

（5）跛足:下肢麻木, 挛急, 举足沉重。

（6）刺痛:疼痛刚烈如刺, 呈游走性作痛。

（7）神乱不安:不眠, 多语, 甚则哭笑无常。

（8）哑结：体力衰弱，意识不清，不能言语。

由于风之质轻而性动，善行而数变，所以能在人体的各个脏腑与任何器官广泛引起病变，形成不同的疾病和症状，现就风病发于各部的具体症状分述于后。

2. 风入于肌表及骨肉

（1）风入于皮肤：皮肤有欲裂之感，触之粗糙，如鸡皮状。

（2）风入于肌肉：肌肉肿胀，肤色变异，皮肤粗糙，或并发丘疹。

（3）风入于脂肪：不思饮食，躯体肿痛，皮下发生结节。

（4）风入于脉道：患部之脉道空旷而肿胀变粗。

（5）风入于血：脉管发红而肤色不华，疲乏嗜睡。

（6）风入于大筋：患处拘挛或僵直，足作跛行。

（7）风入于骨：骨骼刺痛，肌肉枯萎，精神衰疲。

（8）风入于关节：关节空虚，局部肿胀，甚则成为内曲燕芒症。

（9）风入于髓：严重失眠，有被缠缚之感，按捏则觉轻松。

（10）风入于精：肌肉干萎而肤色改变，并有滑精。

3. 风入于脏腑

（1）风入心为心风：头晕少眠，神志恍惚，胸闷而胀，口常嘘气，甚则身体颤战，语言错乱。

（2）风入肺为肺风：全身发胀，眼皮浮肿，恶心呕吐，入晚则咳嗽剧烈，不能安卧，痰呈白色泡沫状，然不易咯出，咳甚则呕恶。

（3）风入肝为肝风：胸胁刺痛，食欲不振，嗳气，视物不清，腰部肌肉作痛，每于清晨和夜晚自觉肝部虚悬欲折。

（4）风入胸为胸风：全身作肿，脾区疼痛，腹胀肠鸣。

（5）风入肾为肾风：腰部疼痛，耳聋不聪。

（6）风入胃为胃风：气息喘急，胃脘刺痛，腹胀而满，嗳恶不舒，得食后暂能缓解。

（7）风入大肠为大肠风：腹部作胀，矢气频作，肠鸣泄泻。

（8）风入胆为胆风：胆囊部发胀而作刺痛，消化不良，巩膜发黄。

（9）风入肛门为肛门风：由于下泄风受阻滞，辗转回旋，以致大便干结，或带声下泻。

（10）风入尿道为尿道风：小腹作胀，膀胱部发凉，小便不利，或淋漓频数。

（11）风入子宫为子宫风：子宫内风郁血结，形成肿块，月经闭止，或月经过多。

（12）风入小肠为小肠风：小肠作胀，大便如黄牛屎样泄泻。

（13）风入膀胱为膀胱风：小便灼热，癃闭不通。

（14）风入精府为精府风：不能生育。

4. 风入于官窍

（1）风入于头为头风：头晕耳鸣，视物幻变，呕吐不消化食物，或神志迷糊，突然昏扑，或不自觉无目的出走，行略时摇晃不能自持。

（2）风入于目为目风：结膜充血，眼球疼痛欲坠，羞明，畏风。

（3）风入于耳为耳风：耳鸣，耳内有空虚或刺痛感。

（4）风入于鼻为鼻风：鼻塞不利，流清涕，嗅觉不敏。

（5）风入于齿为齿风：牙龈肿痛，有如嚼花椒似的麻辣感。

5. 风入于全身

风入于全身则出现全身症状。

6. 风之功能性疾病

在正常人体中，风是推动生命活动的动力，在生理方面，具体由五种风来分别主管和完成机体各部的生理活动作用，然而在内外不良因素的侵袭和影响下，致使风的机能受到损害而紊乱，失却其行使正常机能活动之能力，遂致发生一系列病理现象，兹就五种风的病因和症状分述于下：

（1）维命风病

①病因：常食刺激性食物，饥饿过甚，剧烈劳动，大小便之强忍或努责，致使维命风的机能紊乱，遂发本病。

②主症：头昏眩晕，心神不安，吸气不畅，吞咽困难。

（2）上行风病

①病因：由于呕吐或嗳气的强行制止，以及哭笑过度，或强力负重，致使上行风的机能逆乱而发本病。

②主症：语言困难或口吃，喑哑，体力衰弱，口角㖞斜，甚则意识不清。

（3）遍行风病

①病因：久坐或久行，或勉力竞技，或遇惊受怕，以及过食刺激性食物所致。

②主症：心如扭拧，突然昏倒，惊惕恐惧，语言错乱，胡乱行走，每于受刺激后发病。

（4）等火风病

①病因：饮食不当，如服食不易消化及腐败变质之食物，以及白昼多眠，致使等火风的机能减退，胃火不足。

②主症：不思饮食，消化不良，食物与血混杂，呕吐烟汁般黏液和食物。

（5）下泄风病

①病因：行房忍精，或大小便及矢气之强忍努责，扰乱了下泄风之功能而发本病。

②主症：四肢关节松弛，下肢关节阵痛，甚则跛跷而行，大便闭结，矢气不通，或小便癃闭。

以上五种风病，其中任何一病如与胆病并发者，则可出现发热及眼泪变黄等症；如与痰病并发时，则可出现体温降低，身体沉重，甚则神志模糊等症。

治　疗

一、概述

对一切风病的治疗可分为饮食、起居、药疗等三个方面。

1. 饮食疗法：荨麻、大葱、大蒜、骨汁、羊肉、马肉、驴肉、旱獭肉、红块糖、陈酥油、黑芝麻油、热糌粑、白酒、牦牛奶等食物，均为热性而富有营养之饮食，对风病较宜。

2. 起居护理：住室须幽静，光线不宜过强。衣服须温暖，应有充分的休息和睡眠，让较稳妥的朋友加以护理，给予温和的安慰。

3. 内服药物：以牛羊的肩胛骨柄、尾骨或牛的各种骨头煎汤，然后加入荜拨、干姜、蒉蒿、肉豆蔻等，同煎内服。本方能通治一切风病，并能使神志清明。

又方：羊肉汤加光明盐、干姜。

又方：日轮护养散，牛乳送服。

此外，随症选用十一味维命散、六味能消散，开水送服。

二、分证治疗

1. 二十种风病的治疗

（1）"阿哇达"病

①纯酥油、芝麻油、牛羊骨髓、牛羊脂，共制成软膏，内服与外敷并用。渴时以牛乳或肉汤、鱼汤作饮料。

②鼻排法：用峻排法通鼻，以通风路。

③内服方：柏子、油松、木藤蓼、天冬、黄精、迷果芹、喜马拉雅紫茉莉根、蒺藜、川木香、草木樨、悬钩子茎研末为散，内服。

④骨汤温浴法：用各种骨头煎汁温浴。

⑤合并症：本病如与痰病并发时，则出现心胸部及两胁部疼痛等症状，可用花椒、诃子、阿魏、紫硇砂、藏木香、光明盐、干姜、石榴子煎汤内服。

本病如与胆病并发时，可用鼻药（余甘子煎汁，白糖为引）频洗鼻腔。

（2）反折燕芒病、内曲燕芒病、腮衰病、半身曲弓病、臂虹病

皆宜以扩张鼻药治之。并以芝麻油涂敷头顶，或滴入耳、目等处。如患处作肿，可用吐法治疗。如眼珠赤痛，宜以放血法治疗。

（3）大腿僵直病

本病系因食物分解和运化不良引起痰及脂肪增盛渗入股骨所致，故禁用油治法，宜用

粗治疗法。

①饮食疗法：以食用白青稞、大麦等所制之糌粑及野牲肉（穴居及水产动物除外）、蜂蜜、无盐酵菜等为宜。

②药物治疗：诃子、毛诃子、余甘子、短尾铁线莲、荜拨、藏黄连研成细末，用蜂蜜调成软膏内服。

又方：香附、小米辣、胡椒、荜拨、干姜、安息香、诃子、毛诃子、余甘子、信筒子各等份，共研细末，作散剂内服，以清除增盛的痰和脂肪。

（4）拘挛病、跛足病、"布厦宰"病

①内服方：油松根、干姜、小米辣、荜拨、"玛奴西赛"。

上药各等份，共研细末，以羊乳酥油熬服。本方能疏通脉络，疗效较速。

②外治法：上列三种疾病，按其发病部位，把病侧之无名指与小指之间（四趾与五趾间）的筋用针挑起，然后将下面如棉纱线状的黄筋切断。

（5）跛足病、大腿僵直病、"堪黎"病、豺狼头病、足热病、足酸麻病、刺病

均为下肢之风病，应根据其受风的病因及发病情况进行详细诊察，然后分别给予油治、敷治和放血、泻下及涂敷等各种疗法治之，此处不做详述。

（6）控脉病、木僵病、跛足病

草木樨、川木香、小豆蔻、石菖蒲、水菖蒲、紫檀香、石花（生于崖石表面的地衣）、甘松、芹菜子各一两研细末，加芝麻油适量，制成丸剂，每丸重一钱半，早晚各用白糖送服一丸，能根治各种风病，尤其对癫痫、痞瘤、疝气等病，均有良效。

2. 风病之八种主要症状治疗法

风病的症状表现为僵直和拘挛者，宜用油治法，同时亦可应用蒸汽浴法。表现为干枯者，可用油治法、热敷法、利小便法及温泉浴等各种疗法。出现肿胀者，可先用油治法，继用泻下法。跛足者，不宜应用油治法，可用粗治法。如表现为刺痛者，涂油脂于布，加温后热敷患处，并在刺痛部进行艾灸。如临证表现为神乱不安者，可服四精汤（肉类、酥油、红糖、酒）、酥油丸，并灸第六及第七椎[①]。如失语哑结者，宜用油治法及轻导泻法治疗。灸百会、一椎及手足二十指（趾）尖。

3. 风入肌表、肌肉等治疗法

（1）风入于皮肤、肌肉，宜用治风药物调和酥油涂敷与按摩，然后以药油外敷，或用热敷法治疗。

（2）风入于脂肪，可按大腿僵直病治疗。

（3）风入于骨及骨髓，可按"阿哇达"病治疗。再以四油脂（纯酥油、芝麻油、脂肪

---

① 指该椎节下间，以下同。

油、骨髓油）制成软膏，内服与外敷并用。此外，或用轻导泻法治之。

（4）风入于精，以雪蛙强身丸治之；黄精、天冬、迷果芹、喜马拉雅紫茉莉根、蒺藜、诃子、毛诃子、余甘子、雪蛙、荜茇、绵羊睾丸加白酒、乳汁、酥油熬膏，再加白硇砂、小豆蔻、干姜、荜拨，红块糖为丸。

（5）风入于筋、关节、脉道，用油治法涂擦患部，然后以热毛巾包扎。

（6）风入于大筋，用扁豆、光明盐、芝麻油三物熬汁涂擦。

（7）风入于血，先以油治法涂擦，然后进行局部放血。如放血后失去痛觉者，用屋梁吊挂烟灰与光明盐、加芝麻油调敷患处，但须留出放血点，保护创口清洁，以免引起感染。

4.风入脏腑治疗法

（1）心风病煎剂：阿魏、干姜、紫硇砂煎汤首先内服。继服草乌酥油丸，或三果酥油丸。

（2）肺风病

①散剂：沙棘果膏、石灰华、香旱芹、小豆蔻，研末为散内服。

②丸剂：诃子、毛诃子核油（原文为诃子与野牛骨髓，经考证有误）共研细，酥油调和为丸，开水送服。

（3）肝风病：阿魏研细，用三岁的公、母羊肝蘸阿魏粉入酥油中煎，趁热服食。

（4）脾风病：以三热散与酥油调和内服。

（5）肾风病：先服五颗酥油丸，继服蒺藜酒。凡风入于五脏，可灸背部各脏属穴。

（6）胃风病

①内服散剂方：石榴子、肉桂、肉豆蔻、小豆蔻、草果、香旱芹、黑种草子、光明盐、紫硇砂、白硇砂、胡椒、荜拨、干姜、蛇床子，红块糖为引，酒或红糖酒（为红糖所制之酒）送服。

②外治法：胃中及十三椎艾灸。

（7）大肠风病

①内服散剂方：石榴子、胡椒、荜拨、干姜、紫硇砂、短穗兔耳草、人参果，共研细末，红糖为引送服。

②外治法：左右天枢艾灸。

（8）胆风病

①内服散剂方：波棱瓜子、獐牙菜、光明盐共研细末内服，以温运胃火，继服泻下剂。

②外治法：第二椎艾灸。

（9）肛门风病：用蓖麻油灌肠。

（10）尿道风病

①内服药：蒺藜、螃蟹壳、白硇砂、冬葵子共研细末内服，本方为利尿专方。

②外治法：以洁净之毡片，上涂油脂，局部热敷。

（11）子宫风病：按妇科疾病论治。

5.风入头面五官治疗法

（1）风入于头

①内服药：牛羊骨煎汤加陈酥油、羊油、羊骨髓，红块糖调服，促使发汗。

②外治法：阿魏研细，加芝麻油滴入鼻腔；灸风府三穴及第三椎。

（2）风入于耳：以洁净之毡片，上涂油脂，耳外热敷。用酥油滴入耳内。

（3）风入于眼、鼻：以纯酥油滴入。

（4）风入于齿

①内服药：四精汤（见前）。

②外治法：用油脂涂布热敷；腮颊部二齿脉艾灸。

此外，以上五官各部之风病，均宜内服三果酥油丸。

6.风的功能性疾病之治疗

（1）维命风病

①以红块糖、酥油、芝麻油调敷患部，并按摩揉擦。

②甘草、诃子、白芸香、甘松研碎，调入酥油、植物油、脂肪、骨髓，然后点燃熏鼻。

③灸治主穴为百合、天突、一椎。配穴为六椎、七椎、膻中、渡鸦眼穴。

上列穴位灸治，对心风病亦有效。但心风病严重者，应按癫狂病治疗。

（2）上行风病

①内服药：骨汤送服三果酥油丸。

②外治法：在四结门（头上四角）及胸部等处用油脂热敷；灸天突、三结门（百会、囟门、后囟）、膻中。

（3）遍行风病

①内服药：肉豆蔻、广酸枣共研细末，以酥油调和为丸内服，继服红块糖酒。

②饮食疗法：煮汤食用经年之干牛羊肉及旱獭肉。

（4）等火风病

①内服散剂方：阿魏、紫硇砂、干姜、石榴子研细，开水送服。

②外治法：青盐炒热，于胸前和背后热敷；艾灸十三椎及等火穴。

（5）下泄风病

①外治法：用柔导泻法治疗（详见第一○八章）；以酥油及油脂局部涂擦按摩；用各种骨熬汤热敷；艾灸第十六椎。

②饮食疗法：宜食野牛及牦牛肉等热性食物。

（6）并发病

以上五种风病，如与胆病并发者，宜用泻法治之，并服食性凉而富有营养之食物。如与痰病并发者，宜用吐法治之，并服食性轻而热之食物，同时还必须保持衣服和居处的温暖。

小　结

风之性质轻浮而动荡，遇寒则从其类而化寒，寒因风而益甚；遇热则从其类而化热，热得风而益炽。胆病属热，挟风则热更盛；痰病属寒，挟风则寒愈剧。风性轻飏，能鼓动水湿泛滥，使水肿病发展加剧；风性刚劲，能凝结气血流畅，使痞瘤病积聚形成。

总之，风性善行而数变，凡散在人体各部的种种疾病，莫不以风为先导，因风而成；及至疾病余邪未尽之向愈阶段，往往亦因风的鼓动而重行复发，由此可以得出结论，风在一切疾病发生、发展、转归全过程中，自始至终起着直接的影响和作用，不能掉以轻心。

第五章 胆 病

　　在藏医学中，胆的译音为"赤巴"，意译即为"胆"，其含义与六腑之一的胆府有本质的不同，除了包括胆的本腑以外，广泛地被作为代表生理、病理学上热与火的概念之名词。在生理学中，胆可以理解为进行人体生命活动的热能，具有产生热量和调节体温等各种作用，没有胆热则食物不得消而营养无以化，机体各部由于缺乏物质基础的供应，而不能进行其正常的生理活动。在病理学中，凡属于亢盛、兴奋、热性、太过等的病理状态者，皆是胆的机能亢进的表现；反之，凡属表现为虚寒性、退行性之病理状态者，多是胆过寒、不足和机能衰退的结果。

病 因

胆病之源出自胆府，致病因素是：

1. 铁器伤及身体之要害部位，伤热扩散致正精受损。
2. 过食热性、酸性、咸性及油腻等不易消化之食物。
3. 情志不舒，暴怒等。

症 状

一、概述

全身皮肤、巩膜、颜面及小便发黄，皮肤作痒，呕吐或下泻胆汁，腹部膨胀。

本病每当秋季、中午与夜半以及食物消化时易发病。

二、症候分类

1. 胆热证

脉象紧，小便蒸气大，"垢亚"厚。身热，口渴而苦，不得眠，大便黄。

凡酒、肉、陈酥油及红块糖等热性食物对本病均有害。

2. 胆寒证

证与前者相反，表现在胃火式微致消化不良、大便发白。

3. 胆病转变

（1）胆病转化为风病：腹胀肠鸣，大便干燥，多作呵欠。食热性及富有营养之食物后则感舒适。

（2）胆病转化为消化不良或痰病：身体沉重，嗜睡，疲乏无力，懒于行动。饮食起居方面，得热则舒，遇寒则碍。本病之大便特征是色呈灰白，松软不实。

（3）胆病转化为血病：成为紫痰病，大便呈紫黑色，坚硬如鹿粪。

4. 合并夺位性病变

（1）肝痞瘤或肝肿大而挤夺胆位者，肝区可明显触及肿块。

（2）胃痞瘤挤夺胆位者，虽贪食但食后即行吐出。胆区极为坚硬，压之痛不可忍。

（3）胆之本体结为痞瘤者，体力衰弱，皮肤发黄作痒，食欲不振。本病如以泻下法、放血法等治之无效时，别无其他更好方法。

5. 胆溢症

全身无力，呕吐或下泻胆汁。其诊断及治疗，均各有专章论述。

6. 黄疸病

不杂有其他疾病，而仅因饮食起居等外因所引起的单纯性胆失常，致使胆汁外溢而窜入脉道症，主要表现有肤黄及目黄两种。

（1）肤黄疸症：皮肤色黄如金，视物皆呈黄色，躯体沉重无力，睡不安寐，食乳制品及水液等均有苦味。本病在清晨凉爽时较安，中午则感全身不舒。

（2）目黄疸症：本病以巩膜及指甲发黄为主症，视物呈青红色，眼眶作痛，困倦无力，易于出汗，食欲不振，口干而渴，恶心欲吐，胃腹嘈杂灼热。

前症如延误日久，病情发展成熟时，则转变为黑"恰亚"症。其主要症状是全身作痒，皮肤发青黑色，发及眉毛脱落，肌肉消瘦，疲乏无力，指甲出现黑色斑点。本病在此阶段由于胆病遍布于全身骨肉之中，较为难治，但如能精心治疗，尚可挽救。

7. 胆入肌表及骨肉

（1）胆入于皮肤，则皮肤发痒，发展于肌肉，则发出疱疹，搔破后流溢黄水、血液及胆汁。

（2）胆入于脉道，由肘膝关节和四肢鱼状肌，以及腋下等温暖处作痒，然后蔓延至全身。由于脉道充满胆汁，以致皮肤及巩膜均呈黄色，若以胆脉放血，流出者均为胆液。

（3）胆入于骨，全身一切关节作阵发性疼痛，局部肿大，肌肉干瘦。

8. 胆入于脏腑

（1）胆入于心，心胸不舒，夜不安寐，舌现黄色，对饮食起居，均喜凉恶热。

（2）胆入于肺，涕液及痰唾均作黄色。

（3）胆入于肝，肝区疼痛，肌肤发青，头痛，眼干而灼痛，唾液黏腻。

（4）胆入于脾，舌现青色或黄色斑点，大便带血，腹胀而满，左腿作肿，关节疼痛。

（5）胆入于肾，肾腰部疼痛，腿重而麻木，耳后肤色发黄。

（6）胆入于胃，呕泻胆汁。

（7）胆入于大小肠，下泻胆汁。

（8）胆入于膀胱，小便癃闭或失禁。

（9）胆入于子宫，子宫漏溢胆汁，或结聚痞瘤。

9. 胆入于官窍

（1）胆入于头，囟门及大脑部疼痛，每于烈日曝晒及服食乳酪和秋季时发作。

（2）胆入于目，两眼发黄而灼痛多泪。

（3）胆入于耳，耳流黄水，灼痛异常。

（4）胆入于鼻，鼻涕发黄，鼻塞不通。

（5）胆入于舌，舌黄，食物皆作苦味。

10. 胆的功能性疾病

（1）能消胆病：舌黄，口渴，纳谷不化，食欲不振。

（2）变色胆病：黄水盈于腹，肢体沉重，困乏无力。

（3）能作胆病：心扭痛，气喘急，身战，口渴喜饮，食欲不振，心肺灼痛。

（4）能视胆病：头痛，尤以酒后刺痛更甚，目发黄，能近视而不能远视。

（5）明色胆病：体温升高，皮肤发青黑之色，粗糙而灼痛。

　　胆病除了以上五种功能性病变外，如与风合病时，可出现风病症状；如与痰合病时，可出现痰病症状。

治　疗

一、概述

胆病可分为胆寒证与胆热证两类予以治疗。

1. 胆热证之治疗

（1）内服药

①獐牙菜、波棱瓜子、麻花艽花、西伯利亚紫堇、白草乌共煎，待凉内服。

加减法：如因胃火不足而消化不良者加荜拨。

②继服六味木瓜散、十三味白草乌散。

（2）外治法

适当地选取"如通"或"霞仁"，或"诺嘎"放血。

此外，如上列之法无效者，亦可应用下法，敛而泻之。风较盛者，内服獐牙菜酥油丸。

（3）饮食及起居护理

①饮食：宜食新鲜黄牛肉、野牲肉、黄牛或山羊酥油、苦苣菜、大米、蓝青稞面食、雪水、黄牛乳或山羊乳所制之乳酪、酪浆、淡茶。上列各种饮食，多为性轻而凉之品，对本病较宜。

②起居护理：住室宜凉爽，使安静休养，并加以安慰，不宜恼怒，避离烈日与火焰，免作剧烈劳动，常沐浴洗头和涤衣。

2.胆寒证之治疗

（1）内服药

①有十味黑冰散、石榴八瓣莲散、六味能消散。

②荜拨、光明盐、"都尔吉"、长嘴诃子尖、大黄、波棱瓜子煎汤内服，有荡涤胃肠作用。泄泻后以热糌粑、牛肉、温酒等热性食物止泻，以免损伤胃气。

（2）外治法

如上列内服药物无效者，可灸第八、九、十二椎及大肠膜等穴。

（3）饮食起居及护理

①饮食疗法：宜食黄牛、山羊、犏牛乳所制新鲜酥油，鲜羊肉，肉干，热糌粑，白蒜，以及新鲜而无刺激性之食物。

②起居护理：住处应远离潮湿寒冷之地，避免寒风吹袭，在干燥地区以不出汗为度进行散步。

二、分证治疗

1.胆病转变之治疗

（1）胆病转化风病

①内服药：石榴子、荜拨、獐牙菜、阿魏、干姜、紫硇砂、诃子加红块糖研末为散，开水送服。

②外治法：艾灸（不用斑痕灸）第一椎及第九椎。

③饮食疗法：宜食羊肉、新鲜酥油、酒等富有营养的热性食物。

（2）胆病转化消化障碍之痰病

①内服药：四味石榴散。本方能益火温胃，用之最宜。

②外治法：艾灸第三、十三椎等火穴、剑突穴。

本病可按病情分别采用吐法或泻下法。

（3）胆病转化血病

①内服药：可按紫痰病治疗。

②外治法：艾灸第八、九椎。

2. 合并夺位性病变之治疗

凡胆病兼有其他并发病者，原则上先治兼证，后治本证。但胆入本腑时，只治胆的本病。

（1）肝肿大和肝溢血

①内服药：八味石灰华散。

②外治法："如通"或"诺嘎"、或"霞仁"放血。

③用泻下法清除余邪。

④善后调理：艾灸第八椎及第九椎。

治疗程序：先服药剂，继而放血以减缓亢盛之血，然后泻治，并以灸法巩固。

（2）由痞瘤（痞瘤的形成部位主要在肝、胃、胆。这里所指者包括胆腑本身发生痞瘤或肝胃之痞瘤挤夺胆位者均属之）引起之溢血证

①内服药：贝齿灰、相思子、水菖蒲、蘑苓草、光明盐研细末，另加中灰药制为丸剂内服。本方为攻瘀破结之剂，然后另以泻剂泻之，使毒外泄。此后再进行放血，最后以灸法巩固疗效。

②外治法：在"如通""霞仁"等穴少量放血；艾灸剑突、第九椎三口穴（第九椎及其左右旁开各一寸之二穴）。

3. 胆痞瘤初期之治疗

（1）内服药：五味石榴散加黑冰片、蔗糖，开水送服。必要时服八味獐牙菜散。

（2）外治法

①在"如通"、小胆脉少量放血。

②艾灸第八、九、十二椎及胃穴。

4. 黄疸病之治疗

（1）皮肤黄疸症

①内服药：獐牙菜、止泻木子、波棱瓜子、藏黄连、西伯利亚紫堇、白草乌、木通研细末，煎汁内服；獐牙菜、麻花艽花、"都尔吉"、止泻木子研细内服。本方有泻下作用，能排毒外出；服七味红花散。

②外治法：在小尖脉、六头脉、"霞仁"三处放血。

③饮食疗法：渴时可饮搅和的乳酪。食物宜吃凉性之品，借以巩固疗效。

（2）目黄疸病

①内服药：水煎獐牙菜，待凉先行服下，然后接服下列汤剂；诃子、毛诃子、余甘子、"都尔吉"、神黄豆、白草乌、大黄、麻花艽花、白葡萄、藏黄连、木藤蓼共研碎煎汁内服，使胆热下行，然后行放血疗法。

②外治法：在肝胆合脉、小尖脉、胆脉"霞仁"等穴放血。

5. 胆热入于肌肤及骨肉之治疗

（1）胆热发于皮肤、肌肉或扩散于其他各脏腑

①内服药：草木樨、甘松、瓦苇、诃子、圆柏叶、迷果芹、当归、黄花杜鹃叶、水菖蒲、川木香共研细末，温开水送服。此外，或用"莞布"、草玉梅子共研细末，以黄牛乳酪调和涂擦全身。如不效，全身用温水洗净，用酥油桶上的陈酥油与白蒜、青盐调和涂擦全身。如再不效，以"都尔吉"、"莞布"、长嘴诃子尖煎汤，加草决明、黄葵子、白芸香等内服，多次泻之。

②外治法：在肝脉、脾脉、黄水"霞仁"、胆脉"霞仁"等处多次放血。

③温水浴后接服文官木酥油丸，对本病有效。

（2）胆入于脉道

①内服药：獐牙菜、止泻木子、木通、西伯利亚紫堇、麻花艽花、波棱瓜子、水柏枝共研，加獐牙菜煎汤内服。

②外治法：在胆脉"霞仁"多次放血。

此外，本病可按照《后补续》^①中之泻下法泻之，并服二十五味冰片散。

（3）胆渗于骨

胆渗于骨宜用泻方多次泻之，并用温水沐浴，再服二十五味冰片散加獐牙菜、波棱瓜子、峨眉蔷薇花。饮食以黄牛肉、山羊肉等凉性食物为宜。

（4）胆入血、肉、筋

冰片、紫檀香、白檀香、木棉花丝、萼、瓣、五脉绿绒蒿共研细末，以黄牛酥油、白糖、蜂蜜调成软膏内服。

此外，如胆散布于体表外部者，可按照黄水病疗法进行治疗。

6. 胆入于五脏之治疗

（1）内服药：印度獐牙菜、尼泊尔獐牙菜、西藏獐牙菜、波棱瓜子、止泻木子、白葡萄、麻花艽花、白草乌等为胆入五脏之通用的主方，可按病情用下法进行加减，入于心者加肉豆蔻、川木香、沉香；入于肺者加甘草、石灰华、甘肃蚤缀；入于肝者加红耳鼠兔粪膏、红花、西伯利亚紫堇；入于脾者加川木香、石榴子、荜拨；入于肾者加圆柏叶、小豆蔻、茜草、紫草茸、紫草。以上诸方，均分别研末制成散剂，以白糖送服。

---

①《后补续》：是《医方四续》的第四部。《医方四续》是学习藏医的基本教材，本书分为四部：第一部《根本续》属医学概论，纲领性地论述生理、病理、诊断、治疗等各方面的原则和宗旨；第二部《理论续》属取类比象的理论性论述；第三部《诀要续》属各种疾病的分类和治疗方法；第四部《后补续》分别阐述诊断、制剂、方剂及疾病的各种特殊疗法。《医方四续》是藏医综合性医药著作，比较系统全面，全以韵文编著而成，易记忆背诵，但含义深奥，难以理解，上述书籍都为藏文木刻版。

（2）外治法

①分别按各脏之主穴脉道放血，心取穴"诺嘎"，肺取穴六头，肝取穴右"如通"，脾取穴无名指背脉，肾取穴腘端。

②艾灸：待热势下降后，分别按各脏所属的脊椎穴位灸治：肺灸第五椎，心灸第六椎，肝灸第九椎，脾灸十一椎，肾灸十二椎。可以巩固疗效。

7. 胆入于六腑之治疗

胆入于腑，不论病在任何之腑，皆宜以泻法治疗。如胆入于小肠而泄泻者，宜用七味胆散。

8. 胆入于官窍之治疗

（1）胆入于头：宜用吐、泻法及额脉放血，并以八味獐牙菜散煎汤喷激头部，此外内服三果酥油丸，再取穴三结门艾灸。

（2）胆入于眼：宜在额脉放血，并以珊瑚刺硬膏涂眼。

（3）胆入于耳：以川木香、豌豆花、波棱瓜子、诃子、毛诃子煎汁滴耳。

（4）胆入于鼻：先用鼻药自鼻内驱邪外出，然后以红花汁加熔化酥油滴鼻。

（5）胆入于舌：在盖脉放血，并以白葡萄、白糖、甘草等甘味药物煎汤噙服。

9. 胆的功能性病之治疗

（1）能消胆病

①服三味光明盐汤。

②继用木鳖子催吐。

（2）变色胆病

①先以泻剂泻之。

②内服六味大香散加獐牙菜。

③在胆脉"霞仁"多次放血。

（3）能作胆病

①沉香、肉豆蔻、诃子、红花、獐牙菜、木棉花丝共研细末，以白糖送服。

②在小尖脉左右隔天交替放血，于胆脉"霞仁"放血。

③以水喷激心胸部。

（4）能视胆病

①内服药：獐牙菜软膏。

②外治法：在金戟、银戟放血；多次以水喷洗眼睛。

（5）明色胆病

①内服药：波棱瓜子、白檀香、黄葵子、诃子、毛诃子、余甘子加白糖研细内服。

②外治法：用白檀香、红花浸泡取汁涂擦皮肤，此后用凉水喷激；在小胆脉放血。

10. 合并病之治疗

胆病如与痰病和风病并发者，应按照该疾病各治疗法进行处理。

11. 黑"恰亚"病之治疗

本病病势险恶，必须采取有力措施，才能化险为夷。

（1）红花、牛黄、白檀香、熊胆、波棱瓜子、藏獐牙菜、尼泊尔獐牙菜、印度獐牙菜、金腰子、白芸香、草决明、黄葵子、白草乌、红耳鼠兔粪膏、西伯利亚紫堇、唐古特青蓝、石榴子、止泻木子、珊瑚刺皮、诃子、毛诃子、余甘子中加入总重量半数的黑冰片，共研细末，中午、夜半各服一次，以温开水送下。热盛者本方中加草乌绒①，寒盛加诃子、毛诃子。

（2）铁屑为主药，将剂量加倍，木藤蓼、伞梗虎耳草、荜拨、芫荽子、信筒子各等份研细末，用乳制酒送服。

此外，黄疸病之皮肤黄疸、目黄疸及黑"恰亚"三症，亦可用下法治疗。

"都尔吉"、大戟、巴豆、硼砂、长嘴诃子尖、泽漆、白草乌、波棱瓜子、水银、獐牙菜共研细末，制丸如人丹大，温开水送服，因药力峻烈，服用量不宜过大，服药后用开水催泻，然后进凉性食物，并灸十三椎及十九椎以调理善后。

---

① 草乌绒：即二寸长的草乌嫩苗。

第六章 痰 病

（附：紫痰混合症）

　　痰性属寒，喜温燥而恶寒湿，存在于人的头、舌、胸、胃及一切关节等处，在生理上具有消化食物、运输精微、调节水液、维持机体健康等作用，如在内外不良因素影响下，引起痰的机能失常，乃生疾病。

　　痰病涉及面较多，但主要表现在消化系统与体液失调等病理改变方面，若与风、胆、血等混合为患时，则又可形成多样复杂疾病。

病 因

一、饮食不节

　　过多地食用苦、甜、重、凉和油腻之食物，以及吃未成熟之麦豆粮食，及储藏过久的果品菜类和腐败变质的山羊肉、犏牛瘦肉、脂肪、酥油、植物油、坏萝卜、野蒜、陈旧的豆叶等，或因食未烧熟或煮焦了的食物，或过多的饮服黄牛乳、山羊乳，或吃了未发酵之乳酪、酪浆和冷水凉茶等寒冷之品，或是暴饮多食，宿食未消而又进饮食，均能损害消化道的机能，发生痰病。

二、起居失调

　　衣服单薄受凉，食后不事活动，白昼睡觉感寒，居处潮湿，坐卧湿地，以及春冬寒冷季节入水沐浴，皆可使体内温度下降，导致本病。

　　上述饮食起居之各种因素致使痰的七种本性失调而产生各种类型的痰病。

症 状

一、概述

痰病之脉象一般沉弱而不显著，小便色白，臭味与蒸气均小。食物味觉不敏，有鱼腥味，舌与齿龈色淡而呈灰白，眼球发白而眼睑作肿，涕和痰涎的排泄增多，头昏，身心沉重，体温降低，食欲不佳，消化力弱，甚至呕吐或下泻不消化之糌粑样物和痰液。全身发胀，颈部粗大，放出的血呈淡红色且有黏性。或神志不清，多眠嗜睡，疲乏无力，肾腰不适，全身有痒感，关节强硬，躯体活动不灵敏，肌肉增多，困倦懈怠。

本病每于大雨季节，早晨与晚间及饭后即行发病。如吃轻性而温热及刺激性食物，居住温暖之处，适当地散步活动，则感病情轻而舒适。反之，如食凉性油腻食物，居潮湿处，着衣单薄等致病势加剧者，即可确诊为痰病。

二、症候分类

1. 剑突痰症

本病之病因为食物不消化，痰与黏液增多，壅阻于剑突之下所致。隐隐作痛，自觉似有积聚，但按之则无痞块，食欲不佳，消化不良，食则痛剧，饥时较安。

2. 铁垢痰症

病因与剑突痰症同，由于食物不消化，黏液增多，凝结于胃壁，形如铁之生锈状，以致阳火衰降，胃中痞满胀痛，嗳气频作，食欲不振，困倦懒怠，肌肉瘦削，呕吐黏液及食物。

3. 火衰痰症

本病主要是胃中受寒所引起。如过食凉性食物，或衣服单薄致身体受寒，或涉冷水，在水中作业时间过久，或因热病后吃凉性食物及药物过多，或是放血与泻下过度，致能消胆和等火风的机能衰退而成火衰痰症。其症状为体温降低，消化不足，腹胀肠鸣，胃部痞满，嗳气频作，泄泻不消化食物，体力减弱，肌肉干瘦，最后发生水肿或形成痞瘤。

4. 喉部阻塞痰症

本病的发生是上行风的机能遭受骚扰，致使胃部和胸肺中之寒痰增盛，痰液之气凝结于气管和食道，开始时感觉天突部、气管、食道干燥灼热欲塞，继而逐渐发展为吞咽困难，食毕即吐，食道有阻塞感，最后饮食不能下咽，终成死症。

5. 胃闭症

胃闭的病因是食物滞留于胃，历久不化，胃温下降而形成了寒痰聚结，致使下泄风的机能障碍而向上逆行，虽能饮食而呕吐食物，胃脘灼痛，大便干结难下。

6. 食道拧结症

本病系由强咽坚硬食物，或进食时颈项强扭，或于进食时发生恼怒所引起，以致食道受创，气结食阻而成食道拧结症。本病和喉部阻塞痰症及食道阻塞痰症形似而实非，并与中肉毒症相似，易于混淆，因此在临证时必须详审明辨。关于食道阻塞痰症与中肉毒症之诊断与治疗，均详见专章，此处不再赘述。

7. 白痹痰症

白痹痰之成因为食物不消、胃中痰浊积滞所致，其症状为胃脘及肝区疼痛，饮食无味，呕吐热水，呕吐或泄泻，四肢鱼肌及目眶作痛，最后则发展至四肢关节而成痹证。

8. 干消痰症

本病是由于胃火炽盛，痰浊日益增甚，以致消谷善饥，没有饱意，体力衰弱，肌肉干瘦，腹部胀大，困倦懈怠，下肢发颤。

以上各症，多是痰浊互结，郁滞不化成病，主要发生于消化系统，如果浊痰流窜散布于肌肤、官窍、血脉、脏腑、骨节之间，又可出现各种不同症候，分述如次。

9. 痰入于肌表及骨肉

痰散于皮肤，体温降低，全身作痒，皮肤发灰白色。痰发展于肌肉，身凉不温，肌肉虚浮臃肿，肌肤甲错，躯体沉重，疲乏嗜睡，肉核①肿大。痰入脉道，躯体沉重，一切脉络强硬而有寒凉之感。痰渗于骨，骨骼发凉疼痛，关节肿胀，屈伸起坐行动皆感强硬不利。

10. 痰降于脏腑

（1）痰降于心：神志迷糊不清，身心皆感沉重，胸胁胀满，食欲不振。

（2）痰降于肺：心胸胀满，头昏眩晕，不思饮食，咳吐大量秽浊黏性痰液。

（3）痰降于肝：食后肝区作痛，呕吐蛔虫和绿水。

（4）痰降于脾：呼吸气粗，疲乏嗜睡，形神憔悴，倦怠无力，腹部作胀，大便飧泄不化。

（5）痰降于肾：听觉减退，小便不利，腰脊疼痛，每当受寒冷、潮湿时则病情加剧。

（6）痰坠于胃：胃脘沉重不舒，消化不良，嘈杂泛酸或呕吐清水。

（7）痰坠于大肠：腹胀肠鸣，食时疼痛。

（8）痰坠于小肠：少腹沉重，泻黏液状大便。

（9）痰坠于胆：目黄，身重困倦，昏睡嗜睡，消化不良。

（10）痰坠于子宫：下体发凉，白带绵下，月经带有黏液状分泌物。

（11）痰坠于膀胱：成为"刹叩"病。

11. 痰入于官窍

（1）痰入于头：头重嗜睡，食欲不振，饮食难下。

（2）痰入于眼：目肿多泪。

（3）痰入于耳：耳内发凉沉重，两耳不聪。

（4）痰入于鼻：鼻塞不通，鼻骨酸重。

（5）痰入于舌：舌强而食物无味。

12. 痰的功能性疾病

（1）能依痰病：胸脉胀满，疼痛彻背，嘈杂吐酸，食物难下。

（2）能化痰病：消化不良，食物难消，不能分解食物之精微，嗳气频作，胃脘痞满而硬。

---

① 肉核：相当于西医的淋巴结。

（3）能味痰病：味觉不敏，食物无味，纳差，口不渴，舌觉冷，上下嘴唇疼痛，语声不扬。

（4）能足痰病：头晕目眩，两耳蔽塞不聪，囟门部有沉重感，喷嚏频作而多涕，如感冒之状。

（5）能合痰病：关节疼痛肿大，四肢屈伸不利。

13. 痰病并发病

（1）与风并发者，可出现风病之症状。

（2）与胆并发者，则可出现胆病之症状。

（3）黄痰症：由于胆汁外溢，以致痰液变为黄色。脉象迟而中空，切之指下有空虚感，小便色黄。胃脘胀满，食欲不振，每于发烧或饮酒后，囟门部和目眶疼痛，嘈杂吐酸，并呕吐黄色之胆汁。

痰病如居潮湿处，或食腐败及酸性食物时，可能引起泄泻，而炒熟之小麦、山羊肉、陈酥油以及酸酒之类对本病均有碍。本病之后期，可能转归为紫痰病或胆病。

治　疗

一、概述

由于痰性属寒，根据寒者热证的治疗原则，不论在内服药物、外治疗法以及饮食起居等各个方面，皆以温热为宜。痰为黏腻重浊之邪，如土地之沉重，往往病情缠绵，治程较长，难求速效。

1. 食物疗法

痰病之饮食，以陈粮所制的热糌粑、陈酒、姜汤、开水、羊肉、鱼肉、野牛肉、秃鹫肉、猞猁肉及狼肉等比较新鲜而热性和轻性食物以及粗糙之食品为宜，但进食不宜过饱，使易于消化。

2. 起居护理

本病宜温忌寒，故衣服须厚暖，适当烤火，曝晒阳光，在干燥之处散步，多谈话与劳动，白天不可在寒冷有风处睡眠，以免受凉。

3. 痰病通治方剂

（1）有四味光明盐汤、六味能消散、能安均宁散、四味石榴散、八味石榴散。

（2）石榴子、毛叶木瓜、藏木香、芫荽子、黄花杜鹃花、光明盐研细制成散剂，开水送服。

此外，痰之病位在上部者，可适当应用催吐剂，如无制成吐剂时，可用寒水石烧灰，或石灰，或皮硝，用开水调和内服，即能引吐。如病在下部者，亦可用下法泻之。

痰病宜适当劳动，如骑马或徒步，对病情有所裨益。饮服不含禹粮土的矿泉水对本病亦有效用。

4. 外治法

（1）青盐炒热，温敷患部。

（2）用猞猁皮或狼皮包扎胸腹部。

（3）艾灸第三、六、十二椎和剑突穴等火穴。

二、分证治疗

1. 剑突痰症

（1）内服方：干姜、荜拨、胡椒、光明盐、紫硇砂研末，煎服。

（2）外治法：青盐炒热，热敷患部。

如上法无效时，可先服烧盐方，然后再服催吐剂引吐，并艾灸剑突三口穴。

如剑突痰结成痞瘤，触之有坚硬而跳动之块状物，压之疼痛，不能饮食，或食后即行吐出，名为剑突痞瘤，宜用下方治之：

寒水石（炭火烧熟，淬酪浆中，即成粉状）、诃子、荜拨、秃鹫粪研末为散，以白糖作引，用开水送服。本方能破坚消积，可使不消化的积食和痞瘤彻底消失。

本病亦可用三剂热丸治疗，俟痞瘤攻破以后，再以催吐或泻下法清除残余之邪。

2. 铁垢痰症

首先服寒水石灰药方，继用吐法或泻法，并艾灸胃中穴及十二椎。

3. 火衰痰症

（1）六味大香散以开水送服，然后接服下方以增生胃火。

（2）石榴子、干姜、荜拨、胡椒、小米辣、短尾铁线莲、肉豆蔻、小豆蔻、草果、信筒子、草玉梅子、大茴香、光明盐、紫硇砂、红块糖共研细末，用开水送服。

（3）光明盐一钱、蛇床子二钱、短尾铁线莲三钱、荜拨四钱、干姜五钱共研细末，加上药总量（即一两五钱）之诃子炭（制法：诃子浸入牛乳，浸透泡胀，先用糌粑包住，外包牛粪，置火上烧煨，直至牛粪烧成黑色，去牛粪及糌粑，诃子研细，即成）内服。此药能补益胃火，效如真火。在服药之同时，艾灸十二椎及等火穴。

4. 喉部阻塞痰症

本病治疗极为困难，长期饮服马乳及酪浆，较为有益。马乳及酪浆治一切痰病，对胃病亦有效。

外治法：本病早期，舌根部常有疹疱出现，自觉有绒毛之感，可用手术刀刮去，敷以杀虫药。如悬雍垂下垂，可将下垂之尖端割除，创口以铁器烙之，以免复发。不论是悬雍垂下垂或喉部阻痰症，均可用下方治之。

红耳鼠兔粪膏、沙棘果膏、川木香、阿魏、黄蒿、"茶绒"、无茎芥、光明盐、野姜研细末，加入与上药总量相等之石灰，或用芫荽子、藏木香与青色牦牛热血配服，能治一切痰病，尤其是对喉部阻塞痰病和胃闭症的疗效更为突出。

本病服上药后如仍无显效时，可用沙棘散，即沙棘果膏、余甘子、川木香、"泽差"、硼砂、白硇砂、碱花、冰糖、石灰粉研成极细末，早晨、中午、晚间分别以吹管吹入喉部各一次，临睡时内服一剂，药后多饮开水。

此外，亦可用煅寒水石、胡兀鹫粪、光明盐、白硇砂配成散剂内服。

5. 胃闭症

胃闭症的治疗，应首先使之腑气通畅，采用"奴日哈"灌肠导泻法：

（1）以炒青盐、野姜、酪水①配合导泻，可多次适度使用。

（2）任选诃子、大黄一种煎汁灌肠，有软坚润燥之作用。继用角蒿花及根煎汤内服，以平下泄风之逆升，药后艾灸剑突穴，然后再以芫荽子汤送服沙棘散。

由于胃闭症引起呕吐痰浊及食物者可服下列治呕吐方：

（1）胡椒、荜拨、干姜、光明盐、白硇砂、紫硇砂、马钱子（烧存性）、诃子、阿魏、蛇床子、川木香研细末，用开水冲服。

（2）诃子三枚（烧存性）和黄花杜鹃花、大托叶云实、荜拨、石榴子、毛叶木瓜研细末，以红块糖为引，用开水冲服。

如呕吐血液者，可用下方：

藏木香、毛叶木瓜、沙棘果膏、红花、牛黄、木藤蓼研细末，以白糖为引内服。

6. 食道拧结症

均宜用下方治疗：

（1）药物治疗

①寒水石（猛火煅）、野姜、藏木香、硼砂（煨）、碱花、沙棘果膏、白硇砂（少量）研细末内服。

②麝香、熊胆、诃子、光明盐、毛诃子、余甘子、沙棘果膏、白硇砂、火硝研细末，共三剂，于每日晨起时用青色牦牛之热血加温酒送服，第一天服一杯，次日服大半杯，第三天服半杯，分三日内服。吃鱼肉和羊颈下肉。药后兼用吐法和泻法。

（2）外治法

艾灸剑突、天突、第四椎。

7. 白痹痰症

首先以烤热的石子温熨患部，然后接服下方：

（1）阿魏、白硇砂、短尾铁线莲研碎煎汁内服。

---

① 酪水：酪浆中提取酪素（曲拉）后的水液称酪水。

（2）石榴子、胡椒、荜拨、干姜、诃子、光明盐、藏木香、芫荽子、五味子、紫铆研细末加红块糖、蜂蜜内服。

此外，在干燥之处适当地进行散步，对本病有益。

8.干消痰症

（1）内服方："奴木巴"、止泻木子、獐牙菜、麻花芫花、藏黄连、"布协泽"研碎煎汤，分多次凉服。

（2）饮食疗法：饮食应予下降胃火之食，以多吃牛奶稀粥及鱼肉、少吃羊肉为宜。有时亦可给予除陈芝麻油外的油类及鲜牛乳、面粉、鱼、酥油调制之牛奶稀粥，但不宜熬煮太久，刚熟即食较好。

此后，可用吐法及灸法（剑突穴）治疗。

9.痰入肌肤及骨肉治疗法

（1）痰散于皮肤

胡椒、荜拨、干姜研细，用酥油桶上之陈酥油调和涂擦患部，曝晒，用手按摩，使药力渗入皮肤之中。

（2）痰发展于肌肉

①饮食疗法：用牛羊的颈肉连气管煮稀粥。

②内服药：四味石榴散加野姜、肉豆蔻、红花、草果研细末内服。

此外，本病应控制饮食，并适当劳动。

（3）痰入脉道

可用各种盐类煮成汤药内服。并用热敷法治疗。

（4）痰渗于骨

①内服药：胡椒、荜拨、干姜研细与红块糖酒配合内服。食以驴肉。

②外治法：鸽子粪加热敷患部，并用陈酥油涂擦及按摩患部。艾灸和热敷患处及关节。内外兼治，疗效较好。

10.痰降于脏腑治疗法

（1）痰降于心肺

①可应用吐剂引吐。

②内服药：以四味石榴散为主，心病加紫硇砂、肉豆蔻、阿魏，肺病加沙棘果膏、川木香、石灰华，以蜂蜜为引，用开水送服。

⑤外治法：艾灸第四、五、六、七椎。

（2）痰降于肝

①内服药：胡椒、荜拨、干姜、石榴子、肉桂、紫硇砂、红花研细末，用白糖送服。

②外治法：艾灸第九椎。

（3）痰降于脾

①内服药：石榴子、光明盐、胡椒、荜拨、干姜、灰盐、紫硇砂、"杰年差"研细末，以白块糖为引，用开水送服。

②外治法：艾灸十一椎。

（4）痰降于肾

①内服药：胡椒、荜拨、干姜、小豆蔻、白硇砂、冬葵子、螃蟹壳、溪中碎云母、大托叶云实、芒果核、蒲桃研细末，用红块糖酒送服。

②外治法：青盐与砂子合炒，趁热熨，或用猞猁皮及狼皮包亦可；艾灸十四椎。

③饮食疗法：食狼肉、驴肉。

（5）痰坠于胃

①内服药：五味石榴散（加红花者）。

②外治法：疼痛在胸部者艾灸胃中穴，疼痛在后背者灸十二椎。

（6）痰坠于大小肠

①内服药：肉桂、胡椒、荜拨、干姜、小米辣、短尾铁线莲、信筒子、阿魏、紫硇砂、红块糖研细末，用开水送服。

②外治法：艾灸下小肠穴及十六椎。

（7）痰坠于胆腑

①内服药：四味石榴散加光明盐、波棱瓜子、野姜，共研细末内服。此后再以泻下剂泻之。

②外治法：艾灸第九、十椎。

（8）痰坠于膀胱

白硇砂、胡椒、荜拨、干姜、小豆蔻、冬葵子研细末，用酒送服。

（9）痰坠于子宫

①内服药：三剂热丸；天冬、黄精、迷果芹、喜马拉雅紫茉莉根、蒺藜浸入白酒中，适量饮服。

②外治法：用炒青盐局部热熨；艾灸十四椎。

③饮食疗法：食用驴肉，对本病较宜。

11. 痰入于官窍治疗法

（1）痰入于头：可先使用吐法，继服八味石榴散，艾灸三结门。

（2）痰入于眼：用熔黄铜的浮屑点眼。

（3）痰入于耳：以阿魏、白硇砂浸液滴入耳内。

（4）痰入于鼻：先以六味涤鼻方涤痰祛邪，然后用姜黄、雄黄、雌黄、紫草茸、白檀香、诃子、毛诃子、余甘子研末，燃烟熏鼻。

（5）痰入于舌：用石榴子、光明盐、荜拨、干姜、胡椒煎汁漱口。

12. 痰的功性能疾病之治疗法

（1）能依痰病

①患者先以蘑苓草煎汤内服催吐，然后内服五味石榴散或六味寒水石散。

②外治法：艾灸第八椎。

（2）能化痰病

①内服药：八味石榴散。

②外治法：艾灸第九、十三椎、胃穴，根据病情选穴。

（3）能味痰病

①内服药：三果汤，沙棘果膏、野姜、甘草、诃子、毛诃子、余甘子研末，加蜂蜜内服。

②外治法：艾灸天突及第一椎。

（4）能足痰病

①引吐药：蘑苓草煎服引吐。

②外治法：甘草研细，以萝卜汁、酥油、芝麻油调和，滴鼻；在囟门放血；艾灸三结门。

（5）能合痰病

①内服药：诃子、麝香、野姜、黑驴血研细末内服。

②外治法：草决明、酥油桶中之陈酥油调和涂擦按摩患部，用牛角抽吸患处之黄水，并进行火针治疗。

13. 合并病

（1）痰病如与风病或胆病并发者，应按疾病具体情况给予对症治疗。

（2）由于其他原因引起之黄痰病

①内服药：四等汤、八瓣莲散，木鳖子、囊吾、光明盐、荜拨、"都尔吉"共煎引吐；藏木香、诃子、木藤蓼、悬钩子茎、神黄豆煎汤内服导泻；六味寒水石散。

②外治法：用金戟、银戟放血。

③饮食疗法：食新鲜牛羊肉、新酥油、黄牛或犏牛乳。

附：紫痰混合症

紫痰混合症之内因为痰、血、风、胆四者与黄水相凝结而引起，故名。外因则可分为寒热两类，由于本病之病因复杂，而症状表现错综多变，故在诊断及治疗方面均较困难。

病因病机

一、热性紫痰病

1. 扩散伤热病之瘀血郁结于肝。

2. 创伤引起之瘀血降于肝脏。

3. 过食热性及酸性食物，促使肝血增盛，导致肝脏肿大而发生机能障碍。

由于以上各种因素，肝血不能生化为正精。如肝血逆行流入胃时，与痰相混合则成血痰，混合血痰在胃中腐化后流入小肠与胆混合则形成烟水色之败血，然后流入大肠与风混合，成为上落紫痰。

二、寒性紫痰病

本病的成因主要是由于饮食失节，过食不易消化或不适宜食物，滞留于胃，蕴积不化，致使胃中黏液增多，导致等火风和能消胆的机能衰退，不能分解精华和糟粕，坏血滞留于肝脏，不得生化为正精，从而影响了肝脏的机能而致肝脏肿大，血不循环而外溢，血降于胃则胃的消化机能因之而减弱。由于痰性属寒，临证多表现为寒性而隐蔽了紫痰的真象，故临床上易误诊为一般痰病。本病亦可称为下结紫痰。

症　　状

一、概述

脉粗而满，关部则空虚而不显，寒证之脉象多为细弱，小便紫色，味臭而浓，浑浊不清，或呈紫红色，亦有作绿色者。疼痛的情况似肝胃变位，痛彻胸背，肢体沉重，腿困不能举，脊背关节疼痛，纳减，食不知味，口有鱼腥味，嘈杂泛恶，但难以吐出，胸腹灼痛，头及目眶作痛，出汗遇冷后则发生"郎脱"症般疼痛，大便干燥色紫，状如鹿粪，无论饥、饱、冷、热均能发生腹痛，有时无故突然作痛，但不经治疗亦能自动缓解。

本病在春秋二季易于发作。初起时呕吐黏液及胃酸，及至病情成熟时，即第二阶段，吐出物为黄色或紫草茸色液体。本病发展至后期，则吐烟汁色坏血。

二、饮食宜忌

未成熟之粮食、陈旧糌粑、陈酥油、牛羊肉、芝麻油、山羊肉、腐败牦牛肉、鱼肉、猪肉、酸酒、大蒜、未发酵之乳酪、油脂过多而重腻之品以及过热过凉的食物，对本病皆有害。

石羊、黄羊、鲜黄牛肉，陈豌豆，黄牛、山羊、犏牛乳所制的乳酪及酪浆，新鲜鱼肉、猪肉、大麦等性轻而略带粗糙的食物，以及寒热适中的饮食，则对本病有益。

三、症候分类

1. 紫痰病的发病部位主要是在胃、肝、小肠和大肠四个脏腑。

（1）紫痰病发生于胃：证与痰病相似，表现为消化不良、嗳气呕吐等，好发于气候过寒、过热和感受潮湿之时。

（2）紫痰病发生于肝：可出现血的症状，横膈膜及背部疼痛，每于烤火及曝晒太阳后发作。

（3）紫痰病发生于小肠：证如胆病，小肠绞痛，目及小便发黄。

（4）紫痰病发生于大肠：证如风病，腹胀肠鸣，早晚及饮酸酒等物后腹部胀满特甚。

2.根据紫痰病的发生、发展过程，可分为初期、中期、后期三个阶段。本病初起，表现为热盛病象，是为热证期，中期则出现寒热交错病象，是为寒热兼杂期，最后则病情由热转寒，是为寒证期。

（1）紫痰热证期：本病早期，脉粗或紧，小便红，蒸气大而气味浓，舌干口苦，目眶作痛，巩膜发红，面现油腻，肢体沉重，疲乏嗜睡，横膈膜及背部刺痛，每于烤火、晒太阳后疼痛加剧，当剧烈活动后易于发病。

（2）紫痰寒热兼杂期：在紫痰病的第二阶段，由于紫痰阻碍了等火风的通路，等火风传入六腑之脉道，因血受风之追逐，流窜不定，经常疼痛，待病情发展，则出现"郎脱"症样绞痛，昼轻夜重，在空腹或热敷时疼痛可减轻，以后则皮肤干枯，消瘦，青筋暴露。由于本期病情寒热错乱，故虽治以温性或凉性之药物和食物，终无显效，但亦不恶化。本病亦称骚扰紫痰病，治疗困难，预后不良。

（3）紫痰寒证期：本期亦即紫痰病之第三期，其主要表现为全身各部呈机能衰退征象，如畏寒，困乏无力，食物不化，恶心呕吐，食后胃痛，腹胀肠鸣，有时便秘，饮水及薄酒后则病情加重。

3.紫痰病除了以上消化系统的四种类型外，亦可散布流窜到其他脏器和骨肉及官窍各处，症候表现各有不同，紫痰散布症多有头及目眶疼痛，全身有蚁行感，身重困倦，体力衰退，面颜憔悴，横膈膜及胁背作闪痛，在脊椎关节进行揉压时得以缓解，脊椎两旁肌肉颤动，恶心呕吐，痰中带血，肾、腰、股和四肢关节及鱼肌等处呈游走性疼痛。

（1）散布于头：状如头痛病，囟门沉重，目眶作痛，鼻衄不止。

（2）散布于心：状如心风病，心中不乐，烦躁不寐，发狂，身战，饮酒后疼痛加剧，胸部壅塞不舒，虽以热性油腻饮食及艾灸治疗，均无效验。

（3）散布于肺：状如肺病，背痛，经常痰中带血，血色紫红。本病虽以放血疗法及以治肺病之法进行治疗，但俱无效，如给予热性和油腻饮食则反致病情加剧。

（4）散布于脾：状如脾病，遇热则病情加重，左腹刺痛，呻吟不已，面容发紫。

（5）散布于肾：状如肾病，尺部肾脉涩，小便发红，足重难举，腿股内侧肾脉战动，腰部呈散在性疼痛。

（6）散布于精府：男子为尿道、女子为阴道，经常流溢脓血。

（7）散布于肌肤：状如黄水病，皮肤及肌肉呈散在性疼痛或有灼热感的阵痛。

（8）散布于脉道：状如中毒症，紫痰所到之处，脉管怒胀而变黑色，麻木肿痛。

（9）散布于四肢关节：状如湿痹，高热，肢体沉重，关节变粗、伸缩困难，吃营养食物反感不舒。

（10）散布于脊椎：背部经常作痛，脊椎两旁肌肉颤动，关节松弛，喜按欲揉。

紫痰散布症的症候表现虽然错综复杂，但总的来说，一切紫痰病均同时伴有肝胃疾病症状，交叉轮替作痛，或先有肝胃作痛，然后继发其他病症，若以往无其他病史，而与肝胃交替作痛者，可确诊紫痰病无疑。

4. 紫痰增盛期

当紫痰病发展至增盛期，可分为出血与不出血两种症候。不出血者证如上述的紫痰热证期的症状，及至病情发展恶化时，发生内部出血，如增盛于胃，吐出之血作烟色，如增盛于大肠，则下泻黑血，如增盛于中部小肠，则吐血与便血并见。

5. 陈旧性紫痰病

本病有隐伏型与非隐伏型两种。非隐伏型之症状明显，亦详述于症状概述，易于诊断，治疗亦同，此处不再重复，仅就隐伏型紫痰介绍如下。

隐伏型紫痰：脉象沉细，尿呈淡绿色，身体沉重，倦怠无力，横膈膜及背部疼痛，食欲不振，口淡无味，食物不化，胃腹胀满，大便燥结，每于出汗遇冷以后发生"郎脱"症。对饮食起居而言，得温则舒，遇寒则剧。

6. 紫痰痞瘤症

紫痰病结为痞瘤，可发生于肝、脾、大肠和小肠等处，压之坚硬而滚动，刺痛剧烈，如痞瘤形成迅速而状如肝脏者，病属凶险难治，发展缓慢而日久溃破者，较为易治。如因痞瘤而引起漏水时，出现颜面及足背浮肿，腹部膨胀，青筋暴露，称为紫痰下漏热水症，治疗乏术。

一般腹腔内部之疾病，大都皆由紫痰所引起，易误诊，故在临床工作时须格外注意。

治　疗

一、概述

1. 饮食起居

（1）紫痰病热盛期：新鲜鱼、猪肉和黄牛或犏牛之乳酪、酪浆，肥瘦适度的石羊、黄羊肉和新鲜黄牛肉、豌豆糌粑、凉开水、淡茶等对本病相宜，忌食热性及滋腻食物，不可过度疲劳。

（2）紫痰病寒盛期：溪鱼、野牛肉、新鲜羊肉，以及生长于干燥土地的青稞所制的新鲜而柔软的热糌粑等对本病相宜。忌食性重、性凉及不易消化之食物，不可白昼睡眠，在干燥处进行散步，常以不出汗为度。

2. 紫痰病通治方剂

（1）诃子、红耳鼠兔粪膏

上药有调和风、胆、痰之作用，对本病在任何情况下均有疗效。如病在肺部者，可酌加石灰华，病在肝脏者，可酌加红花。

（2）七味对治散

含石榴子、毛叶木瓜、沙棘果膏、芫荽子、藏木香、五脉绿绒蒿、荜拨。本方为热痰之对症药，对紫痰病亦具疗效。

（3）獐牙菜、西伯利亚紫堇

本方之组成中獐牙菜为治疗胆病之主药，西伯利亚紫堇为治疗血病之主药，热势盛者可加牛黄、白檀香，寒盛者加黄花杜鹃花、野姜，共研细末，病在上部者以蜂蜜为引，病在中部者以白糖为引，病在下部者以红块糖为引内服。本方为治疗紫痰病的总方，尤其是对紫痰病疗效更好。

（4）在西伯利亚紫堇、川木香、余甘子、寒水石（焖烧）中可酌情加热，使方中之寒热相等。本方使用于紫痰病之寒热不明显者最宜。

（5）金色诃子、西伯利亚紫堇、红耳鼠兔粪膏、沙棘果膏、川木香、余甘子、光明盐、寒水石（焖烧）共研细末，用芫荽子汤送服。本方适用于紫痰病之热证，对胃病之属于热性者亦效。

（6）寒水石（猛火烧）、诃子、胡兀鹫粪、石榴子、沙棘果膏、荜拨、芫荽子共研细末内服。本方适用于紫痰病之寒证，对于胃火不足、嘈杂吐酸等一切胃寒之症皆有效。

（7）止血方

①红花、熊胆、紫草茸、"布协泽"、炒米研细末，加白糖、蜂蜜调服，治上部吐血。

②寒水石、矮紫堇、五味子、止泻木子、唐古特青蓝研细末，加入米粥与上药同服，治下部泻血。本方对紫痰病的混合症有效。

③白檀香、红花、石灰华、獐牙菜、五脉绿绒蒿、木通、余甘子、珊瑚刺皮、白糖研细末，用紫草茸煎汤送服，治吐紫草茸汁样血水者。

④石榴子、茜草、芫荽子、小豆蔻、荜拨、毛叶木瓜、甘草、熊胆研细末，以蜂蜜调服，治呕吐烟水色的坏血。

（8）制酸方

①六味寒水石散，适用于嘈杂吐酸。

②止泻木子、獐牙菜、甘草、芫荽子、草果、熊胆、白糖研末为散内服。本方适用于呕吐胆汁样黄水者。

二、分证治疗

紫痰病由于病情复杂、变化较多，因此除了以上之通用方药外，必须根据发病之脏腑部位、疾病阶段、属性类型进行辨证治疗。

1. 脏腑辨证分治

（1）紫痰发于胃部者，以治疗痰症为主，宜首先内服四味藏木香汤，然后同时服总药方与四味石榴散。

（2）紫痰发于肝脏者，应以治血为主，宜首先将獐牙菜、川木香、西伯利亚紫堇、藏木香、"布协泽"水煎，待凉内服。再服七味红花散或八味石灰华散，或九味牛黄散，并在"诺嘎""如通"放血。如服上药及行放血疗法仍无效者，用"都尔吉"、藏黄连、硼砂研细末，制成丸剂，按患者之体质强弱、虚实情况，适当泻之。

（3）紫痰发于小肠者，以治胆为主，首先内服四味止泻木汤，然后按下方服：

红耳鼠兔粪膏、止泻木子、白草乌、熊胆、藏木香、芫荽子、诃子、大株红景天研细末，内服。如不见效，用前法泻之。

（4）紫痰发于大肠者，以治风为主，用四味藏木香汤及十二味石榴散治之。

2. 紫痰病初期为热盛期，宜用凉药治之，中期为寒热兼杂期，宜以寒性与热性药物交替治之，末期为寒盛期，须用热性药物及性热而富有营养之食物治疗。

（1）紫痰病热盛期：九味牛黄散加藏木香、芫荽子、诃子、矮紫堇共研细末内服。本方又名"前派"（即相哇派，藏医流派之一）十三味牛黄散。

（2）寒热兼杂期：紫痰病的中期，是受骚扰而与风和血交杂紊乱之期。治疗之法是首先内服十三味狮鬣散和战胜紫痰散（又名二十一味寒水石散）。

（3）紫痰病寒盛期：本病之末期，多出现阳气虚衰、阴寒内盛之象，宜用四味石榴散加藏木香、芫荽子、光明盐、野姜内服，并艾灸第八、十二、十六椎。

3. 紫痰散布者，可用二十五味大汤散收敛之，并内服通治方。如病邪势盛，可用上述泻剂泻之。如紫痰散布不能收敛者，即予局部歼灭，以紫痰通治方加散布部位用如下之对症药物及各种疗法进行治疗：

（1）散布于头者，加熊胆、獐牙菜、麻黄，并在金戟、银戟、囟门、小尖脉放血。

（2）散布于心者，加白芸香、肉豆蔻、沉香，并在"诺嘎"放血。

（3）散布于肺者，加石灰华、甘草、朱砂，并取六头放血。

（4）散布于肝者，加红耳鼠兔粪膏、红花、西伯利亚紫堇，用紫草茸煎汤送服，并在"如通"放血。

（5）散布于脾者，加丁香、波棱瓜子、荜拨，并在无名指背脉放血。

（6）散布于肾者，加麝香、小豆蔻、冬葵子，并在腘端脉放血。

（7）散布于精府者，加紫草茸、山矾叶、茜草，并在腘端、大肠脉放血。

（8）散布于内脉者，宜以利尿及泻下法治之。

（9）散布于皮肤、肌肉、脉道、骨骼等外部者，当先治其内部之病，待内部疾病治愈后，再用温水浴法治疗。

4. 在紫痰病之增盛期，病势亢盛，有出血与不出血两类，不出血紫痰病的治疗已如上述，如吐血或便血不止者，以麻黄汤或麻黄软膏或熊胆加葱、蒜配合治之，同时内服十三味牛黄散或八味止血红花散，根据症情，参考第一〇一章之散剂篇，辨证治疗。

紫痰病之出血者，亦可应用艾灸法，如吐血者灸天突，便血者灸神阙下。如内服药物与艾灸疗法及各种疗法仍难收效时，可采用逆治法，即吐血者用泻下法，便血者用引吐法治之。

5. 陈旧性隐伏型紫痰病，宜用八味石榴散或烧盐方攻破之，或用十六味钙质结核散攻破后，再以下法泻之。

6. 紫痰结为痞瘤，可用猛制寒水石散治之，发热加牛黄、红耳鼠兔粪膏、红块糖研细末内服，有时亦可进行"奴日哈"灌肠法。如上法无效者，可用下方收敛之。

收敛方：苦苣菜根、黄精、沙棘果膏、姜黄、唐古特青蓝、黄花杜鹃花、小豆蔻、木藤蓼、肉桂研细末内服。同时服六味寒水石散、七珍汤，并在"如通"放血。

紫痰痞瘤亦可应用破瘀泻下之法，参阅痞瘤章处理。

小 结

紫痰混合症由于病情复杂，故治疗较为困难，非短期所能收效，必须耐心治疗，加强营养，以培补正气，适当地采用泻法和散剂清除余邪，在命脉、胃穴、大肠穴、肝穴等处艾灸，加用各种综合疗法予以根治，对于不利于本病之饮食起居，应禁忌一年，如不复发，病属痊愈。

第七章　不消化症

病因病机

一切腹中疾病的发生，皆由不消化所引起，其根源在于痰的机能紊乱。凡禀赋体寒风盛者，由于饮食失常，半夜吃不习惯的食物，或是饮食不节，重复地、过多地吃乳制品、菜类和酸性之品，或是营养不良等而发为糟粕不消化症和精华不消化症。

一、糟粕不消化症

食物壅滞于胃，不能分解精华与糟粕，胃及大肠之黏液增盛，包围糟粕，历久不消，凝结成为食痞瘤。

二、精华不消化症

由于胃的等火风机能衰退，不能很好地分解食物，致使部分之糟粕进入精华之脉孔，变色胆以不成熟之血输入于肝，滞留不行，精华不得化生，日久则出现凝结、滴漏、散布、陈旧四种病理变化。

由于凝结，遂生痞瘤；由于滴漏，遂成水肿；由于散布，遂生中毒、麻风、丹毒，下落浮肿、疝痛、"索日亚"、垢甲病、痹病、黄疸、脉瘤、"刚巴"等各种疾病。日积月累，遂成紫痰增盛症、紫痰隐伏症、脾脏病等。这类病，多是由于精华不消化所形成。

症　状

一、概述

大便不利，或大便不调、矢气不通，致气体盘旋于内，使腹部膨胀，或大便时而闭结、时而泄泻。由于精华与糟粕混杂，清浊不分，故二便均常有油质。同时出现全身无力，情志不舒，肢体沉重，不思饮食，食时胃痛，以及头痛、嗳气等症。

二、症候分类

1.糟粕不消化症：胃脘痞满，食不知味，嗳气呕恶，尤其是对某种伤食致病的食物，食后更感不适，但久食后此种反应亦慢慢消失。同时亦可发生眼睑、颜面及足背浮肿等症。

2. 精华不消化症：本病系由消化不良引起，致胃液和痰浊增盛、胃之等火风的升降通路受阻，使胃脘胀满，疼痛持续不解，嗳气不利或嗳气频作，胸胁疼痛，矢气不行，不思饮食。全身症状则表现为肌肉干瘦、疲困无力、愁郁寡欢等症。

3. 并发症及混合症：不消化症并发风病者，头晕身战而四肢强直不利；并发胆病时，嘈杂泛酸，呕吐嗳气，口干而渴，大便泄泻，色黄而秽臭，并易于感染其他传染病；并发痰病时，精神萎靡不振，身体沉重，食物无味，嗳气呕吐，痰涎黏稠。

治　疗

一、概述

1. 饮食起居：饮食方面，凡属不易消化及寒性之品均应禁忌。可食少量加姜的麦粉粥及羊肉、鱼肉、野牛肉、酒、热糌粑等性热而轻之食物。起居方面，不宜在潮湿、寒冷及有风之处居住，白昼不可入睡，在干燥地区适当地进行运动，但不宜过剧，以微汗为适度。在本病初起时，必须节制饮食。白天适当地睡眠对该病有利。

2. 药物治疗：可适当地选用四味光明盐汤、六味能消散、白甘露丸、十味木香散等。

外治法：炒热青盐及卵石温熨腹部，亦可用狗皮和狼皮扎缚腰部。

本病如发展至严重阶段，药物治疗不见效时，可分别进行吐法、泻法、"奴日哈"灌肠法等各种疗法，并视病情取胃穴等处艾灸。

二、分证治疗

1. 糟粕不消化症

应用化积方：石榴子、胡椒、荜拨、干姜、光明盐、白硇砂、紫硇砂研细末，加白糖内服。

加减法：

（1）糌粑积食不消者：上方加酒曲、碱花。

（2）肉类积滞不消者：加狼胃、秃鹫喉管，用羊肩胛骨汤送服。

（3）菜类积滞不消者：加荨麻、短尾铁线莲。

（4）伤于酒者：加酒曲及沸透之热酒，或用制酒之植物茎节煎汁内服。

（5）伤于茶、水者：加青盐，用开水送服。

（6）牛奶或乳酪、酪浆积滞不消者：用酪水送服上方。

（7）酥油及脂肪类积滞不消者：加制寒水石。

（8）植物油积滞不消者：加豌豆粉。

（9）石子不消者：加黑矾、火硝。

（10）药物不消者：以黑草乌煎汤送服，然后以无患子、水菖蒲、荜拨、野姜、山羊奶引吐。

2. 精华不消化症

（1）宜用四味光明盐汤。如已由肝脏散布于其他脏腑者，用牛乳加青盐内服以敛之。

（2）"都尔吉"、川木香、光明盐、"西日堪札"、水菖蒲研细末，加红块糖内服。

（3）如呕吐者，用乳酪、大米调理之，并服安置精华散（即四味石榴散加干姜，亦称五味石榴散）。

（4）如肝脾及胁肋作痛，发生"郎脱"症，以及不能俯仰和其他部位刺痛者，取"如通"或大肠穴放血，并逐渐减少其进食量。

3. 并发症与混合症

（1）不消化症并发风病者，宜用温熨及轻导泻法。并发痰病者，宜用引吐法。并发胆病者，宜用泻下法。

（2）本病凡与风、胆、痰等并发者，应以各该疾病之主治药及相宜的食物行适当治疗。

凡因不消化症而转归为其他疾病者，则成为痼疾，其初病属于轻浅者，有剑突痰、铁垢痰、胃火衰败、毒痼疾、紫痰病、胆病等六种；如迁延日久不愈，可转成痞瘤病、灰色浮肿、水肿、下落浮肿及消痼疾等五种，关于治疗之法，可参阅该疾病章节，此处不再重复。

第八章　痞瘤病

病因病机

风不能单独形成痞瘤，必须与其他因素结合而发病。痞瘤的内因方面有精华不消化、痰、血、胆、风、虫、黄水、毛；外因方面有食积不化、劳伤血瘀，正精被风骚扰、创伤、产后、潮湿受寒等各种因素。

症　　状

一、概述

本病的脉象多细弱，有病脏腑所属之脉形扁而不显，小便有鱼眼状之泡沫，痞瘤所在之外表易积污垢。消化不良，稍遇寒冷即恶心呕吐，特别是于吃瘦肉、纯酥油和饮薄酒后即行吐出。大便秘结而干硬，有时作泻，形瘦体弱，每于饱食或遇冷后即感疼痛，剧烈劳动后则发病。

二、症候分类

1. 糟粕不化之食积痞瘤：胃脘壅塞，嗳气频作，饭后发生"郎脱"症般疼痛，尤其是再吃致病的食物特别敏感，颜面、眼睑、脚面等处浮肿。

2. 剑突痞瘤：食毕即吐，甚则倾吐一空，痞瘤大小固定不变，压之疼痛不甚，体弱无力，嗳气不利，饥时较舒，食后及居处寒湿时则疼痛加剧。

3. 精华石痞瘤：痞瘤坚硬如石，可发生于胃及膀胱部。症状与前者相同，但以手压之则痛不可忍。

4. 肝脏血痞瘤：发生于右胁部，目黄，小便红色，脉象细数，遇冷或遇热时，背部及横膈膜均感疼痛，肌肤发青而干萎不华，吃动物肝及饮薄酒则呕吐。痞瘤如发展增大，挤夺胆位，可出现黄疸，眼及小便俱呈黄色。

5. 脾脏血痞瘤：症状如肝痞瘤，但发生于左胁。腹胀，嗳气，虽能进食，常吐泡沫状痰液。发热不甚，颜面虚肿如水，浸之谷物状。

6. 胃及大肠之紫痰血痞瘤：痞瘤部灼热疼痛，按之跳动，冷热对本病均有害，饥饱寒热皆作痛。

7. 胆痞瘤：巩膜黄染，尿亦黄色，肌肤发青而干枯少泽，饮食不减而体力衰弱。本病发展至成熟期，可出现全身发痒。

8. 小肠之胆痞瘤：目及小便发黄，肢体沉重，食欲不振，疼痛剧烈，口渴，脉紧，小便短涩。

9. 大肠之风痞瘤：腹胀肠鸣，大便泄泻，小便多泡沫，痞瘤呈移动性，经常增减变化。

10. 子宫血痞瘤：关节及少腹刺痛，过饱时则疼痛加剧，子宫有时出血。

11. 膀胱石痞瘤：小便癃闭，阴茎刺痛。

12. 肺脉痞瘤：咳嗽频作，咯痰不利，喑哑不扬，食后呕吐，肌肤发青而干枯不润。

13. 肾脉痞瘤：本病初起时无任何感觉，迨发展成熟后则症状显现，肌肤干枯，腰部俯仰不利，身体沉重，小便发红，饮水后即呕吐。

14. 横膈膜脉痞瘤：疼痛的部位在第八椎处，俯仰不利，嗳气恶心，如食肝及横膈膜肉时，立即呕吐。

以上几种脏腑之脉痞瘤：痞瘤大小如羊粪，脉及小便均呈热象，也可发生在胃、肾、横膈膜、输尿脉等处。

15. 虫痞瘤：多发生于胃部及大肠，当虫扰动时则疼痛剧烈难忍，蛰伏时则无任何感觉。

16. 毛痞瘤：多发生于胃及膀胱，在其发病之脏器，可显示其相应之症状。

17. 心脏水痞瘤：胸部有颗粒状虫疹呈现，状若疯狂，或性情急躁而粗暴，自觉心肺有被浸煮于热水中之感。

总而言之，水痞瘤一般症状为眼睑和足背浮肿，痞瘤充实而坚硬，疼痛不剧，压痛不甚，脓痞瘤即脓包，以手触之有蚁行感，脉、尿及肌肤有轻度热象。

痞瘤病在空腹时，患者取站立、俯卧、仰卧及侧卧等体位进行检查，可摸及肿块。痞瘤发生于体表者很明显，易察到；发生于中部者（即脏腑之外部及边缘），以手摸之可触及硬结之块状物。发生于外表者可明显察到。发生于内脏深处者，必须从脉象与小便中去诊察。如痞瘤发生于肺、肝、脾等脏器，其特征为该脏所属俞穴部位有刺痛感。

综上所述，痞瘤病以其发病部位之不同而病名繁多，但按其性质则可归纳为寒性痞瘤与热性痞瘤两大类。凡属热性痞瘤，其临床症状表现为脉象、小便、外表均呈热象，痞瘤增大迅速，触之灼热而跳动，食用热性及高营养之食物则感不适，而对凉性之品较为适应。寒性痞瘤之症状与此相反。

本病之预后判断，痞瘤不论属寒属热，如出现剧痛、呕吐及三脱（两侧太阳穴下陷为"肉脱"，脉象细弱而数为"脉脱"，不思饮食、消化力衰弱为"火脱"）征象者，预后不良。

三、痞瘤发生之部位

痞瘤发生之部位，有如下几种：脓痞瘤可发生于全身各处，无一定部位；外痞瘤可发生于六腑之外，或皮肤与肌肉之间；中痞瘤发生于六腑之内壁及五脏之边缘；内痞瘤发生于脏腑之深部。

治　疗

痞瘤病的治疗，不论寒证与热证，均有内、中、外三种治法。

一、热性痞瘤

1. 热痞瘤病位于内部者

（1）内服方：獐牙菜、波棱瓜子、止泻木子、石灰华、红花、丁香或小豆蔻（病在上部用丁香，病在下部用小豆蔻）、红耳鼠兔粪膏、硼砂、贝齿灰、诃子、荜拨、川木香、寒水石（烈火烧煅）、雄黄、藏黄连、黄花杜鹃花（三药烧炭存性）研细末，用白糖调服。

（2）外治法：在痞瘤所在附近脉道放血。同时按病情适当地应用利尿或泻下法，亦可进行温泉浴法。

2. 热痞瘤部位在中部者

（1）内服方：石灰华、红花、丁香、肉豆蔻、小豆蔻、草果、诃子、紫檀香、白檀香、五脉绿绒蒿、白草乌、獐牙菜、波棱瓜子、止泻木子、川木香、硼砂、光明盐、荜拨、白芸香、文官木、硫黄、犀角、陈白马蹄（经雨淋日晒者）、猛兽骨、野牛角及骨（以上四味烧微黄）、寒水石（猛火烧）研细末，用白糖调服。

（2）外治法：在附近之脉道放血。此外，并可按病情适当地用利尿或泻下法，亦可进行温泉浴法。

3. 热痞瘤病位在外部者

（1）外治法

①大籽蒿、摩苓草、高原毛茛子、鬼臼果、贡蒿、两头尖浸汁温浴。药浴后痞瘤大部分均能化脓。如不能成脓时，可按上述各种疗法辨证施治，或用热针穿破。

②热针药方：斑蝥、白硇砂、川木香、大戟、龙骨、水菖蒲、毒花蜜、野姜、荜拨、胡椒研极细末，用手术针穿破痞瘤，纳入药粉，痞瘤即能腐蚀破溃。

（2）饮食起居

热痞瘤之饮食，宜食新鲜之野牛肉、羊肉、酪浆、酥油和黄牛及犏牛之乳酪等性凉而轻的食物。凡腐败、酸性以及难以消化的菜类及生冷食物均不相宜。起居方面，不可过劳，避免烤火及日晒。

二、寒性痞瘤

1. 寒性痞瘤位于脏腑内部及深处者

（1）内治法

①灰药方："都尔吉"、蓖麻子、芒硝、干姜、荜拨、短尾铁线莲、胡椒、小米辣、白硇砂、"杰年差"、光明盐、"则不如差"、黑穗①、油松、乳白香青、诃子、毛诃子、余甘子、川木香、香旱芹、黑种草子、藏黄连、紫硇砂研细末，用芝麻油、牛羊脂、骨髓、酥油、乳酪等调和，放入陶瓷容器内封固，烧成灰药。

②六味大香散：大茴香、干姜、小米辣、信筒子、诃子、荜拨研细末。

六味大香散为上列灰药之半调和，用八味石榴散送服，早晚各服一次。本法具有益胃火增食欲的作用，胃健则体强，体强则病易去，然后服下列灰药方。

③光明盐、硼砂、蛇床子、干姜、胡椒、荜拨、小米辣、短尾铁线莲、诃子如上法制成灰药，再以秃鹫和胡兀鹫的胃及粪、狼胃、黑种草子、紫硇砂、"则不如差"、干姜、胡椒、荜拨等研细末，送服灰药。

服上药后，如痞瘤破溃变软，疼痛较甚，脉象与小便均显热证，再以下方泻之。

泻药方：诃子、"都尔吉"、光明盐、"西日堪札"、短尾铁线莲、草玉梅子、高原毛茛子研细末，为丸内服。

（2）外治法

服以上内服药后，再在痞瘤所在部位艾灸。

2. 寒性痞瘤位于中部者

（1）内治法

油松、诃子、毛诃子、余甘子、各种盐类、石榴子、荜拨、肉豆蔻、小豆蔻、白芸香、草果、硼砂、"都尔吉"、高原毛茛子、短尾铁线莲、草玉梅子、野牛角研细末，用酒拌和，密封于锅内，烧存性，以红块糖送服。本方能使痞瘤破溃，破后可再以前法泻之。

（2）外治法

①痞瘤如用内服药不能攻破时，可用手术针穿刺，穿破后再以泻下法肃清余毒。

②胸胁部之痞瘤附近发生刺痛者，取剑突穴左右旁开一寸处及各该脏腑所主俞穴艾灸。

3. 寒性痞瘤位于外部者

首先用油治法及温熨法治疗，待痞瘤化软，然后反复多次用拔火罐法使痞瘤向外突出，以线缠缚，用刀割除，按外科疮疡行常规处理。另以蓖麻子、白芥子、胡麻、芝麻研细调敷涂擦。如肿块不消，可用热针穿破，按疖痈治疗。

---

① 由黑穗病菌引起的青稞黑穗病之病穗。

饮食起居：寒性痞瘤之饮食，以羊肉、野牛肉、猛兽肉、家禽肉、米酒，以及含有干姜、花椒的热糌粑、融酥油等食物为宜。此外可用狼皮包扎患部、卵石加温按摩，并进行适度劳动及散步。

三、分证治疗

1. 心脏水痞瘤

熊胆、犀角、肉豆蔻、红铜灰、鹿角、陈天灵盖、贝齿灰研细末，用蜂蜜调服。

2. 肺脉痞瘤

本病初起时，用温水浴法治疗，然后内服下方散剂：

（1）沙棘果膏、余甘子、荜拨、川木香、甘草、碱花研细末，以蜂蜜调服。

（2）或用丸药，沙棘果膏、碱花、余甘子研细末以蜂蜜为丸，口中噙服。

3. 肝血痞瘤

（1）内治法

①烧盐灰药。

②红花、石灰华、五脉绿绒蒿、西伯利亚紫堇、獐牙菜、红耳鼠兔粪膏、川木香、熊胆、麻花艽花、朱砂研细末，与五味石榴散同服，若发烧者停服五味石榴散，用红耳鼠兔粪膏、红花、石灰华、诃子、獐牙菜、熊胆、荜拨研细末，与上药同服。

（2）外治法

在"如通"多次放血。

（3）善后调理

最后用泻下法肃清余毒。

4. 脾脉痞瘤

脾脉痞瘤之治疗与肝痞瘤同，但放血部位取笼头穴及无名指背脉，最后用灸治法。

5. 肾脉痞瘤

首先用温水浴法，然后在腨端及大肠脉两处放血。如无效，以鸽粪及扁叶珊瑚盘热敷，促使痞瘤化脓，并在患部艾灸。如仍不能化脓时，可用利尿法，并在肾脂穴施针刺法。

6. 不消化食痞瘤

本病可分为剑突痞瘤和石痞瘤两种。初起时先以炒热石子按摩患部，然后接服下方散剂。

（1）光明盐、蛇床子、短尾铁线莲、诃子各等份，荜拨及干姜之量加倍共研细末，内服。本方性烈如火，能助胃火，对不消化症及因痰、风引起之一切寒性痞瘤均有效。

（2）黑草乌一钱，诃子两钱，雄贝齿（煅）七个，石灰华、红花、干姜、荜拨、胡椒、小米辣、短尾铁线莲、"则不如差"、灰盐、光明盐、"杰年差"、紫硇砂各一钱，白硇砂、唐古特青蓝各二钱，《后补续》灰药三钱① 共研细末，水制为丸，如豌豆大，用光明盐、诃子、干姜三味煎汤送服。本方效力很强，具有攻坚破积作用，能使石子粉碎，更何况痞瘤了。药后痞瘤攻破，仍用前法泻除余毒，如痞瘤仍难攻破，必须用针穿刺，然后再用泻法。

7. 胆腑痞瘤

本病应在初起时治疗，如迁延过久，多属难治。初病服下方：

（1）内治法

黑冰片、硼砂、熊胆、白糖、荜拨研细末，早晚两次，与五味石榴散（加红花者）同服。

（2）外治法

选适当部位放血。此后用温泉浴法及泻下法。

8. 小肠胆痞瘤

（1）内治法

硼砂、熊胆、藏黄连研细末，用白糖调服。然后以下方泻之。

泻下方，"都尔吉"、硼砂、熊胆、藏黄连研末内服。

（2）外治法

用山矾叶局部温熨。

9. 胃及大肠血痞瘤

（1）内治法

沙棘果膏、藏木香、芫荽子、四味光明盐散研细末，用红块糖调和，早晚各服一次。

泻下方，熊胆、藏黄连、"都尔吉"、硼砂研细末内服。或将烧盐方和五味石榴散同时服下，以攻破痞瘤，然后体壮者以峻泻剂泻之，体弱者，以"奴日哈"灌肠法导泻。

（2）外治法

亚大黄叶、扁叶珊瑚盘共煮烂，加青盐热敷。

10. 剑突风痞瘤

阿魏、水菖蒲、川木香、干姜、诃子、紫硇砂、藏木香、蓖麻子、"都尔吉"、蛇床子研末内服。

11. 虫痞瘤

白硇砂、干姜、信筒子、黑蒿（烧存性）研细末，以红块糖为丸，内服。本方有驱虫

---

① 灰药三钱：1. 温和方：油松、"都尔吉"、巴豆、诃子、毛诃子、余甘子、藏木香叶、黑穗、芒硝、白硇砂、紫硇砂、"则不如差"、肉桂、灰盐、荜拨根、小米辣、干姜、荜拨、胡椒共研，用牦牛乳、乳酪、酥油、骨髓、脂肪等拌和，做成小圆饼，放入陶瓷器内封固，烧成灰药，此方用于风、痰合病症。2. 平和方：温和方加藏黄连、茜草、山矾叶、麻花艽花共研，用黄牛及山羊乳酪拌和，如上法烧成灰药，此方用于痰、胆合病症。3. 锐利方：温和方加野牛角粉、高原毛茛子、草玉梅子、短尾铁线莲、水菖蒲、阿魏共研，用猛兽骨肉汁加酒拌和，如上法烧成灰药，此方用于单纯痰病。

破积之功。

12. 子宫痞瘤

（1）外治法

鸽粪、两头尖、蓝石草根、"乃玛"、酒糟共烤热，纱布包裹，在下体部多次反复温熨。

（2）内治法

三剂丸，以破痞瘤，再按妇科病之利尿法及泻下法治疗，使瘀血从大便或子宫内排出。若排下之脓血黏稠鲜艳如肉糊状者，病属易治。

子宫痞瘤初发病时，取迷果芹入芝麻油中煎熬取汁，然后加入干姜、胡椒、荜拨、红块糖、酥油等内服，以攻破痞瘤，继服五根酥油丸，并须注意护理，起居饮食以温热为宜。

13. 膀胱痞瘤

火硝四钱，白硇砂二钱，螃蟹壳、干姜、胡椒、荜拨、冬葵子各一钱，用红块糖调和，共研细末，以酒送服。

结　语

痞瘤病之各种治疗方法，已尽如上述，由于本病之病情复杂，故治法繁多，但概括言之，不外以下几种：风痞瘤宜用油治之法，胆痞瘤宜用泻下之法，血痞瘤宜用放血疗法，脉痞瘤宜促使化脓及进行温浴疗法，石痞瘤应以针刺疗法，剑突痞瘤以药物疗法，水痞瘤及脓痞瘤以针灸疗法。

如以痞瘤所在部位而言，其发生于内部者，宜用内服药物治之；如发生于中部者，须用针刺破之；如发生于体表外部者，应以拔火罐之法使痞瘤外突，然后用刀切除。凡此诸法，为治疗痞瘤之总纲。

第九章　水肿病

（附：消瘤疾）

病因病机

一、内因

体内之风、胆、痰及黄水的机能紊乱，混合成病。

二、外因

1. 饮食所伤：食物不化，或腹泻后吃不易消化与不洁之物，或劳动疲乏后饮过多水。

2. 起居失常：在潮湿之处睡眠。

3. 治疗不当：热病后放血过多，或服用寒凉太甚药物。

以上几种内外因素均能导致胃火衰败，使未经完全消化之精微滞留于肝，不能化为正精，形成了坏血和黄水，充斥于体内。黄水受风之鼓动，泛滥遍布于全身之皮肤肌肉间，遂成为水肿。

症　　状

根据本病的发展过程，可分为三个阶段。由于内外各种致病因素，首发为灰色浮肿，如不及时治疗，遂致发展为下落浮肿，及至第三阶段，即成为水肿。

一、水肿病三个阶段的共同症状

以上三种水肿病之共同症状是身体浮肿，喘逆上气，小便短少，精神疲乏，在行路上坡时两下肢软弱无力。

二、水肿病三个阶段的症候分类

1. 灰色浮肿

肤色灰滞，颜面、眼睑及足背浮肿，唇、舌、齿龈无光泽，食物不化，脉沉，小便发黄。

2. 下落浮肿

浮肿较甚，颜面、胸腹、下肢及阴囊等处均肿，由于肿势随体位而变动，睡卧时下侧肿胀特甚，故称下落浮肿。

3. 水肿

（1）症状概述：水肿病可分为外水、内水及中水三种。外水位于皮肤之间，从皮肤之色泽、肿胀均能显露，内水充盈于大小肠等六腑之上，中水遍布于皮肤与肌肉之间。

本病初起，表现为身弱无力，胃部有轻度胀满感，呼吸气急，心跳，消化力减退，唇、舌及齿龈灰白，无论行走静坐均感腹胀，手背、足背、胫部、会阴部、颜面、眼睑及十二椎下、胸下等八处均作肿胀。中期为水肿成熟期，水湿充斥于腹中，以指弹之有声。本病发展至第三期，水势更盛，可分为热水与寒水两证。

①热水证：脉紧，小便色红或发黄，呼吸时喉中痰鸣有声，目珠微黄，剑突部易积污垢，腹部膨隆，青筋暴露，四肢细瘦而干瘪。

②寒水证：脉象迟缓，小便色青，口不渴，胃胀肠鸣，有时泄泻，头身及四肢之肿胀硕大无朋，按之凹陷不起。

寒水证经久不愈，则水势泛滥，肺心肝等脏均为浊水所淹，很快死亡。热水证严重时，治疗很棘手，既不能用泻下法，又不可针刺放水，因水与正精相混而与生命相连，若贸然以针刺放水，则水与生命俱去，将造成病人死亡之恶果。临终之症状为食欲不振，呕吐，频咳，目黄，气短，口渴，小便短少浓稠呈金黄色，正精耗尽，体力全失。病势若此，生命绝望。

（2）症候分类

①散布水肿

精华散布于血的水肿病：脉象紧，小便色赤，肢体沉重，饮食不进，上身及胁侧等处刺痛，放出之血呈黄色且稀薄如水。

精华散布于胆的水肿病：呼吸不利，气逆而喘，心悸，食欲不振，饭后胃腹胀满，目及小便发黄，大便泄泻胆汁。

精华散布于黄水的水肿病：少腹肿胀，脉沉，小便呈青绿色，心悸，胃脘壅塞。

以上三证，可分为外水与内水两类。病之早期，水湿在外，是为下落浮肿；日久水湿增盛，成熟而为内水。

②漏水病

肝漏水病：右侧之水增盛，脉紧，小便红赤，若以针刺放水，水如紫草茸汁，腹胀大，青筋暴露，四肢干枯。

脾漏水病：左侧之水增盛，脾周围积水，脾硬如石，胃胀肠鸣，消化力弱。

肺漏水病：咳嗽频作，心悸，面容憔悴，食后胃腹胀满不舒。

胃与大肠漏水病：腹胀肠鸣，食欲不振，消化力极弱；当饱食或受寒后，腹部如患"郎脱"症般绞痛；病在胃部，胃部肿大特甚，病在大肠，则大肠肿胀特甚。

以上为发于脏腑之水肿，此外，尚有由于中毒引起者，除水肿症状外，同时显现中毒症之征象。

概括起来讲，水肿病种类虽多，但主要由风、胆、痰三者转化为病。由风转化者，见证为腹胀肠鸣，痛苦异常，水肿起伏增减，小便发青，大便秘结，矢气难行；胆转化者，目黄，肌肤发青，脉紧，小便不利，色如融化之酥油或茜草汁；痰转化者，呼吸粗急，肿势特甚，消化力弱，躯体沉重，嗜睡，脉沉，小便发青。

水肿病的预后，一般来说，胃水、大肠水等水肿易于治疗，其余之水能否治愈则很难肯定。由于风、痰二者所致之寒性水肿可以治愈，而胆所转化之热性水肿难治。

治　疗

一、概述

水肿病之治疗，应根据发病之久暂和病势轻重，予分段对症处理。

初期：

1.内服药物以五味石榴散、六味大香散、白甘露丸为主，并给予益胃火灰药（见痞瘤病章），用骆驼乳或马乳送服，其他饮料均在禁忌之列。

2.饮食方面，可吃新鲜羊肉及融化之酥油等品。

3.本病除内服以上药物外，用缓泻剂泄去黄水，亦有效益。

4.外治法：用马乳或骆驼乳全身涂擦。

中期：

水肿已成熟增盛，应按照病情分别采取下列必不可少的五种疗法治之。

1.转变水道法

寒性水肿之病因为胃火衰败，治宜升举胃火，用四味石榴散。如为热性水肿，前方加红花。然后以甘草、芫荽子、草玉梅子、雕鸮羽毛（烧存性）共研细末，用融酥油调服，药后可使小便大量增加。

2.就地使干法

（1）内治法

①以人、马、猪、旱獭等陈天灵盖为主药，诃子核、毛诃子核、狐狸心、寒水石、红耳鼠兔粪膏、斑蝥、阿魏、白硇砂、短尾铁线莲、草玉梅子研末，牛乳、酥油、融化之牛羊脂调成糊状，煅灰存性，再加小豆蔻、荜拨、石榴子、螃蟹壳、冬葵子、水獭粪（烧灰存性），共研细末内服，胆转化者以白糖为引，风转化者以红块糖为引，痰转化者以蜂蜜

为引送服。本方利水作用甚强，纵然水势浩大如海，亦能使之干涸。

②水银五分，硫黄、沙棘果膏各一钱，干姜、胡椒、荜拨各一两，各种盐类（含火硝、灰盐、白硇砂、紫硇砂、光明盐、青盐）各如雀蛋大者一枚，共研细末，以红块糖为丸。本方为使水干涸之良药，特别对热性水肿更为有效。

（2）外治法

①用狼皮、猞猁皮温熨。

②在脐部四周，剑突尖，锁骨下凹陷处，第一、十二椎以及发病脏腑所属俞穴进行艾灸。

③肝病引起之热性水肿取"如通"放血，其他脏腑引起之热性水肿取"诺嘎"放血。

④宜吃羊肉、热糌粑、野牛肉肉汤（加干姜、苋蒿、芫荽子作调料）、非烈性酒等，但热性水肿则不宜吃热性及高营养之食物。居处宜干燥，不可在潮湿、寒冷、风大之处居住，并避免剧烈劳动。

3.疏通水渠法

（1）长嘴诃子尖、铜落、蓖麻子、"都尔吉"、"西日堪札"、神黄豆、大戟、泽漆、西伯利亚蓼、狼毒、大黄、"莞布"、荜拨、白硇砂研细末，以红块糖为丸，用酒送服。关于服本药前后之先行与善后调理，可根据五业总治法处理。

本病除逐水而外，再无其他有效方法。此后可用下方。

（2）石榴子、肉桂、荜拨、小豆蔻、红花、麝香、白草乌、红耳鼠兔粪膏、白芸香、芫荽子、冬葵子、白硇砂、光明盐、螃蟹壳、溪中碎云母、长嘴诃子尖、斑蝥研细末，以红块糖为丸，用酒送服。本方具有利尿作用，能引水从小便排出。此后再服下方。

（3）蓖麻子、"都尔吉"、神黄豆、"莞布"、泽漆、大戟、姜黄、珊瑚刺皮、大黄、高原毛茛子、短尾铁线莲、草玉梅子、诃子、毛诃子、余甘子、白硇砂、螃蟹壳、麝香、干姜、荜拨、胡椒、朱砂、丁香、橡实、斑蝥、甘草、冬葵子研细末，按病情以红块糖、白糖或蜂蜜为引，用酒送服。本方具有利尿和泻下之双重作用，体健者隔日服用，弱者间二日服用。

4.引水入渠法

（1）内治法：陈鹿角、动物头骨（不拘任何物之头骨）、芒硝、短尾铁线莲、金露梅枝梢共烧存性，研细，用开水送服。本方有利尿作用。

（2）外治法：可在胫面脉放血，使血与黄水并泄。

关于涂治及放腹水等治疗方法，可参阅《医方四续》等其他书籍，此处不再详述。

5.筑堤防泛法

（1）内治法：熊胆、麝香、瓦苇、红花研细末，以蜂蜜调服。本方具有封闭脉口，使水湿不致狂澜泛溢之防御作用。

（2）外治法：在剑突尖，脐部四周，锁骨低陷处，第一、十二椎艾灸。隔二三天后复在第一椎（上水穴）、第十三椎（中水穴）、第十八椎（下水穴）艾灸，以封锁水邪。

二、分证治疗

1.肝漏水病

（1）内治法：红耳鼠兔粪膏、黄葵子、熊胆、红铜灰、石灰华、红花、丁香、肉豆蔻、小豆蔻、荜拨研细末内服。并服水银方剂，渗水燥湿。

（2）外治法：右侧"如通"放血。

2.脾漏水病

（1）内治法：信筒子、水菖蒲、白硇砂加牛乳共煎，内服。

（2）外治法：在左侧"如通"处放血。

3.肺漏水病

（1）内治法

①石灰华、红花、小豆蔻、黄花杜鹃花、石榴子、铁屑（诃子水制）研细末，用白糖送服。

②热盛者宜用本方：冰片、白檀香、石灰华、红花、丁香、大株红景天、獐牙菜、荜拨、西伯利亚紫堇、诃子、紫草茸研细末，内服。

（2）外治法：服上药后，并在小尖脉、冈脉、六头等处放血。如无效，可酌用泻下法，并以非烈性酒缓缓增温胃火，同时取第四、五椎艾灸。或用上述之红铜灰药使水干涸，并灸第六、七椎。

4.由于中毒而引起之水肿病，则用就地使干法及按中毒症对症治疗。

5.水肿病之属于风、胆、痰所致者，应按其所偏盛者给予药物、外治及饮食起居等各种对症疗法。

6.水肿病精华散布于胆者，宜用下方泻下：

蓖麻子、"都尔吉"、白芸香研细末，用开水送服，并在胃穴艾灸，最后则内服五根酥油丸调理善后。

热水病较为难治，故须设法使之转化为寒水病，方用余甘子、珊瑚刺皮、姜黄各等份，煎汁内服。又方：甘草、芫荽子、冬葵子、"赛嘎尔"、"郎那"花、余甘子研为末，内服。本方名为六味余甘子汤，被誉为热水病转化寒水病之良方。

附：消瘤疾

病因及症状

本病发生的主要原因是由于胃火式微，消化机能极度衰弱，不能吸收营养物质，虽然痛苦不甚，只感胃部略有作痛，但可导致各种感觉器官衰退，容颜憔悴，形体消瘦，疲困无力，正精消耗殆尽。

治 疗

石榴子、胡兀鹫粪、甘草、肉豆蔻、刺蒺藜、黄精、天冬、白糖研细末，然后用蜂蜜、红块糖、植物油熬熟，调入药粉，制成鹿粪大之药丸，每服一丸，空腹服下。本方具有滋养正精及温补体力之作用。

第十章　热病山滩际

　　山滩际者，为热与寒、虚与实之分水岭也，是疾病转化之关键，生命存亡所系，不能掉以轻心，为了提高医者之警惕，因此原著列于热病之首章。

　　一切热病的诊断与治疗，首先应该特别注意山滩际的三种融冻际，即老年人等为风的融冻际，壮年人等为胆的融冻际，少年等为痰的融冻际。

　　一、风的融冻际

　　老年人或素质风盛之病者，患了热病以后，热邪易于降入风位（为胯腰关节等处）；或是情志不舒，思虑过度，因而生风；或是热病用寒凉药物及放血疗法，在热邪将尽之际，易于引起杂风，由于余邪受杂风所煽，故出现脉数，尿赤，全身发热，气息粗急，舌干口渴等一系列之热病症候，极易与一般热病相混淆，因此在诊断上易于发生错误。当此时机，治疗上应以压风除热为原则，但若不从根本上治风，仅就现象上去治热，以寒凉药物追逐，反致风势激动，使风邪迫热趋向命脉（第六椎），致发牙关紧闭，神昏谵语，目赤眼瞪，两手撮空，身战，脉象空虚而数等症，造成病势严重，治疗困难。

　　由于风的融冻际不明显，在诊断时易发生错误，为此必须在先期用适度压风食物迎接、缓和风势，但压风应该及时，不宜过早，如迎之太早，热病余邪被食物所腻滞，则将转为滞留的陈热。

　　因此，必须从内、外、秘三个方面去进行检验与判别，才能正确地辨认风的融冻际。

　　1.外部诊察

　　热为风煽之见证是脉数而空虚不耐按压，尿色红而不浑，泡沫大。全身游走性刺痛，气息喘急，鼻翼翕动，口渴欲饮，但不饮水亦能忍耐，舌质干燥而红糙，如在风穴压之，痛不可忍。虽进行寒性药物及放血治疗，热势复起。此时用红块糖酒及骨酒等治之，热势即能平息。

　　2.内部诊察

　　脉空而数；小便色红，不浑浊，泡沫大；舌质红，干燥而粗糙。如同时出现脉舌尿三种征象时，表示热邪已去，可以酌量进食，缓缓调理。

舌干燥粗糙，是热被风煽之征。如舌质干瘦而舌尖向上卷起，是热胜于风之象。舌干而发黑，为风与热之势相等。舌色红而干燥，是只有风而无热。舌黄而强，起皱纹者，是内风与胆合病。灰白而强，起皱纹者，是内部有风、痰与热病并发。舌色灰白而厚腻，为热邪散布之浊热。舌色赤而质柔润者，为疾病向愈之征兆。

3. 隐秘诊察

可用药物进行探测，探测之药物为八味沉香散或三骨精汤，于黄昏时服用一握[①]，如药后疼痛减轻，睡眠较安，谵语减少，次晨舌质转润，神志清醒，当可确定为风的融冻际，宜用新鲜之肉类及非烈性酒等适量内服，以抑制风势。

在热病之向愈阶段，应谨防掀起风邪。以下方剂为防风和迎风要药：

1. 二十五味冰片散，能防止风邪起飐。

2. 诀要清凉散，适应于痰胆相兼之痰胆混合热病，防止其风邪上飐。

3. 大石灰华安宁散，有退热降温及抑制风势之作用。

4. 九味红耳鼠兔粪散，性凉而柔和，能驱除胆热，防止风邪上飐，适应于胆热之病。

二、胆的融冻际

壮年人和素质血盛而胆旺之患者，热邪易入于胆的部位（胃、脐等部），多因恣食酒肉，睡眠无规律，疲劳太甚等原因，与胆热合而为病；或因热病延误失治，致使热势炽盛；或是单纯热病在向愈阶段由于不伴有风与痰的症状，故恣意饮食，不加节制，发为食复之症，以致高热复起，出现脉紧口干、神志昏迷等症。如不详细诊察，易于误诊为余热未清，当此之时，应以新鲜而有营养之食物抑制风势，如用寒凉药物治疗，只能促使正精耗散，攻伐无辜，转化为风热病，陷病人之生命于危殆。

在热病向愈期，虽然曾经忌口，而进食过早，亦能成为增盛热病，故在热病向愈阶段，必须注意饮食，以免发生食复，细致观察，适时适量地开始进食。

本病的症状为无故出汗，食欲尚佳，口不渴，睡时无昏眩，呼吸平和，鼻尖柔软，尿色金黄，脉象外紧而内驰、一息五至、至数正常，舌卷而黄燥、边缘红色。如吃不新鲜的肉类、酥油，或饮红块糖酒过多时，即引起发热，如适量之饮食，即可平息，但饮食亦不可禁忌太过，否则将耗散正精而引起风病，以致肌肉消瘦，肤色发黄，口渴，饮食无味，呼吸急促，发举而微微颤动，汗毛竖起。如出现以上之症状者，即是胆的融冻际无疑。

胆的融冻际之治疗：当热度下降以后，不待寒风的症状出现，先给予少量之红块糖、乳酪、肥肉汤、掺水少许之非烈性酒等饮食，然后逐渐增加，因这类食物不致生热，于病无碍。待热病消退以后，即使吃了能生热的食物，亦不过似热灰一般，无烧毁正精的力量了。

---

① 一握：即手掌弯曲后的一手所容，两握为一捧，四捧为一升。

三、痰的融冻际

儿童及素质痰盛或寒盛之患者，热邪易于侵入痰的部位（如喉头、胸、肺等处）；或是在热病尚未发展成熟时，过早地进行放血或过于寒凉，迫使热邪散布，热邪未尽而出现寒证症状，造成了热邪隐伏之复杂现象。

痰的融冻之症状表现为脉象迟缓，小便色青，饮食不思，纳谷不化，舌苔滑腻，面容苍白。以上症状表现热象隐伏不显，最易误诊为寒证，如进食过早，必将转化为隐热证；如饮食控制太严，则造成胃火衰败而可能转化为水肿病，但亦不致引起其他疾病。因此，对本病的治疗，必须确定热邪已完全消除，才可应用热性药物及食物进行善后调理。

热邪已尽之征象是脉沉而搏动松弛，小便清长，微畏寒，穿通常之衣不感温暖，发根竖起，消化力弱，口不渴，眼睑、胸腹部及脚背作肿。如出现以上一系列之症状时，可以肯定已无热证存在，此时不能以治胆的融冻际法来治疗本病，必须以肉酒等热性之高营养食物大量补充。如食后出现消化不良，胃部作胀，嗳气，食物无味及唾液增多等症时，可服四味石榴散或六味大香散。

第十一章　辨别寒热之关键

一、辨别寒热之四个关键

辨别寒证与热证，关键有四点：一为表里俱热，二为表里俱寒，三为表热里寒，四为表寒里热。

诊断寒热之方法，应从病因、居处、时序、年龄、素质、昼夜和饮食喜恶等七个方面去观察。

1. 表里俱热

胆病的病因是过多食用热性和高脂肪之食物以及居住于干燥炎热之地，时序在暑季和秋季，年龄为青壮年，素质是胆较盛者，中午及夜半病较甚，长期喜吃热性食物。以上各种因素，均能使得病后出现胆增盛之象，由于其症状及本质皆属热证，故为表里俱热。

2. 表里俱寒

痰与风的成因是过食苦味及粗糙性食物，居住于寒冷潮湿之处，时序为夏季与冬季，年龄为老年与儿童，痰、风较盛之素质者，在傍晚、黎明、初更、早晨病较甚，平日喜吃凉性及素净之食物。由于这一系列之原因，在患病以后即出现痰风之象，其症状与本质皆属寒证，此为表里俱寒。

3. 表热里寒

上述之病发生胆热增盛时，可出现热证之症状，其在外之现象为热，而本质是寒，此为表热里寒。

4. 表寒里热

如果上述疾病在痰与风亢盛的情况下，可出现寒证之症状，其在现象上为寒，而本质上是热，此为表寒里热。

二、寒热真假

寒热之辨识除了以上四个关键问题外，如果这些症状错综混杂时，很可能发生寒热相混之假象，给诊断带来困难。但无论是热证出现寒象，或寒证出现热象之任何假象，如果根据疾病的根源、症状表现、治疗反应、食物喜恶以及治疗效果五个方面去详细诊察，不难排除错误，以取得正确诊断。

1. 明辨寒热的假象

在治病用药时，须着重判断疾病之根源与性质，例如精华不消症、紫痰病、热性痞瘤、热性水肿、热性尿闭等，如果仅从不消化、痰病、痞瘤、水肿、尿闭等疾病名称上去着眼，忽略了寒性与热性的辨证，用热性药物去治疗，必然会造成错误。又如治疗珍宝毒及石中毒时，如果仅在毒字上着眼，投以凉性之品，亦必造成错误。由此可知，对疾病的治疗不应仅仅着眼于疾病名称，必须分析疾病之症状，诊断明确后对症下药。

2. 明辨症状表现的假象

风病的本质属于寒，但临证出现口舌干燥及刺痛等热象时，往往易于误诊为热证。心、肾、胃有隐伏之热，似炉中盖灰，难窥下隐之火，从现象上看，因患者喜温恶寒，其症状虽似寒证，但按照这种假象而投以热药，必致错误发生。由此可见，在诊断疾病时仅从症状上着眼是不够全面的。

3. 明辨治疗反应的假象

当热病出现寒证假象时，投以凉性药物，本是对症治法，但间有出现暂不适应的状况，投以热性药物原属有碍，但间有出现似属有效的情况。寒证而有热的假似症状时，有时亦可出现与上述相反情况者。因此，在临证中不能被暂时的假象所蒙蔽，必须在较长时期的服用药物、食疗期间，不断观察，才能明确疾病的真象。

4. 明辨食物喜恶的假象

食物与药物的治疗，不能单凭患者一时之喜恶，必须经过较长时间的考验，以治疗的效果去证实医生处理疾病之正确与否。

5. 明辨治疗效果的假象

疗效的假象共有四种，为外表症状已回而本质未回，本质已回而外表症状未回，外表症状与本质皆未回以及外表症状与本质俱回。

（1）外表症状已回而本质未回：有痰之热证，经投以凉性药物，治疗既久，不但未能将深伏之热邪提出，反而造成胃火衰败，因之呈现脉象迟缓，小便青色，纳谷不化等寒证症状；寒证宿疾，长期依赖四火（即食物、起居、药物、外治均为热性）治疗，致使温热之蒸气充斥于一切脉道，因而表现为头痛、脉数、尿赤等的热证症状。据此，本病之本质虽为寒证，此时应使外表之假象消除，从深处拔除病根。

（2）本质已回而外表症状未回：本病计有寒、热、风三种情况。第一，寒病因服热性药物过多，致使血、胆之热增盛，形成热在寒下游离现象，如不明病情，仍以热药治疗，无异于火上加薪，此时应以四水（即食物、起居、药物、外治均为凉性）之法治疗，很快即能挽回。第二，如热病因服凉药过多时，则痰、风之寒气增加，致使寒在热下游离，如不明病情，仍以凉药治疗，造成胃火衰败，因而转变为痞瘤及水肿病，此时必须用四火法治之，使其迅速返回。第三，热病由于久服凉药引起杂风煽动余热，呈现高热、舌干、口渴、呼吸短促及刺痛等症，此为风在热下游离，如不明病情，仍以凉药治之，不啻吹风煽火，此时应以食物抑制风势，并熄其余火。

（3）外表症状与本质皆未回：造成这种情况的主要原因是病重药轻或治疗错误之故。如为病重药轻而未能见效者，可加大药量，如为误治而病情加重者，用相反方法治疗，换言之，即原用热药者改用凉药，原用凉药者改用热药。

（4）外表症状与本质俱回：病情及治疗均属正常，不致错误。

疾病寒热的辨别关键是区别五种疑似的假象。病源之假象错误，可以从症状上去诊察明确；症状之假象错误，可从治疗中去诊察明确；治疗中的假象错误可从喜恶去诊察明确；喜恶之假象错误，可从治疗效果去诊察明确；治疗效果的假象错误，可从小便去诊察明确，此即所谓"假象五结合"，是明辨疾病寒热的关键。

第十二章　热病总论

病因病机

1. 内因：胆的机能紊乱。

2. 外因：饮食不节，过食热性、酸性、咸味之品，以及肉类、酒、红块糖等食物；起居失常，休息后突然剧烈劳动，在强烈日光下睡觉、赛跑，强力负重，挖坚硬土地；外伤感染，坠马，或从悬崖峭壁跌堕，或被石子砸伤、棍棒打伤等所致外伤引起疾病。

症　状

一、概述

脉象浮数而紧，小便红黄、臭味浓、蒸气大，舌苔厚腻，头痛身热，口中酸苦，目黄赤，鼻干，全身刺痛而痛处不移，口干渴，痰色黄红并带有咸味，吐出物及泻出物为血或胆汁，汗多而臭味大，夜不安寐，白昼不能入睡。本病多在夜半、中午及食物消化后发作。

二、症候分类

如为风热，临证可表现为全身战栗，呵欠，失眠，身躯有蚁行感。胆热则口苦，目及小便黄。痰热则神志不清，消化不良；血热则小便红，目赤，痛处固定不移。黄水热则浮肿，皮肤发痒或发疱疹。

第十三章　未成熟热

病因病机

未成熟之热病，是因风及痰的机能失常所引起。

症　状

脉象细数而晃动，小便浑浊不清，舌红起芒刺，日暮发热，恶寒，喜向阳就火，关节疼痛，昏睡多梦，作遐想，常呵欠伸腰。

诊　断

热病之成熟过程可按胆、痰、风的比重之偏颇去推断。偏重于胆者，三日成熟；偏重于痰者，五日成熟；偏重于风者，七日成熟。

热病之成熟与否，可从恶寒的情况、头痛的轻重以及关节疼痛的程度去衡量。

热病之成熟，其发展一般有一定的程序和规律。但如发病急速，热邪直入要害，扩散伤热、骚热、瘟热、毒热等中于脏腑，常不及成熟而致脏腑腐败。

治　疗

1.内治法

（1）内服四味藏木香汤。本方有清热作用，并可平息风、痰。

（2）骨汤：服后感不适者为疠热，服后感适应者为风病，服后无任何反应者为血病。

（3）七珍汤：适用于混合热病。

（4）木藤蓼、诃子、毛诃子、余甘子煎汤温服。适用于血、胆较盛者，可使血胆与风、痰分离。

（5）大蒜（烧存性）、肉豆蔻、小豆蔻、草果、木藤蓼、"布协泽"、黄花杜鹃花、苍耳子研细末，用骨汤送服。本方适用于热病之长期难以成熟者。

2. 外治法

在胃部热敷，手足心酥油涂敷。

3. 饮食及起居护理

用菜制面糊，温时服食，饮凉开水。衣服宜温暖，居处选半有阳光半阴凉之地。凡剧烈劳动及食饮肉类、酒类均能助长与滋生胆热，对病不利。而居住于寒冷潮湿之处，以及食用乳酪、酪浆及生冷和不易消化的食物，均能发生风、痰，故皆须禁忌。

各种泻利方剂以及凉性之汤药、散剂和放血法、汗法，均能使热邪去而复回，亦在禁忌之列。

第十四章　增盛热

病因病机

热病增盛是热病已发展至成熟阶段，其本身有充足力量，并且是不伴有其他合并病的单纯性热病。由于其具有燃烧人体正精之威力，故谓增盛热病。

症　　状

一、概述

热病增盛的共同症状有呼吸短急，刺痛剧烈，口干，齿有黑垢及一般热病具有之各种症状。

二、症候分类

1.热增盛于心：舌干而中心焦黑，多昏睡，口渴引饮，不思饮食，乳房上部刺痛。

2.热增盛于命脉：频频嘘气，神志昏乱。

3.热增盛于肺：头晕气短，胸背刺痛，入夜剧咳不已，面部作肿，心跳剧烈。

4.热增盛于肝：目赤，痰黄，右胁肋部刺痛。

5.热增盛于脾：胸腹胀满，左胁刺痛，口唇发黑，呼吸气粗，手足发麻，膝部作肿，腰臀疼痛。

6.热增盛于肾：腰肾部刺痛，头昏神迷，耳聋不聪，下肢瘫痪，小便不利，尿赤而灼热、蒸气大。

7.热增盛于胃：呕吐，胃部作"郎脱"症般绞痛。

8.热增盛于胆：口苦，目及小便发黄，不思饮食，呕吐胆液。

治　疗

一、概述

1. 药物治疗

首先用獐牙菜、木藤蓼、余甘子、西伯利亚紫堇研末煎汁，待凉内服，使病血与正血分离，然后放血。在放血前，必须使血分离，否则正血随病血而出，损伤正精。

热势较轻者，宜以缓剂治之；热之甚者，须以峻剂治之。按病情选用八主散加冰片、十二味翼首散等。体壮之患者以长嘴诃子尖、大黄、波棱瓜子、藏黄连煎汁凉服，以泻清余热。

2. 外治法

本病的外治法以放血为主，若不宜放血者，可用发汗法。还可用深夜之星（凉）水全身喷洒，用水中之石和陈旧犁铁等在患部冷敷。

3. 饮食起居

本病宜吃大米、新鲜黄牛的乳酪及酪浆、凉开水、苦苣菜等。凡属咸味、肉类、酒类、热性菜类、牦牛和羊乳所制的乳酪，以及热性及脂肪过多之饮食，均应禁忌。起居方面，宜居住于阴凉通风之处。

二、分证治疗

1. 热增盛于心

余甘子、白檀香、西伯利亚紫堇、红花煎汁内服。然后在心脉"诺嘎"放血。

2. 热增盛于命脉

（1）内治法

除了服用上列汤药方外，可并服九味沉香散。

九味沉香散：沉香、白檀香、紫檀香、广酸枣、肉豆蔻、丁香、红花、川木香、木棉花丝研细末，以白糖为引内服。

（2）外治法

在"诺嘎"、百会及足心之小肠脉放血，并进行艾灸。

3. 热增盛于肺

（1）内治法

①无茎芥、白檀香、木通、獐牙菜、西伯利亚紫堇研粗粉，煎汁内服。

②甘草、石灰华、红花、草果、肉豆蔻、白葡萄、獐牙菜、五脉绿绒蒿研细末，内服。

（2）外治法

在肺脉六头放血。

4. 热增盛于肝

（1）内治法

①红花、獐牙菜、木通、西伯利亚紫堇煎汁内服。

②红花、石灰华、小豆蔻、波棱瓜子、獐牙菜、草果、木通研末内服。

（2）外治法

在"如通"放血。

5. 热增盛于脾

（1）内治法

波棱瓜子、白檀香、丁香煎汤内服。然后用小豆蔻、草果、丁香、红花、獐牙菜、木藤蓼、波棱瓜子加白糖研末内服。

（2）外治法

在脾脉笼头穴及无名指背脉放血。

6. 热增盛于肾

（1）内治法

①红花、红耳鼠兔粪膏、小豆蔻共研煎汁内服。

②圆柏叶、诃子、螃蟹壳、小豆蔻、冬葵子、獐牙菜、红花研末内服。

（2）外治法

腨端、大肠脉放血。

7. 热增盛于胃

（1）内治法

①苍耳子、余甘子、獐牙菜、藏木香研粗粉煎汤内服。

②红耳鼠兔粪膏、诃子、小豆蔻、止泻木子、红花、香附、熊胆加白糖共研细末内服。

（2）外治法

在"诺嘎"放血。

8. 热增盛于胆

（1）内治法

①獐牙菜、西伯利亚紫堇、波棱瓜子共研粗粉煎汁内服。

②波棱瓜子、獐牙菜、止泻木子、红花、西伯利亚紫堇、珊瑚刺皮、熊胆加白糖共研细末内服。

（2）外治法

在金戟、胆脉"霞仁"放血。

热病经过增盛阶段，犹如夏去冬来，形成热后生风之候，将转化为空虚热，此时可参照山滩际处理。

空虚热之一般症状为脉象虚而数,小便赤而不浑浊,泡沫较多,舌干而红,舌质粗糙,如以上脉舌尿三种症状同时出现者,可用食物调理法,三骨精(羊跗骨、肩胛骨柄、尾骨)、贲蒿、干姜、肉豆蔻研碎煎汁内服,本方对山滩际颇有良效。

第十五章　空虚热

病因病机

空虚热病，多继发于增盛热之后，余邪被风所煽，转而成为空虚热。

症　状

小便色赤、清而不浑浊、泡沫较大，脉象空虚而数，呼吸喘急，发高热，全身呈游走性疼痛，目红赤，舌红而干糙，口干渴，鼻翼翕动，烦躁不寐，有时惊悸及谵语，肌肤粟起，风穴有压痛。此为假象之风热病，如投以寒凉药物及放血疗法，将引起病情恶化而造成不良后果。

治　疗

1. 药物治疗

黄蒿、川木香、沉香、白芸香、肉豆蔻、石灰华、红花、大蒜（烧存性）、木藤蓼、悬钩子茎、广酸枣、藏木香研末，用薄酒送服。本方为治空虚热病之通用总方，可治一切空虚热。

加减法：心热盛者，药方加冰片或草乌绒。各脏腑之热病加该脏腑之对治药。

2. 饮食及起居护理

居处宜温暖，食物以新鲜羊肉及野牲肉类为宜。

3. 外治法

（1）艾灸第一、六、七椎。

（2）刺痛处用加热之石子、陈兽骨热敷。

第十六章　隐伏热

病因病机

隐伏热之病因为寒与风，其发生多由治疗不当所引起。例如热病在尚未成熟期过早地投以寒凉药物，或在山滩际时，食物疗法施之过早，致使热为寒风所遏制，热邪隐伏于痰风之下，因而热病症状难以显现。

症　　状

一、概述

本病可分外热盛与寒盛两类。

1. 热盛症状

脉象沉紧，小便色赤而难以转变，而多油脂，精神疲倦，睡时口舌干燥，口苦，食欲不振，头重，目赤，鼻衄，有时出汗，身重，夜不安寐，昼多昏睡，向阳就火时身体倦懈，上坡则疲乏无力，饮食及起居过凉过热均不适应。

2. 寒盛症状

脉沉而迟，小便色青而不转变，面颜灰白，身体强硬，食欲不振，精神萎靡，鼻流清涕。饮食起居均恶冷喜温。

二、症候分类

1. 热隐于心：指甲发白，失眠，白天喜在阴凉处，面及胸背部常现痱疹，酒后神志不清，神乱不安。

2. 热隐于胃：饮食寒热均不适应，特别是食物过热时，胃似被木橛刺入状疼痛，吃新鲜肉类亦感不舒，温和饮食则较合适。

3. 热隐于肾：本病初起时小便带血，继则尿脓，酒后及久坐久行后足部沉重，肾脉部位刺痛或疼痛。

治　疗

一、概述

1. 内治法

（1）石灰华、红花、丁香、荜拨、红耳鼠兔粪膏、獐牙菜、诃子、朱砂研细末，加白糖内服。

（2）大石灰华安宁散。

以上两方为治隐伏热之通用总方，具有揭除隐伏热上之掩蔽作用，并对肝血增盛及紫痰病亦有良效。

（3）四味石榴散：本方亦有揭去痰风之掩蔽作用。

当隐伏热上覆盖的掩蔽消除以后，继用下方清除隐热。

（4）诃子、毛诃子、余甘子、木通、五脉绿绒蒿、木藤蓼、獐牙菜、白草乌、大株红景天、西伯利亚紫堇煎汁凉服。本方为清除隐伏热病之总方，能清内部之热，并能使正血与病血分离。

2. 饮食及起居

本病宜居凉爽之处，饮食以温性与营养较好之食物为宜。

二、分证治疗

1. 内治法

白檀香、牛黄、红花研末内服。

上方为治疗各脏腑隐热之主药，热势盛者，心热加川木香、白芸香、沉香；肾热加红耳鼠兔粪膏、麝香、诃子；胃热加白草乌、大株红景天、红耳鼠兔粪膏、波棱瓜子，以白糖为引内服。热势不盛者，心热加肉蔻；胃热加五味石榴散；肾热加小豆蔻、丁香内服。

2. 外治法

本病应根据病情之偏寒偏热，分别在各该脏腑进行放血及艾灸：心热取穴"诺嘎"、胃热取穴"如通"，肾热在腨端放血等。

第十七章　陈　　热

病因病机

陈热为长期潜伏体内之热病，经年累月，迁延不愈，发病原因可分如下三种：

一、自然性陈热

由于紫痰及中毒症之长期滞留与正精混杂成病。

二、外因性陈热

饮食不节、起居失调及散在性和轻度的热邪逗留不去所引起。

三、药力不足性陈热

不能及时根治轻型之瘟疫、感冒、扩散伤热等遗患为病。

由于以上之各种因素，使病原与体内正精相混杂，因而形成陈热证。

总而言之，不夹有风的单纯性陈热，是因药力不足或病重药轻所致；夹风之陈热，是因热病尚未成熟和风邪较盛时治疗过早，或在风的山滩际阶段过早地进行食物疗法所致。

症　　状

一、概述

1.无风的单纯性陈热：脉细而紧，小便赤、蒸发时间久、不易消散，面呈油腻色，上颚干燥强硬，目赤流泪，似有沙粒感，肌肤色青发干，易结薄垢，上半身灼热，行动时心跳不安，四肢及下半身沉重麻木，口中发黏，口渴喜凉饮，欲就阴凉处，中午及初更疼痛较甚，遇微热即发病，多汗嗜睡，但胃纳则较其他热病为佳。

2.夹风之陈热：症状与前相同，尤以体力减弱，有时恶寒，有蚁行感及自汗和游走性刺痛，关节疼痛。

二、症候分类

1.陈热发展于肌肉：散在性发肿，肿处红而坚硬，挤压之则疼痛加剧且流脓水。

2.陈热散布于皮肤：灼热麻木而有蚁行感。

3.陈热窜入于脉道：脉管发黑，患部隆肿高突。

4.陈热渗入于骨骼：作零散性疼痛，齿色萎而不华，肌肤发青而干枯失荣，关节肿大，小腿拘挛。

治　疗

一、概述

诃子、毛诃子各五钱，余甘子一两，獐牙菜、木藤蓼各二钱五分用清水煎汁，待凉内服，一小时后使患者尽量饮加入牛奶之淡茶，穿厚暖衣服，促使发汗，这样反复进行数次，以便热随汗解。为时较久之陈热，以润僵汤效果为最优，如夹有风者，可参照空虚热治法。

二、分证治疗

1.陈热散布于皮肤肌肉

（1）内治法：内服二十五味冰片散。

（2）外治法：在"如通"及笼头穴放血，再用上法发汗多次，并用水喷激。此外，本病可用长嘴诃子尖、余甘子、大黄、"都尔吉"、白芸香煎汤内服，连泻几次，疗效较好。

2.陈热入于脉道

（1）内治法：红花、石灰华、丁香、白芸香、紫檀香、大株红景天、熊胆、五脉绿绒蒿、黄葵子、朱砂、藏黄连研细末，加白糖调服。

（2）外治法：在脉管发病部位放血。如效果不显著者，可用通利小便法。

3.陈热渗于骨

（1）陈旧畜骨与五味甘露汤共煮，进行蒸汽浴。

（2）在肾脉腨端放血。此外，并可用上法泻剂导泻。

第十八章 浊 热

病因病机

一、内因

体内之黄水混杂而浑浊成病。

二、外因

1. 热病未成熟阶段，过早应用寒凉之药物和饮食护理，引起了寒痰致胃火衰退，风势乃起，迫热入于脉道，血被风煽，故生黄水。

2. 在痰病山滩际阶段，治法过于偏寒，致使胃火衰退，转为寒水。

浊热为风、血、黄水混杂发病，其成因为治疗不当所致，使病邪与正精相混，从而形成了浑浊之热病。

症 状

一、概述

浊热可分为热盛与寒盛两种，分列于下：

1. 偏于热盛：小便赤如紫草茸汁，脉细数，沉取搏动快，面黄而肿胀，舌、龈及指甲灰滞不华，动则心悸气喘，体力衰弱，易出汗，口舌干燥，咳嗽频作，疲乏嗜睡，眼睑及足背浮肿，全身有蚁行感，胸胁部有轻度刺痛。当病势发展时，脏腑脓水聚积，尤以易汗、浮肿、鼻衄及全身肌肤粟起等为主症。

2. 偏于寒盛：脉空虚而细数，尿色金黄而浑浊，颜面、胸腹及胫部均浮肿，舌及齿龈灰白，自汗，喘急，胃脘胀满，纳谷不化。当病情发展严重时，可转化为热性水肿病。

二、症候分类

1. 浊热散布于皮肤：头发及汗毛脱落，全身皮肤发痒，发为黄水病和丹毒、疱疹等皮肤病。

2. 浊热发展于肌肉：全身散在疼痛，肿块结疖累累然，色红而扁薄，溃破后流黄水和脓血。

3. 浊热播散于脉道：血管曲张，高肿搏动，色黑而显露可循，四肢麻木。

4. 浊热渗入于骨：肌肉发青而干瘪，散在性疼痛，颜面浮肿，关节肿大，小腿拘急，牙齿、指甲色泽灰滞。

5. 浊热入于肺：气短息喘，喑哑不扬，胸背刺痛，眼睑、口唇和足背浮肿，咯吐脓血状痰液。

6. 浊热入于心：神志迷糊不清，或作癫狂，烦躁而欲近寒凉。

7. 浊热入于肝：眼及全身发黄，身躯沉重，饮食不思，舌现青纹，齿龈发白。

8. 浊热入于脾：左胁刺痛，唇肿，频作喷嚏。

9. 浊热入于肾：腰膂酸痛，下半身沉重。

10. 浊热坠于腑：饮食不思，呕吐，腹泻或便闭，少腹满痛。

治　疗

一、概述

1. 润僵汤（诃子、毛诃子、余甘子、木藤蓼、獐牙菜）有收敛扩散之黄水的作用，然后接服月光宝鹏散和十八味水银散。

2. 浊热偏于寒盛者，服四味石榴散加红花，或服大石灰华安宁散。

3. 偏于热盛者诃子、毛诃子、余甘子、大黄、"都尔吉"、白芸香、草决明、黄葵子，煎汁内服，泻热外出。

二、分证治疗

1. 浊热入于肌肉及皮肤

本病宜综合治疗。取"如通"、无名指背脉放血，用泻方导泻和发汗法及以水喷激疗法等，并用白檀香、白芸香、黄葵子共研细粉，以水调和，局部涂敷。

2. 浊热入于脉道

在外部之脉"如通"、腨端放血，内部之脉则用通利小便法。

3. 浊热渗入于骨

可参照陈热病之骨病治法，用蒸汽浴及泻下方剂治疗。

4. 浊热入于肺

（1）白檀香、牛黄、沉香、石灰华、红花、甘草、白葡萄、无茎芥、高山龙胆、花苜蓿研细末，加白糖调服。

（2）如脓多可用五味沙棘散，将毒向上引出，然后接服二十五味冰片散，待热势挫伏后，再用茜草、紫草、紫草茸、石灰华、红花、丁香、沿沟草、甘草、白糖、蜂蜜共研细末，以新鲜酥油调成软膏内服，以调理善后。

5.浊热入于心

（1）内治法：沉香、白檀香、肉豆蔻、石灰华、红花、丁香、广酸枣、余甘子研细末，以白糖为引内服。

（2）外治法：艾灸膻中、第六椎。

6.浊热入于肝

（1）内治法

①内服九味红耳鼠兔粪散。

②内服七味红花散。

（2）外治法：在"诺嘎""如通"放血。此外，并以红花或红耳鼠兔粪膏加"都尔吉"缓泻之。

7.浊热入于脾

先服七味红花散，继服四味石榴散加红花治之，然后取胃穴及十一椎艾灸。

8.浊热入于肾

内服十味诃子散，艾灸十四椎。

9.浊热降于腑

治以泻下法为主，并服大石灰华安宁散。

第十九章　扩散伤热

病因病机

一、内因

疾病经久不愈，机体正精衰退，以致热邪扩散。

二、外因

剧烈劳动、竞走、跳跃、竞技、举重、勉力负重、开强弓、挖硬土、自悬崖削壁坠落、从马上跌下、房屋倒塌压伤、雷电击伤，或被石块、棍棒打伤等外伤引起而发病。

由于以上之各种原因，使体内正精受损，骚乱了血而引起胆热，热邪扩散，故称扩散伤热。

症　状

一、概述

脉象细紧，小便色赤、臭味浓重，发病部位疼痛，面现油腻，呼吸喘急，不能劳动。

二、症候分类

本病由于扩散伤热所在脏腑部位之不同，故症状各异，但主要表现为发病部位刺痛。因此，在劳动时，因受有病脏腑的影响而无力坚持工作，特别是伤热扩散于命脉时疼痛更甚，嘘气不已，不自觉地以手擦牙。至于伤热扩散于肌肉、关节、骨髓、颅骨缝、肋骨、头部筋脉、躯干部、筋腱等处时之症状均与本书之创伤症相同，可参阅各章，此处从略。

治　疗

1. 内治法

（1）十八味冰片散（冰片、白檀香、紫檀香、牛黄、红花、五脉绿绒蒿、木通、熊胆、大株红景天、藏黄连、角茴香、茜草、紫草、紫草茸、诃子、毛诃子、余甘子、獐牙菜，共研细末，内服）治内外部之一切扩散伤热病，均有卓效，为治本病之总方，在此基础上，分别加入各脏腑所主之对症下药。

（2）肺骚普清散（翼首草、木通、诃子、毛诃子、余甘子、藏木香、川木香、石灰华、无茎芥、大株红景天、茜草、紫草、紫草茸研细末内服）对扩散伤热有良效，对咳吐青红色痰及感冒之后期亦有疗效。

2. 外治法

除了内服药以外，并在发病之脏腑所主脉穴放血，或扩散伤热增盛部位上放血。

3. 饮食及起居

按热病增盛处理。

第二十章　骚　　热

病因病机

骚热的内因是胆的失常，故称胆为热之根源。外因为时令气候、饮食、起居三者之异常，以致风、胆、痰受扰而紊乱，发为血热之病。

骚热之病因年龄、禀赋之不同，可分为如下三种征象：

壮年人由于起居饮食不当，骚扰了胆，热增盛于血分，是为增盛骚。

老年人由于起居饮食不当，骚扰了风和血，引起胆热而被风煽动，是为空虚骚。空虚骚有偏寒偏热的不同，故又可分为热偏盛与寒偏盛两种。

青少年由于起居饮食不当，血与胆之热为痰所压抑，称为柔骚。

症　　状

1.增盛骚：脉象洪大，紧数有力，小便色赤，恶寒时间短，气急而粗，刺痛，咳吐红黄色痰沫。

2.空虚骚：脉数而空虚，小便色红，多泡沫，蒸气腾涌，目赤舌干，肌肤灼热，口渴引饮，神昏谵语。

3.柔骚：咳吐浊痰，有轻度刺痛，脉及小便之热逐渐升高。

此外，其他之轻度骚热症，病势较轻。

治　　疗

一、概述

1.药物治疗

（1）增盛骚

本病为血分有热，是有疗之症，宜先以十二味翼首散内服，此后以八主散加甘露叶（黑草乌叶）连服数次。

（2）空虚骚

①热偏盛：七珍汤加沉香、肉豆蔻、广酸枣、白檀香、紫檀香、无茎芥、石灰华、红花研细末，内服。本方有镇痛止咳作用，若关节松弛，可在疼痛部位灸之。

②寒偏盛：宜常服四味藏木香汤，并服八味沉香散，在风穴艾灸。

（3）柔骚：八味石灰华散（石灰华、红花、无茎芥、甘肃蚤缀、翼首草、大株红景天、藏黄连、川木香，共研细末内服）为治柔骚之良药。

2. 饮食及起居：与增盛热同。

3. 外治法：本病如血分有热，根据具体病情，可进行放血疗法。

二、分证治疗

本病除了应用以上几种通治总方外，如夹有并发症、零散病，可按症状分别以下法治疗。

1. 失眠：热病后期引起昼夜不眠时，有热者用麝香与白酥油调和，涂擦皮肤，另用麝香与牛乳共煎，用蒜汁送服。失眠有风者，用肉类、酒、红块糖、蒜菜等治之，并以热性药、牛乳、红块糖作轻导泻剂灌肠。

2. 耳聋：灸第十四椎，继服三果汤及五根酥油丸，外用酥油滴耳，如效不佳，可少量吸出耳中之血。

3. 鼻衄：红花、熊胆、麻黄炭、西伯利亚紫堇、朱砂、豌豆花研末内服。并在头、躯干部用水喷激，在"如通"放血。

4. 口舌干燥：沙棘果膏、蜀葵花、水葫芦苗、白糖、蜂蜜制成丸剂，噙服。渴甚用蜀葵花、余甘子内服，并以芫荽子煎汤，加白糖代茶。

5. 咳嗽频繁：石灰华、甘肃蚤缀、川木香、白葡萄、甘草研细末加白糖内服。

6. 咯痰不利：沙棘果膏、川木香、荜拨、肉桂、余甘子研细末加蜂蜜内服。本方名为五味沙棘散。

7. 热证暗哑：服三味冰片散，并可用汗法，汗后用水喷激。在朘脉、胸脉、"如通"等放血无效，取百会、囟门等处艾灸。因寒者宜取命脉癫狂、百会、一椎等处艾灸，同时应加强食物营养。

第二十一章 瘟 病

病因病机

瘟病可分为尼泊尔病、痢疾、白喉、炭疽、天花等多种，发生原因有四时气候反常、秽浊之气熏蒸等。或因剧烈劳动，忿怒恐惧，愁苦恣欲，饮食不节或食不洁之物，引动胆火翻腾，外邪乘虚自汗孔入侵，从体表循痰、胆、风之径而深入内部。由于本病可辗转传染，故称瘟病。

预 防

瘟病之治疗，以预防传染为首要。

瘟病预防方：麝香、安息香、阿魏、水菖蒲、黑草乌、雄黄、牛黄、独头蒜、红花研细末，制丸如豌豆大，清晨空腹口服或鼻吸药气。

又方：麝香、安息香、阿魏、肉豆蔻、羌活、水菖蒲、硫黄、独头蒜各等份研细末，以食指蘸水沾药末分别在九窍及八大位 [①] 处涂擦。

症 状

一、概述

与热病总论相同。

二、症候分类

1.风瘟：头晕耳鸣，失眠，谵语，头及面颊刺痛，毛发悚起，身有蚁行感，无汗，肢战，多呵欠，腰腿疼痛，全身疼痛如被杖击，纳谷不化，二便不利。

---

① 八大位：系指百会、第一椎节下间、心脏、神阙、二小尖脉、二腋下等八处。

2. 胆瘟：身热喜凉，头痛鼻衄，神昏如醉，痰中带血，口苦而渴，口舌发出疱疹，目及皮肤、二便均作黄色，汗出而带有臭味，大便泄泻。

3. 痰瘟：神志不清如酒醉之状，或迷惘艰语，体温逐渐升高，身倦嗜睡，耳聋失聪，饮食不进，呕吐，痰及唾液较多，皮肤、指甲、舌及二便均呈灰白色，二便失禁或小便不利。

4. 混合瘟：为瘟疫之邪混合而入于精华之府所致。精华为痰、胆所处之位，如痰较盛时，瘟病未成熟之症状不明显，往往易误诊为不消化病和紫痰病；胆较盛时，可出现部分之瘟病未成熟症状，但因目及小便黄，又易误诊为胆病。由于本病之变化多端，故在临床可出现各种各样的混合症状。

治　疗

一、概述

1. 药物治疗：首先应按照未成熟热病处理。无时机成熟之热病，须以药物促其成熟，约五日后用大黄药散、十二味翼首散、胜瘟散三个总治方治疗。

2. 饮食及起居：与热病山滩际同。

二、分证治疗

1. 风瘟：本病不宜用放血法、泻下法及冰片等治疗。可以在总治方中加沉香、肉豆蔻，并按具体病情适当处理，同时艾灸风穴。如出现脉数气促，则病势危殆，治愈较难。

2. 胆瘟：总治方加诃子、毛诃子、余甘子、獐牙菜，如无效，用峻泻剂泻之，可服十四味羌活散；如鼻衄，可灸印堂穴；若纳谷不化频作空呕者，病势危殆。

3. 痰瘟：用总治方治疗后，以诃子、毛诃子、余甘子、獐牙菜、大株红景天煎汤温服发汗，神志昏迷，可灸第一椎；语言困难灸第六、第七椎。如下肢发凉若冰、神脉不显者，治疗乏术。

4. 混合瘟：由于混合瘟病症状复杂，病变万状，极易误诊，因此必须细致审慎诊察，不容忽略，可参照热证紫痰病处理。对于病势严重及无时机成熟之瘟热病，可用十三味峻泻方：黑草乌、麝香、安息香、野牛肉、瑞香狼毒、水菖蒲、大黄、大戟、"都尔吉"、石灰华、红花、牛黄、诃子研细末，以水制丸如鼠兔粪大内服。本方对各种热病、疠病有效，尤其对尼泊尔瘟及一切瘟疫有特效，能使病邪自泻出物中排出体外。

本病的饮食起居之宜忌等项，可参照热病总论灵活运用。必须指出，本病特别忌食甜性、酸味及荤腥肉类等食物。

第二十二章　痘疮（天花）

病因病机

痘疮的发病原因与瘟病的总病因同。其发病机理是热邪入于黄水，从骨、髓、骨松质等深处发生。因其疱疹颗粒之出现如豆状，故称痘疮。

症　　状

一、概述

痘疮有黑白两类。其共同的症状为初期恶寒身倦，关节疼痛，疲乏无力，口苦纳差，尤其是头痛剧烈，心肺有跳动感，头目昏眩，肌肤厚而发红色，全身有蚁行感，吐胆汁状液，骨及髓疼痛欲裂，特别是腰胯部疼痛更甚；迫至痘疮将出时，喷嚏频作，及至痘疮出现后，才能较为安宁。本病初期如出现惊恐、痛苦等症状者预后不良。

二、症候分类

1. 黑痘可分为以下三种类型

（1）牛颈痘：痘疮不能向外畅发，而向内陷，全身作肿。本病由风、胆、痰混合为患而产生的黑黄水所致。

（2）羊虱蝇痘：痘疹密布全身，如虱蝇附着于身，痘呈紫色。

（3）管状铜钉痘：痘疮顶端塌陷，形如管状铜钉。

羊虱蝇痘和管状铜钉痘均由血与胆所转化，头痛甚剧，身热，脉象及尿皆显热证。

2. 白痘亦可分为三种类型

（1）盔头圆痘：痘疮丛生，大而且多。

（2）灰鹿角痘：痘色白而密。

（3）麻疹硬痘：痘多如麻，表皮坚硬。

上列三种白痘均为痰、风转化而发，病状与感冒相似，热象较轻，如饮食护理适宜，则可不药自愈。

痘疮除以上两类六种外，尚有一种混合型痘，称为"年巴知知合"，痘色特黑，初起痘疹易出，虽经治疗终不见效，证见脉象细数，坚硬而实，无弛紧现象，本病多半不救，必须精心治疗。

痘疮如出现身体发肿，虽经药物治疗而痘疮不能外出者，七日死；如仅有颗粒状红疹，而不能形成痘疮者，五日死；痘色发黑而形扁，不能灌浆，九日死；灰鹿角痘如食物过量或控制过严，亦能造成死亡。

饮食及起居护理：本病之饮食，以面糊及稀粥为宜；居处宜温暖，但应避免阳光直射，不可吹风受凉，以免痘疹内陷，对于足以引病情恶化之饮食起居须避免。

治　疗

1. 药物治疗

（1）痘疹初起，治宜内服七味木藤蓼汤（木藤蓼、诃子、毛诃子、余甘子、獐牙菜、西伯利亚紫堇、大株红景天研粗粉煎汁，温服数次）促其发汗，使毛孔开放，以便痘疹迅速外出。出汗后用羊毛及豌豆粉等摩擦皮肤，并以酒煮羊粪作蒸汽浴。

（2）精药散（牛黄、石灰华、红花、白草乌、安息香、麝香、红耳鼠兔粪膏、草乌绒、白檀香、沉香、白丁香木、水银、木藤蓼、獐牙菜、悬钩子茎加发病脏腑之归经对症治疗，共研细末内服）有除疠清热之功，风偏盛者以酒送服，但如痘疹正在外露时则不宜用酒。

（3）痘色发黑，热象炽盛时可用下方：

方药：瑞香狼毒花、玄参、"赛嘎尔"、茜草节、朱砂、硼砂、山羊血、蛙背石、钙质结核、矛头石、寒水石、麝香、安息香、水银、草乌绒加杏花研细末，开水送服，能使痘疹迅速外出。

（4）痘疹出现于合谷下虎口处，必将延及两眼与喉部，可用棉签蘸油于虎口烧灼之，本法有特效。如为胆热偏盛之黑痘，应用药物泻之。

（5）黑痘病势严重，为了使痘毒外达，可用下方："都尔吉"、大戟、藏黄连、巴豆等，再加麝香、安息香、白芸香、草乌绒。

又方：大戟黄牛尿膏五钱，藏黄连二钱五分，亚大黄二钱五分，瑞香狼毒一钱三分，镰形棘豆、水菖蒲、麻花芫花、白草乌、牛黄、红花、黑草乌各八分，安息香、麝香各少许，长嘴诃子尖三钱二分，野牛肉一钱六分研细末，用水为丸，如鼠兔粪大，服七丸、九丸或十一丸泻之，无论黑痘病势如何严重，服后必能使之向外透出。

上列两方，均为峻泻之剂，选用一方即可。

（6）痘疮并发鼻衄、子宫出血，禁止使用矿物药，孕妇禁止使用水银，五岁以下儿童患者禁止使用珍宝药（五金等）。十五岁以上之患者服上列方药，有起死回生之效。

（7）痘疹出而复回，毒邪内陷，其症状表现为痘疹不但形如红铜钉，而且中部塌陷，顶部柔软，身发高热，虽有痘疹而不灌浆，宜服下方：

取草乌绒如青稞大者一枚，以白糖配服。

按水银、硫黄、雄黄、麝香、安息香、草乌绒各等份研细末，用温开水送服。

上列两方任选一种，可使内陷之痘疹全部外出。

（8）痘发于喉，喉部阻塞灼痛，上颚及喉部发出痘疹，致使食物不能下咽，治宜五鹏散。

五鹏散方：草乌绒一份、金色诃子三份、川木香两份、水菖蒲半份、麝香半份研极细末，用"茶绒"根煎汤送服，并另以竹管吹入喉部。

（9）痘毒内陷，女子易致子宫出血，男子可能鼻衄。其症状在女子为腰腹疼痛，在男子为头及上半身痛，但无论男女，均有肝胆闪动而刺痛，宜服下方：

红花、金色诃子、熊胆、朱砂、豌豆花、短穗兔耳草研细末，用三红汤送服。本方必须与精药散交替轮流服用。

（10）痘疹发于喉：水菖蒲、川木香、白硇砂研极细末，吹入喉中。

（11）痘疹发于目：珊瑚刺皮膏用人乳调和点眼。

（12）痘毒入于心：疯狂，并轻度惊悸。治宜总药方加冰片、肉豆蔻内服。

（13）痘毒入于肺：咳嗽不已，咯吐脓痰，胸脉刺痛。治宜精药散加无茎芥、甘草。

（14）痘毒入于肝：目赤，肝区刺痛。治宜前方加熊胆、红耳鼠兔粪膏、红花。

（15）痘毒入于肠：呕吐及下泻胆汁。治宜前方加茜草、叉分蓼、止泻木子。如大便泻血，另以黄连汤连服几次。

（16）痘毒入于膀胱：用白硇砂、川木香、冬葵子、麝香煎汤内服。

2. 饮食及护理

本病应忌食盐类，使痘疮隐没后不留瘢痕。

3. 善后调理之法

与热病总论同。

4. 痘疹应与掺花相鉴别

鉴别痘疹与掺花法：白犀角为主，分量加倍，按珍珠、草乌绒、短穗兔耳草、麝香、安息香各等份研细末内服。本方能使掺花干结，但痘疹则不然，并能显露痘疹之本质，若出现于手足掌心者为痘疹之本相。

第二十三章　麻　疹

病因病机

麻疹之病因与瘟热病同。

症　状

一、概述

头、下肢及腰部关节疼痛，恶寒战栗，全身有蚁行感，肌肉闪动，咳嗽喷嚏频作，如感冒之状，初更体温上升，睡多迷梦，脉及小便无一定之规律，肌肤发红，但欠润泽，发出红色疹粒，眼睛发红，疹粒约经一昼夜后即大部隐退。

二、症候分类

1. 白麻疹：兼有痰病，疹粒略呈白色，全身症状轻，能进饮食。

2. 黑麻疹：血与胆合并而发，发高热，疹色红黑，不易干燥痊愈。

3. 花麻疹：风与黄水合并而发，疹粒有各种色泽，脉及小便亦无一定规律。

治　疗

1. 药物治疗：麻疹初期，应多喝开水，服四味藏木香汤。血胆偏盛者，先服三果安息汤，后按病情选用十二味翼首散或水银方，并按热病总治法进行治疗。

2. 饮食及护理：本病切忌房事，注意饮食宜忌，如不加注意，将并发白喉、痢疾、目翳等病。如出现以上并发症者，可参照各病治法处理。

第二十四章　感　冒

病因病机

一、内因

感冒之内因与瘟热相同。

二、外因

人体之左右两侧鼻孔之"江玛"脉与"弱玛"脉，形如喇叭向下展开，由于起居失常和饮食不洁、污秽不洁之物冲击二脉后，遂发感冒。

症　状

一、概述

咳嗽，打喷嚏，咽喉灼痛，鼻塞不利，多清涕。感冒如由风、胆、痰或三者混合发病者，可出现各病的特有之具体症状。

二、症候分类

1.喉感冒：咽部、上颚及鼻腔灼热疼痛，继而流清涕，鼻塞不通，最后则频打喷嚏。

2.肺感冒：病初咽喉灼痛，发声嘶哑，咳嗽频繁，头及胸背疼痛，咳吐脓痰，如日久不愈，则成肺痼疾。

3.疫感冒：头痛，上身不适，关节及腿肌疼痛，腰腿疼痛如被捶打，恶寒，日暮发热，口苦纳差，睡多迷梦。本病如剧烈劳动及不禁房事，疾病加甚，称为感冒失精症，多半不治而死。

4.鼻感冒：鼻腔灼痛酸痒，清涕淋漓。

治　疗

一、概述

感冒通治方：木藤蓼、诃子、毛诃子、余甘子、獐牙菜、藏木香、藏黄连研碎，煎汁内服。本方能发汗解表，具有促使热病成熟和扑灭之作用。

此外，九味青鹏散为通治瘟病、骚热、疠热及一切热病之重要方剂，特别是肺感冒邪入于喉之有效甘露。

感冒夹有血胆者，治宜十二味翼首散；夹风者宜用诀要清凉散。如病势轻者，不宜应用重剂大方。

二、分证治疗

1.喉感冒：内服六味丁香散。如病渗于鼻腔，用萝卜汁加热蒸熏，并以鼻感冒之鼻药治之。

2.肺感冒：治宜肺热普清散及肺骚普清散、十五味龙胆散。

3.疫感冒：以瘟热病总治方治疗。

4.鼻感冒

（1）外治法

①粮食炒热，频频熏鼻。

②白芸香、安息香、毛蓝布、"纳苟"、鹿胎、诃子、沉香、荜茇子、黑白青稞煨烟熏鼻，能止清涕。

（2）内治法：按病情选用二十五味冰片散等方。

（3）饮食及起居：按热病总论处理。

第二十五章　疬病总论

（附：脑刺痛）

疬热之主要征象是病势剧烈，能突然骚扰机体的正精，临床表现错综复杂，热证而显示寒象，寒证显示热象，寒热交错，脉象及尿象均错乱难辨。因此，仅按一般的望、问、切之方法，很难得到确切之诊断。由于其由秽污之气致病，且相互传染散布，故与一般之瘟热病相似而极易混淆，医者虽有治疗其他疾病之经验，但就本病而言，如果不能掌握和运用特别对症的有效药物去治疗，纵然施尽内外各种疗法，除了助长病势以外，难获疗效。

病因病机

一、内因
风、胆、痰失常。

二、外因
空间有一种称为"知知合"或"巴巴达"的毒虫，能疾飞而到处窜行，自空气经鼻腔及汗腺钻入人体之中。

人体内原有一种"无足血虫"，形圆而色如红铜，虫体微渺，共有七种，肉眼无法看见，能在一刹那间蹿遍全身，与入侵之毒虫里应外合，构成一切疬病，同时亦是麻风的致病因素。人们如果生活不当，例如饮食、起居、时令、环境之各种因素，激起毒虫蠢动，侵蚀人体正精致发疬病。

一切乳制之白色食物及糖类，皆足以滋长毒虫之生命力，对人体反而有害；凡有毒药物则有克制毒虫之作用。

疬病类别

本病由于发病部位之有所不同，故疬病的名称、种类亦因之而异，如发于头部者为脑刺痛，发于喉部者为白喉，发于上体者为急刺痛，发于胃者为疠"郎脱"症，发于小肠者为痢疾，发于皮肤者为丹毒，发于关节者为肉核瘤，发于鱼肌者为转筋，发于肌肉者为炭疽，发于脊髓者为角弓反张，发于肌肉、骨和脉道形成麻木或溃烂者为疠痈，发于胆者为"知知合"、风瘟或黄目大病或三黑绕症，发于命脉及脏腑者为内炭疽、疠肿块、"欠卜"、凹凸疽、疖腮、"安木如"症等。

总之，这些数不完名称之各种疠病，对人类的威胁至深且巨，由于病情发展迅速，能很快地夺走人的生命，医护人员为了防御疾病传播，必须做好防疫工作，随身携带防护药品，积极做好疾病防治。关于饮食宜忌的注意事项，可按瘟热病章所载办法处理。

症　状

疠病发生几天前，患者即开始有性情急躁、恼怒甚至哭号等前驱症状，有时或作吐泻。在疠病发生部位出现该处的相应症状，或作刺痛。

饮食及起居护理：饮食应注意禁忌白色食物（乳制品）、红色食物（肉类荤菜）及甜、酸之品，生活起居宜在幽静环境予以充分休息。

附：脑刺痛

疠病发于头部名为"亚玛"脑刺痛。其性质与疠热总的症状类似，但实际之症状表现为颞颥及颈后刺痛，动脉闪搏可见，两眼发赤，体温增高，上半身有轻度刺痛，咳嗽较甚。

治　疗

1. 内治法

（1）天灵盖（陈）、龙骨、马尿泡、黑蒿、安息香煎汁连服数剂，并服十二味翼首散、万益散。

（2）莨菪甘露丸（于春秋二季采马尿泡或山莨菪，熬成糊状，然后加杀虫药信筒子、马蔺子、紫铆、黑蒿炭等，共研细，制成丸剂如小白豆大，每服数粒）有麻醉作用，专治内外肿疮，无论是否疠病，或是疠病类之脑刺痛、白喉、炭疽病，也不论疠病之发病部位，用该病的主治汤药送服本丸，治之皆效。

（3）大戟、亚大黄、藏黄连、水菖蒲、瑞香狼毒、镰形棘豆、麝香、安息香、牛黄研细末，用温开水送服，治一切疬病均效。

服上药未能获效者，可在颞颥动脉及囟门艾灸，并在额脉进行少量放血。如以上法仍无效时，再用峻泻剂泻之。

2.外治法：斑蝥、滑石、白硇砂、硼砂、朱砂各八分，大戟、草药三热四分，六良二分研细末，调酒涂敷患处与头部，再以柔软薄皮子绑缚，外用布帛包扎固定，令患者仰卧半日，如有二便泄泻，头部发出水泡、流脓等现象者，是药已奏效。

3.饮食起居护理：饮食起居之宜忌与疬热病同，最后可服十三味红花诀要散。

第二十六章　白　　喉

白喉之病因，已在疫病总论叙述，此处不再重复。

症　　状

舌苔厚腻，舌及两颊内侧、唇内，以及上颚后部等处发出疹粒、白膜，阻塞咽喉，语言不利，饮食难进，尤其是雄白喉，状如星体，雌白喉向上突起，如覆碗状，子白喉如酒布之乳酪，疠白喉则如双刃剑背，或如龟背和怒视之目。此类症状明显，不难辨识清楚。

治　　疗

1. 内外治法：本病可先予安息香、黑蒿煎汤内服，继以适量之十二味翼首散加丁香为主药，用"荼绒"汤送服，并可酌加五鹏散（炭疽章）及七味沉香散（"安如"章），均有良效。

泻下法以十四味羌活散为主。如食管肿胀而咽喉阻塞，用硼砂（制）研粉口含，将唾液徐徐咽下，较为有效。如疠阻严重难以取效者，可服少量红粉。

疫病上逆，侵入上部碉堡脑中，鼻流黄液，神昏谵语，可用鼻排法，使黄水自鼻中流出，并在百会、后囟、印堂艾灸。如疫病侵袭下部碉堡心脏时，神志癫狂，舌苔发黑，治宜三味冰片散，并于小尖脉、喉结、天突、第六、第七椎及膻中等处艾灸。

2. 饮食及护理：忌食辛辣、酸性、甜味，以及白色乳制品和红色肉类，凡性热而富营养之食物均在禁忌之列。只宜用面粉、蔬菜合制的面糊、炒小麦粥，或冲调少量的糌粑以开水内服。总之，食宜清淡。

第二十七章　急刺痛

急刺痛或上部刺痛，亦称肺热病。

症　　状

1.本病的主要症状与骚热症中之骚热增盛相同外，脉象短促，如旗被风鼓动状。血刺痛的主症为右胁刺痛，疠刺痛为左胁刺痛，风刺痛则痛无定处。

（1）病发于心：目赤，乳房部及胁下刺痛，谵语。

（2）病发于肺：咳嗽，鼻衄，锁骨下及胸部刺痛。

（3）病降于肝：右胁、肝区疼痛，腰部肌肉沉重。

（4）病降于脾：喷嚏频作，左胁刺痛，皮肤发出小疹。

（5）病降于肾：腰肾部疼痛，俯仰艰难。

（6）病降于胆：口苦身黄，两额发际出汗。若为风骚，则口舌干燥，神志不安，恶寒身战，呵欠与呃逆并作。

2.本病的预后：如病发心、肝、肺三部者不治，发于脾、肾者危，病降于肺母及胆府则易治。

治　　疗

1.内外治法：木藤蓼、茜草、诃子煎汤内服。

本方有促使急刺痛之成熟、聚敛及分离的作用，药后接服十二味翼首散。

急刺痛之偏于血盛者，治宜血骚普清散；胆偏盛者，治宜十三味白草乌散；风偏盛者，治宜五鹏散。病在肾者，宜以十味诃子散等斟酌选用。如病重则宜十四味羌活散泻之。血刺痛剧烈者，亦可取"如通"放血，并参照增盛热及瘟热治之。

2.饮食及护理：饮食以麦粉粥，黄牛及山羊的乳酪、酪浆为宜，忌食盐、酒及热性、脂肪过多之食物。

第二十八章　疠"郎脱"症

病因病机

一、内因

如疠热总论。

二、外因

1. 食物不化。

2. 出汗后为寒气所中。

症　　状

胃部疼痛剧烈，上腹如刀割似绞痛，听觉减退，脉弱无力。

治　　疗

1. 药物治疗

（1）黑冰片、红耳鼠兔粪膏、黑蒿、马蔺子煎汁内服。

（2）内服五鹏散、十味木香散。

（3）如服上药无效时，可用十三味峻泻散泻之。

2. 饮食及起居护理：与疠热总论同。

第二十九章　肠刺痛（痢疾）

病因病机

痢疾之病因与瘟热相类似，由于各种致病因素导致肝热下降，引起疠与黄水、胆热混乱，致使小肠刺痛而大便泄泻，故称为肠刺痛（痢疾）。

症　　状

本病之主要症状如疠病总论所载，具体说来，可分为脏泄与腑泄两种。

1. 脏泄：疼痛甚剧，便出物量较少，有奇臭，色红如血或如烟汁。

2. 腑泄：便出物为红黄色，或如"刹扣"，或泄黏液，臭味不甚，脉象及小便之热象不著，病重时泄利次数增多，疼痛亦剧，病轻时则较为缓和。

治　　疗

1. 药物治疗

本病由于病程较短，故不必多服催之成熟的汤药及开水，尤其不需要以泻下法促使成熟。

内服方药宜用五鹏散加七味胆散、十二味翼首散、九味红耳鼠兔粪散等，然后可选用十四味羌活散、十三味峻泻散等泻之。如确诊为痢疾者，禁忌热食，宜进冷食，否则易于引起肠溃疡。

2. 饮食及护理

胆盛之壮年人禁食四天，痰盛之儿童禁食三天，风盛之老人禁食两天。在禁食期间，除给予凉开水外，禁食其他饮食，胃弱者以久沸之凉开水为宜。禁食期满，可吃青稞稀粥或少量之糌粑稀粥。

此外，兔脑对本病亦有疗效。如兼有风和其他并发症者，可根据病情进行对症治疗。

第三十章　火焰症（丹毒）

病因病机

一、内因

与疠热总论同。

二、外因

疠瘟之邪降于皮肤，黄水与热为风所煽。

症　状

全身恶寒，有蚁行感，口苦而干，红色疹粒丛生，传播迅速，皮肤发痒。

治　疗

1. 内治法：服五鹏散及十八味水银散。

2. 外治法

（1）白硇砂、白芥子、水菖蒲研末，入乳酪或酪浆中浸泡，涂敷患部，并在日光下曝晒。

（2）在附近血管放血。

如用上法无效者，按炭疽处理。

3. 饮食及护理：与疠热总论同。

第三十一章　肉核病

病因病机

一、内因

同疠热总论。

二、外因

剧烈劳动等。

由于以上的内外因素致风血机能紊乱，入于关节等处而发病，一般多发生于颈项、眼角、鼠蹊沟、腋下等处，依患部作肿之颜色、大小、软硬、寒热、疼痛程度、成熟之难易、肿势之增减变化等表现可分为八种。患处肿如瘿瘤，像经冻的蔓菁状。

本病患部固定不移，易于辨识，但有时与股骨头肿块相似，应予注意。

治　　疗

1. 内治法

五鹏散加水银、安息香、镰形棘豆、文官木研细末内服。

2. 外治法

牛羊脑、青盐、镰形棘豆、草乌绒调成糊状于局部涂敷。如仍无效，在敷药部位加艾灸，再以喜马拉雅多子芹、鸽子粪与酒糟调和外敷，促使化脓。

本病如日久不愈病势加剧时，改用油治法及温敷法。如再不效，可在患处附近放血。如疼痛不甚，可用手术切除，然后艾灸。

3. 本病之饮食及起居，可按疠病总论所述处理。

第三十二章　霍乱转筋

疠病入于四肢，发为转筋。其病因如前所述。

症　　状

霍乱转筋的主要症状同疠热总论，脉细，小便作菜油色，头痛恶寒，关节疼痛，上吐下泻，面色失华，谵语不已，如癫狂，语言低沉，脉弱不显，小腿腓肠肌转筋。

治　　疗

1. 内治法

（1）连服黑蒿安息香汤数剂。

（2）黑草乌、诃子、水菖蒲、羌活、黑蒿、公鸡冠血、蛇脂、猪鼻、安息香、石花、马附蝉、赤麻鸭胆或鱼肌肉、麝香研细末，内服及用水调敷患部。

此外，可内服及外涂各种治疗疠病之方药，但疗效不及上列方剂有效。

2. 灸法

病在下肢者，艾灸大趾第二节有丛毛处；病在上肢者，艾灸无名指尖端；病势严重者，灸上下肢四穴；病轻者只灸患侧一穴即可。此外，同时灸鱼缝、鱼尾及第六椎等处。呕吐不止灸百会、天突、膻中，同时用肉豆蔻、小豆蔻、荜拨、干姜、白硇砂研细末，以秃鹫肉煎汤送服。泄泻灸脐下一寸处，同时内服四味止泻木汤加五味子、锁阳、珠芽蓼子以止泻。如药后泻仍不止者，以十三味峻泻方疏利之，然后给予白酥油、稀粥等热性食物。此外，可在手足心及脊椎等处用药物涂擦按摩，将转筋之腿肌和臂胳以细褐包扎。

3. 关于本病饮食起居及善后调理

均与疠热总论同。

第三十三章　炭　疽

炭疽的病原与疠热病同。

症　状

一、概述

病肿处触之无感觉，或痛不可忍，发高热或作奇冷，第一椎两侧跳动，脊椎及腋下出现红点。

二、症候分类

1. 土炭疽：患部肿块坚硬，肿处及疹粒顶部均呈黑色。

2. 火炭疽：患部红而灼热，如被火烧灼样疼痛，扩散极为迅速。

3. 水炭疽：柔软而发凉，有水泡，流黄水。

4. 风炭疽：患部灰白，质松软而不坚实，时肿时消。

5. 白炭疽：疼痛不甚，脉及小便、体征均呈寒象。

6. 黑炭疽：疼痛剧烈，脉及小便体征均呈热象。

7. 花炭疽：兼有上列各种炭疽之症状，作阵发性疼痛。

8. 猛炭疽：病来猛烈，发展迅速，肿势亦很快扩大。

9. 极猛炭疽：向体内急速流窜，辗转播散。

10. "延卜"炭疽：肿块凹凸不平、高低不一、能流窜。

11. "玉木"炭疽：肿块坚硬不移，疼痛不甚，或软而平塌，有移动性。

治　疗

1. 饮食及起居护理

凡乳制之白色食物和红色之肉类，以及酸性甜味及腐败变质食物均须禁忌，宜用面粉与菜合成的稀粥、炒小麦粥、开水中加入少量糌粑等食品。禁绝房事，避免涉水和暴怒。

风炭疽须避免风吹或以口吹气，火炭疽不得用灸法及火烤日晒，水炭疽不得用水和唾液喷激法，土炭疽不可用压迫法。如不知禁忌，必将助长病势，应多加注意。

2. 内治法

五鹏散加安息香、镰形棘豆、水银、硫黄为主，热证加冰片、牛黄；寒证加肉桂研细末，内服。除此以外，并服八味草乌散及月光宝鹏散。

3. 外治法

（1）外敷方：草乌绒、硫黄、镰形棘豆、麝香、安息香、山莨菪、红耳鼠兔粪膏、水菖蒲研细末以水调敷患部。本方对炭疽敷之有效。

（2）艾灸法：本病除火炭疽外，对各种炭疽均可应用灸法和灼烫法。

如用上法无效时，可以十三味峻泻方等泻之。如患处发肿或溃疡者，在患处周围用胶水拌和豆粉围圈，并服珊瑚刺皮汤，可以控制肿块不致蔓延扩大，无论作肿与否，均可在边缘四周进行艾灸，病在手上者灸"阿锁"穴，病在足部者灸红眼穴，病在体之内部者灸百会及膻中穴。

第三十四章　疖　　痈

病因病机

疖瘟之邪入于骨、肉和脉道之中，发为疖痈。

一、内因

与疖热总论同。

二、外因

剧烈劳动，以致败血与黄水、盗证等为风拧结，和体内固有的无足血虫相结合，渗着于肌肉、骨节、血脉之中。

症　　状

疖痈可分为外疖痈与内疖痈两类。外部疖痈又可分为骨疖痈、肉疖痈和脉疖痈三种。

一、外疖痈

脉细而震战，患部肿起，按之坚硬。肉疖痈状如冰冻之蔓菁；骨疖痈骨色改变，失却原来的色泽，或如骨上被钉铁钉之状；脉疖痈血管作肿，如发怒之黑蛇。

疖痈之诊断法：不论有疮无疮，在可疑部位用安息香、雄黄、雌黄、硫黄、朱砂各等份研细末，用水调和涂敷，如果不是疖痈，药糊不粘其上，如果是疖痈，药糊黏附不落，若出现腐肉，即可确诊疖痈。

二、内疖痈

内疖痈状如痞瘤，触之坚硬，或不显明而隐于深部。食欲减退，欲食而不能食，迨疖痈成熟后，病在上部则呕吐脓液，病在下部则泻下脓液。

治　疗

一、概述

各种疬痫通用方为五鹏散加水银、党参、瓦苇、黑蒿炭研细末内服。本方具有防护体元，抗衡疬痫之作用。

二、分证治疗

1.外疬痫

本病之治法，一般以温浴及艾灸为最佳，祛腐以银灰为有效。

（1）温浴药物

人骨、鱼、羌活、瑞香狼毒、寒水石为温浴基本方。肉疬痫加五味甘露方；骨疬痫加荜拨、黄精、麻渣饼及各种骨头；脉疬痫加朱砂、硼砂，各种凉性之草药共煎汤趁温沐浴。

如上法温浴后，疬痫未能消散，用下法促使成熟。

（2）促使成熟方药

干姜、荜拨、胡椒、贡蒿、花椒、冬葵子、青盐、水菖蒲、黑草乌研细末，加酒槽、动物脑拌和，敷患部，包扎数日。如已溃破，用药钉拔毒，方如下。

（3）药钉方

①白硇砂、熊胆、干姜、荜拨、胡椒、天南星、"古迫"、大戟、短尾铁线莲苗、石灰、瑞香狼毒、高原毛茛、碱花、生蜂蜜。

②瑞香狼毒、黑草乌、摩苓草、狐粪、望月砂（烧存性）、银灰、熊胆、白芸香。

以上两方，各研极细末，任用一方，制成药钉，插入疡疮底部引流，拔毒外出，可连用数月。

（4）敷药方

①短尾铁线莲皮、草玉梅子、大戟、黑草乌研细末以生蜂蜜调和，敷疮口上。本方适用于肉疬痫。

②水银、红铜灰、东榄如实、白硇砂、天南星、黑草乌研细末以猪油调和外敷。本方适用手骨疬痫。

③白硇砂、"古迫"、雄黄、黑草乌研细末以蜂蜜调和外敷。本方适用于脉疬痫。

以上药钉及敷药，均可同时兼用。如疬痫好转，再用下方生肌收口。

（5）生肌收口方

"古迫"、雌黄、姜黄、雄黄、熊胆、贡蒿、白檀香、松香、白糖研细末。本方能使肉芽迅速生长。

2.内疬痫

必须于发病初期治疗，不可坐待发展成熟。首先要禁忌有碍疾病之饮食，并略予禁食。

（1）白草乌、信筒子、止泻木子、油松、胡椒研末煎汁内服。药后续进痛病通用总方。

（2）如药后无效，可用五鹏散加斑蝥、白硇砂、朱砂、螃蟹壳、硼砂、白芸香、草决明、黄葵子内服泻之，或以猛烈霹雳露散泻之。

（3）饮食及起居护理

与疠热总论所述相同。如病较轻，可根据脉象、小便情况，酌进新鲜肉类。

第三十五章　角弓反张（破伤风）

症　　状

病瘟入于骨髓，发为角弓反张，其症状和体征，除与疬热总论所述相同外，并有心烦不乐，体力迅速丧失，尿血或小便呈菜油色，脊椎呈角弓反张、人力无法使之复原之征，大多于六七天后面带苦笑而死。

治　　疗

1. 内治法

（1）黑蒿、麝香、安息香、黑冰片、紫草茸、茜草、镰形棘豆研碎煎汁内服。药后接服下方。

（2）五鹏散加黑蒿、渡鸦肉、羌活研细末连服数次，药后可能出现轻度药物中毒现象。

加减法：热偏盛者，上方加白草乌、黄连、波棱瓜子、香附、藏黄连、獐牙菜；夹有风者，加大蒜炭、"塞嘎尔"、麻花艽花、黑冰片；寒偏盛者，加黑冰片、天冬、黄精、迷果芹、喜马拉雅紫茉莉根、刺蒺藜、肉豆蔻。

此外，亦可根据病情之寒热，以相应之方药送服上方。

2. 外治法

艾灸第六、七椎及后囟。风偏盛者，取上列穴位用火烧器^①烧，或以十三味峻泻剂泻之。

3. 饮食起居及善后调理

与疬热总论同。

---

① 火烧器：用金属制成铜钱状物，中有小孔，置于皮肤上面，小孔对准穴位，另用一金属棒，在火中烧热，于穴位上灼烫，需迅速移去，不使烧伤。

第三十六章　疠瘟胆窜入脉症（疫黄）

病因病机

疠瘟胆窜入脉症，又称黄目大病、三黑绕症。其本质为疠热降于胆的传染性疾病。

胆热善流窜，窜于外则入汗腺，入内则降于肝胆等脏腑，且不安于位而流窜于各个脉道。上逆则入于头脑，侵夺痰的部位；向下则入于肾脏、脊髓，挤夺水的部位；入于心肺，挤夺风的部位；入于胃及大小肠，侵夺胆的部位；走窜肌肉、皮肤，夺去体力与色泽，最后风夺胆位，由胆的本位窜入命脉，此时生机微渺。

症　　状

一、概述

脉象空虚而数，中部抖动，尿色金黄而浑浊，在体内即起转变，恶寒，头及关节疼痛，昏晕不清，体力疲乏。继而病势发展，小便状如菜油，巩膜、颞颥及全身皮肤发黄，身热少眠，口苦纳差。总之，凡增盛热之一切症状，全部呈现。

二、症候分类

1.胆热上逆于头时，脑部刺痛，鼻衄。

2.胆入于肺则上半身刺痛，吐痰黄色。

3.胆入于肾则腰肾部疼痛，小便不利。

4.胆热入于胃则口苦，呕吐胆汁。

5.胆热入于小肠则剧烈腹痛，大量泄泻。

本病应在病情尚未发展至成熟阶段时及时治疗，如因循延误，而出现脉象细数、神志不安、机体极度衰退、体温下降、皮肤作金黄色时表明已失却治疗时机，挽救乏术。

治　疗

一、概述

本病的治疗，首先必须控制其流窜脉道之关隘，可用下方：

将熊胆及各种动物胆、麝香、"古迫"、白草乌、红耳鼠兔粪膏、姜黄研细末，用温开水送服，或同时并服四味藏木香汤、木藤蓼汤。艾灸后囟、囟门、第六椎、第十三椎、内踝动脉等穴，此后再服二十三味猛冰散。

二十三味猛冰散方：冰片、黑冰片、麝香、金腰子、沉香、石灰华、红花、丁香、白草乌、龙骨、陈天灵盖、翼首草、藏黄连、西伯利亚紫堇、刺绿绒蒿、黑草乌、安息香、草乌绒、獐牙菜、石榴子、小豆蔻、胡椒、诃子研细末，以四倍之白糖为引内服。本方主治三黑绕等疠热与风相交之症，凡由此而发之耳聋、昏睡及身体上下之疾病，均有效果，药引可按病情用雪水或酒等配服。如药后无效时，可用下方泻之。

泻药方：黑草乌、石灰华、红花、麝香、牛黄、野牛肉、安息香、水菖蒲、"都尔吉"、瑞香狼毒、亚大黄、大戟研细末内服。如热盛者，用十二味翼首散，或八主散加五味"德哇"散。此外，本病应禁食白色（乳制品）及甜味等食品。

本病治疗之药物，除二十三味猛冰散外，在疠病尚未平息前，不得用冰片。

二、分证治疗

1. 胆热入于头

（1）三头汤加金腰子、刺绿绒蒿、草乌绒、"哦嘎"研细末内服。

（2）熊胆、白草乌、钙质结核、波棱瓜子、马尿泡、石花、麝香、安息香研细末内服。

以上方剂，主治因血、胆所致的头病、脑病及一切"亚玛"性之头病，并艾灸囟门、虫洞、后囟等穴位。

2. 胆热降于胃

黑冰片、"塞嘎尔"炭、藏黄连炭、"德哇"炭、秦皮炭研细末内服。本方对一切瘟热病，特别是混合瘟、风瘟"知知合"等降于胃症，均有卓效。

3. 胆热降于小肠

草乌绒、朱砂、止泻木子、霹雳骨（雷毙死者之骨）、"古迫"、麝香、白草乌、熊胆、扁叶珊瑚盘研细末，用开水送服。本方为治疠瘟降于小肠之特效药。若仍无效时，可用泻法治之。

本病之善后调理，与疠热总论同。

第三十七章　内脏炭疽

病因病机

疠瘟降于脏腑。

症　状

1. 降于命脉：失语，口张不合，自汗，躯体反张，后颈强直，如吐血便血者，七日死。

2. 降于肝：目赤，呻吟不已，横膈膜部如刀割样疼痛，鼻腔流血而体力极度衰弱者，三日死。

3. 降于肾："郎脱"症般绞痛，全身遍布斑疹，呃逆不已，尿涩不利而出血，足痛，下肢屈伸困难，痛处固定不移者，三日死。

4. 降于腑：脐下闪闪般刺痛，关节强直，语言謇涩，小便不通，大便泄泻，泻血而死。

以上诸症，疠瘟无论降于何处，多有喉部出现阻塞不利之症。

治　疗

一、概述

1. 马尿泡根及子（烧灰存性）、麝香、水银、硫黄、天南星、白硇砂、黑草乌、莨菪子、水菖蒲、草乌绒、安息香、羌活、信筒子、紫铆、白蒜、阿魏、花椒、马蔺子研末为丸内服，本方主治一切疠病。

2. 马尿泡（烧存性）、黑蒿研末煎汁，加麝香少许，待温后多次频服。

二、分证治疗

1. 降于命脉

（1）内治法：黑蒿煎汁，加入麝香一钱、水菖蒲如豌豆大一粒，频服。

（2）外治法：甘松、水菖蒲、麝香（少许）研细末，加白酥油，在疼痛处涂擦。

2. 降于肝

内服汤剂总治方，外治如上法，同时用碎砖块、"赛乃亥"、麻渣饼研细末，用童便拌和热敷。

3. 降于肾

汤剂总方加野姜、荜拨研细末，以酥油为丸内服。外治用柏叶、甘松涂擦。

4. 降于腑

除用总治方及外治热敷、涂擦法以外，并将黑蒿烧炭存性，制成药丸，用总治方汤剂送服。

以上诸症，如有小便不利者，取旱獭洞口向东的土炒热，温敷少腹部。

第三十八章　疠病肿块

病因病机与症状

本病之发病原因与疠瘟总论同。

人体内部有三种凶险脉，即风脉、在脉、血脉。风脉亦称金管脉，自命脉开始与精府相连而循环不息；在脉色白，通过精府与外阴相连接，故在性交时能产生快感；血脉"麻如泽叩"，自精府与胆脉相衔接。

由于不洁等原因，引起血脉中存在的"麻如泽叩"虫之蠢动不安，窜入肾脏和在脉，"麻如泽叩"所到之处，在脉则形成肿块，在肾则肾脉刺痛，如被钉了木橛，小便不利，睾丸肿痛，或流黄水，或流血液。由于本病之症状错综复杂，所以常被误为肾热证，有投以寒凉药物及放血疗法者，或有认为是风病而投以热性药物者，均能造成不良后果，遂致不救。

治　疗

1. 内服方

安息香、水菖蒲、麝香煎汁内服。如不效，可用霹雳露散泻之。

2. 起居饮食及善后调理

与疠热总论同。

第三十九章　"欠卜"症

病因及症状

疠病"欠卜"症，亦称脉鬟、血鬟、股骨头肿，一般多于颈项喉部之浅层等处发生状如鸡蛋的肿块，经一月后转化为疖痈。如遇外因刺激则剧烈疼痛，严重者可危及生命。

治　　疗

1. 以五以鹏散加安息香外敷。

2. 亚大黄、大戟、黑草乌用黄牛乳熬成糊状，温敷患部。

用上法治疗后，如患处出现凹凸状者，是病邪已随药物外达，即能愈复。若上法无效，则以十三味峻泻方泻之。

3. 本病之饮食起居及善后调理按疠热总论处理。

第四十章 疠凹凸痈

病因及症状

疠病凹凸痈之本质与疠热总论相似。其主要症状为全身各处发生形状不一的肿疡，无一定发病部位，疼痛甚剧，有时恶寒，脉及小便均现热象。

治 疗

1. 外敷药

黑草乌、橐吾、摩苓草、镰形棘豆、羌活、迷果芹、寒水石、红耳鼠兔粪膏、赤芍、草乌绒、山羊脑、沙棘果汁、麝香、禹粮土研细末，以水调敷患部，并以炭疽章中之外涂药涂敷。

2. 内服药

五鹏散加水银、硫黄、安息香、白芸香、草决明、黄葵子、石灰华、红花、丁香、肉豆蔻、小豆蔻、草果研细末，以开水送服。

如用上法不效者，可用泻剂泻之。

3. 饮食起居及善后调理可参照疠热总论处理。

第四十一章　疠病痄腮

症　状

疠病痄腮以腮部作肿、外耳道闪痛为主症。脉紧，尿红赤，寒战，高热，如医者不明，就会导致睾丸肿胀等其他病变，故必须加以注意，及时治疗。

治　疗

1. 外敷方

亚大黄、红耳鼠兔粪膏、麻花艽花、藏黄连、镰形棘豆研细末，以水调和外敷。

2. 内服方

十二味翼首散加冰片内服。如不见效，用五鹏散加亚大黄、"都尔吉"、大戟、瑞香狼毒、镰形棘豆等泻剂泻之。

3. 饮食及起居护理

与疠热总论同。

第四十二章　疠病"安如"症

病因病机

疠病"安如",亦称风瘟,其本质及内外致病因素均与疠热总论相似,是疠与胆热乘风之势而遍走于全身之病。

症　　状

一、概述

本病之症状类似感冒,表现为恶寒,关节作痒,酸困无力,喉中灼痛而阻碍不畅,痰鸣,剑突部不适,脉象沉紧,或空而缓,尿红赤,或淡青而有泡沫,舌灰白、边缘红赤、中部起刺。

二、症候分类

1. 转为风病者:多呵欠,髋腰部疼痛,神志不清,颜面灰白而作肿。
2. 转为胆病者:口渴引饮,头痛出汗,大便泄泻。
3. 转为痰病者:肢体沉重,胃中黏液增盛而胃脘发胀。
4. 转为血病者:目赤,咽喉阻塞不利,胸胁胀满。
5. 转为黄水病者:关节肿胀,遇寒遇热皆感疼痛。
6. 转为混合病者:上列症状全部呈现。

治　　疗

一、外科治疗

"安如"病初起,病在喉部,宜用吸角吸之。中期病势亢盛,宜于上部穴位以吸角吸之。后期兼有并发病,应根据病变所在部位,以吸角随症吸之,收敛病邪,如患处发现很多水泡而流黄水者,是为好转之征。

二、内科治疗

本病无须以汤药促其成熟，可适用下方：

七味沉香散：沉香、黑草乌、石灰华、肉豆蔻、丁香、黑蒿、小豆蔻研细末，按病情之寒热属性，分别用酒、骨精汤或开水送服，本方为治疗"安如"之对症方药。

三、分证治疗

"安如"之属于风病者，前方加野牛心；属于胆病者加獐牙菜；属于痰病者加胡椒；属于血病者加余甘子；属于黄水者加文官木；属于混合病者，可将以上诸药全数加入。如呈现风象时，宜艾灸关节部穴位。

四、饮食及护理

本病之饮食以麦糊加新鲜酥油为宜。如偏于风盛者，宜食羊骨粥，不宜凉性及粗糙性食物。

本病禁用冰片，亦不宜施用泻下及放血疗法。患者必须心情舒畅，避免忧愁烦恼。

第四十三章　疹病杂症

疹病盗症

在藏医学书籍中，无直接叙述本病之记载。盗症之发病，有与新发热病相结合而成者，亦有单独出现者。

症　　状

脉紧，小便红赤，口渴，有时咳嗽痰鸣，其症状与新发热病相似，特别是精神状态呈坐卧不安而性情粗暴。在病情严重时，神昏谵语，面色灰白，恶寒战栗，头发根部灼痛。及至疾病成熟阶段，全身之汗孔发出芥子大红色疹子，脉象急数，此时如以凉药治疗，不能收效。

治　　疗

五味青鹏散加牛黄、安息香、镰形棘豆、白草乌研细末，用温开水送服。如夹有风病者，可单服五味青鹏散。

青蓝疹虫病

本病可发生于机体任何部位，其特征为患处昼夜干痛，肌肤初时作赭色，以后逐渐变黑，或恶寒，或不恶寒，经半月后，患部有微肿，继则流黑褐色黄水，臭味特甚。本病之脉象及尿象并不一致，可表现为各种状态，发病亦无定处，但发于下肢者多见。

治　疗

1.内服方

（1）五味青鹏丸（即五味青鹏散制丸）。

（2）七英散〔诃子、草乌绒、镰形棘豆、紫草茸、茜草、安息香、麝香（少许）研细末内服〕。

以上两方，服后必会出现轻度药物中毒反应，但不可停止，连服数次后，为了防护内部，在本病尚未完全治愈前，每日服五味青鹏丸二三丸，肃清余邪。如不效，可用下方泻之。

（3）大戟、亚大黄、瑞香狼毒、羌活、鞑箭菊、麝香、野牛肉、水银、硫黄、水菖蒲、诃子、阿魏、黑草乌、白硇砂、手掌参、大株红景天、獐牙菜、木藤蓼研细末，用凉开水送服，药后多饮开水催泻。此后服四味水银散。

（4）按病情服用四味水银散（水银、硫黄、诃子、黑草乌研细末）十天后，再次服上方泻剂，并多饮开水催泻，然后重复服用四味水银散。

2.外治药

取冬季之大戟根和夏季之叶研细，在患部涂擦，能止痛祛腐，使肉芽生长。

“尧茂”症

“尧茂”症有扩散、流水、风吹三种类型，其主要症状大致与一般瘟病相似。扩散症多是全身肿胀，并发出小丘疹；流水症则流黄水，肿胀而疼痛不甚；风吹症则四肢发肿。

治　疗

1.总的治疗

草乌叶、麝香、阿魏研细末用开水送服。

2.分证治疗

（1）扩散症外治方：姜黄、珊瑚刺皮、亚大黄、大叶龙胆、硫黄、牛角（烧焦）、屋梁吊挂烟灰（烧焦）、酒糟用童便调和，涂敷患部。

（2）流水症及风吹症：内服总治方。另将红耳鼠兔粪膏、屋梁吊挂烟灰、麻雀脑汁、盐土皮以面汤调敷。

3. 饮食及起居

按疠热总论处理。

疠病头肿症

疠病头肿症之病因与疠热总论所载相同。

症　状

本病多发生于腮、颊、印堂及眼角等处。当开始时，局部作痒，如以手搔之，即发出肿块，若肿胀漫延至咽喉部，多半不救，病势严重者，一日内死亡，余则多在三四天或五天内死去。本病与"尧茂"症大体上属于一类，必须及早治疗。

治　疗

1. 先予四味藏木香汤，连服多次，促其发汗，然后投以适量之五味青鹏散。

本病如来势急骤，时间紧迫，急以猛鹏散治之。

2. 外治方以花椒、碱花、镰形棘豆、亚大黄、屋梁吊挂烟灰、牛角（后二味均烧焦用）研细末，用牛羊乳调和，涂敷患处。本方对"尧茂"症类疾病均有效。

3. 饮食及起居，可参照疠热总论处理。

第四十四章 头部疾病

官窍疾病,包括有头病、眼病、耳病、鼻病、口病及瘿瘤等六种。

病因病机

头部疾病的发生,其内外致病因素如饮酒过多,哭泣过甚,或为烟煤所熏,或昼夜不眠,或受狂风吹袭,或被失常的寒暑之气所中等,均能引起头部诸窍的病变。

症 状

1. 头病属于风者:面颊刺痛,头额、眉心、牙齿等处呈阵发性疼痛,或耳鸣,如将头部用布缠缚,或以油治法和热熨法治之,疼痛可稍缓解。

2. 头病属于胆者:其症与瘟病相似。头目及全身皆感灼热作痛,口苦恶心,欲吐胆液,如得寒凉则略安。

3. 头病属于血者:小尖脉脉管鼓胀,头部沉重,面颊肌肉跳动,每于饮酒、剧烈劳动,以及向阳近火等接触热性之物时,均能使病加剧。

4. 头病属于痰、风并发者:头昏眩晕,疼痛而沉重难持,饮食无味,耳鸣失聪,神志不清,甚至昏晕扑倒。

5. 头病属于痰、胆并发者:当向阳近火时,头痛而重。饮酒和剧烈劳动,以及日光曝晒与炎热等,均能使病加甚。

6. 头病属于风、胆并发者:额部、两眼及面颊等处疼痛,面部之动脉激烈搏动,每当遇寒遇热,上午及饥饿时,头痛易于发作。在凉爽之环境和夜间则较安适。

7. 此外,尚有头部之脱发症与白发症,一望即知,无须讲述。

治　疗

1. 属于风者：治法与风病章中相同，可参考该章治法处理。

2. 属于胆者：治宜三头汤加"哦嘎"内服。继则治以十三味红花诀要散。

3. 属于血者：治宜三果汤，并取额脉放血及清水喷激法，当能收效。

4. 属于痰、风并发者：治宜八味沉香散及十七味沉香散，同时灸百会、囟门、后囟。

5. 属于痰、胆并发者：用凉水喷激囟门，同时取囟门放血。以后再用碱花水在囟门揉抚，待干燥后再用融化之酥油涂擦，并内服八味石榴散。

6. 属于风、胆并发者：内服四味藏木香汤加胆病药，外用油治法及温敷法，即可收效。

7. 脱发症方：猪的犬牙（煅灰）、杏仁研细，用酥油调敷，可使脱发重生。

8. 白发症方：绵羊角（烧灰存性）与白芥子研细涂擦。

第四十五章　"亚玛"头虫病

病因病机

"亚玛"头虫病与头病总论相同，但本病因不洁引起，故其实质上是有疠病的存在。

"亚玛"虫侵入脑膜后，在初成虫形时，全身呈白色，是为白头虫。白头虫进入脑内后，是为花头虫，身呈淡绿，头部红色。迨"亚玛"虫长为成虫以后，吮吸脑膜，成为黑头虫。

症　　状

烦躁不安，神疲乏力，涕红色鼻，头颅骨缝间作肿，不定时作阵发性头痛，疼痛处之脉管跳动。饮食起居无影响，但遇大声喊叫或当剧烈劳动时，即发作疼痛。

白头虫症之疼痛，如电波似的突然闪动作痛；花头虫症之疼痛呈剧烈之阵发性刺痛；黑头虫症则疼痛持续而如箭刺之状。

如以疼痛之部位区分，则痛于耳后而感强硬者为白脉病；偏头痛者为白"亚玛"症；头痛而鼻红者为花"亚玛"症；整个头部刺痛者是黑"亚玛"症。

治　　疗

1. 药物及外治法

（1）首先内服汤药（安息香、龙骨、赫定蒿、草乌绒、獐牙菜）。

（2）药后继以下方（天仙子、安息香、阿魏、紫胶、鹿脂研细末）燃烟熏鼻。

（3）信筒子、黑蒿（烧灰存性）、红花、安息香研极细末吹入鼻腔。

（4）黑蒿、羌活、黑草乌（以上三味为主药，量加倍）、大蒜、山莨菪、天南星、鹿角、猪油、金腰子、白石英（须有虫孔者）、天仙子、阿魏、信筒子、水菖蒲、紫铆研细末，加水拌和，热证用凉敷，寒证用温敷，风盛加酥油调敷。

（5）内服药以万益散为有效。如有风、胆、痰偏盛者，可进行对症治疗，并在患部附近之经穴艾灸。如血胆较盛者,可在增盛之脉管放血。若无效,可用下列外治法：

珍宝巅排膏：大戟、"都尔吉"、斑蝥、白硇砂、肉桂、荜拨、长嘴诃子尖、川木香、高原毛茛、短尾铁线莲、草玉梅子研细末,虫甚者酌加驱虫药,黄水多者另加黄水药,以酒调和,入锅略煮,使之成糊状,将患部头发剃去,乘药热时涂敷,如黄牛皮厚,然后用湿皮包裹,在眉间扎缚固定,于日光下曝晒,待干燥后外面加涂一层酒糟,患部即发出水泡溃烂,一两天后,把外涂药物去掉,用光梗丝石竹根煎汤洗涤干净,溃疡面以融酥油涂敷。本方除了主治头病、脉病、白脉病及"亚玛"病外,对于陷蚀癣及各种皮肤疾病均有较好疗效。

2. 饮食及起居护理

本病忌食甜性及酸性食物；起居以寒热适度为宜。

第四十六章　眼　病

眼为肝之花，肝脉金刚器官之上端的能明轮，状如胡麻花，大若小豆，中有眼水，其容积能置一个小云雀蛋。外部则为脂肪质之白轮，正中为瞳神，外被蜂翼状薄膜，晶莹如镜，外界的一切色相莫不呈显于上。眼球外面是骨宫，内为脂肪宫，中部为水宫及瞳神皇后宫，共为四宫。

病因病机

眼部之疾患，一般皆由血胆所引起。根据临床见证，可分为寒证与热证两类。

热证：由于服食足以促使血胆亢盛之品，以及腐败肉类、葱、蒜、酸酒等食物。

寒证：服食足以助长痰风增盛之饮食，以及足以助长痰风之不当起居等。

症　状

眼缘症位于上下眼睑内侧睫毛之间，发生细砂之颗粒。朦胧症发生于水宫。沙眼、云翳、外障发病于眼边、眼球、眼云（巩膜）等处。中障、内障则发生于瞳神之内中外三部。

沙眼症多泪，如不及时治疗，易致发展为"当巴"等眼病。

1. 眼缘症

（1）夹风者多泪，有被尘沙填满之感，闭合困难，时时欲眨眼，由眼边流出泪水、黏液、脓血。

（2）夹胆者目赤而灼痛，糜烂化脓，微小疹子遍布，发肿作痒，流黄水和脓液。

（3）夹血者剧烈目痛，满布细小之红疹。

（4）夹痰者眼内满布细小之白疹，疼痛不甚，眼液胶黏而作痒。

（5）风、胆、痰混合为病者，瞳神散大呆滞，睫毛倒卷，目肿而灼痛流泪。

（6）夹虫者奇痒难忍，频频欲揉。

（7）幼儿恶声眼病的发生与先天有关。一般在长牙时期发病，红肿灼痛而眼液黏稠。

由于小儿经常以手揉擦眼鼻等部，故痊愈较难。

2. 沙眼

（1）干沙眼系由痰风互结成病，眼睛干涩灼痛，遇风吹则感不适。

（2）湿沙眼因血胆而发，目赤而灼痛，羞明畏光，多泪。

（3）"当巴"眼病：夹风者阵发性疼痛，眼内感有沙粒充塞，并有被风吹袭之感，眼红且肿，伴有头晕耳鸣；夹胆者红肿灼痛，糜烂成脓，眼球密布钉子形之星状障翳，眼前如见火花散发，视物皆作黄色；夹血者剧痛难忍，羞明畏光，双目红赤，视物皆呈红色；夹痰者眼球呆滞，目肿发痒。

此外，"当巴"眼病多兼有牙齿、颊、颧、头等处疼痛及视物模糊不清等症。

3. 云翳：白睛与黑睛均可发生云翳。因于风者翳薄而呈绿色，因于胆者睛现黄色斑，因于血者翳作红色，因于痰者翳色灰白而云翳较厚。

云翳症目痛较剧，眼内有粗糙之感，多泪，如瞳神出现铜钉状之翳障，治疗颇为棘手。

4. 朦胧症：本病发病于水宫，可分为四个阶段：

（1）第一阶段：双目视物时而鲜明，时而昏朦。

（2）第二阶段：不能远视微小之物，近而逼视，尚能看清，但每致错视色彩及物体形状，辨不清上下、左右与远近。当此阶段，朦胧症已开始形成，此时必须积极治疗。风盛者，眼前烟雾弥漫，如乱发散垂，蜂蝇飞舞，闪烁目前，看一切物件皆有摇晃之感；胆盛者眼前似电光闪烁，亦如视孔雀之翎羽；血盛者眼前一片红色；痰盛者眼前如有一团黑暗遮蔽。

（3）第三阶段：朦胧发展至第三阶段，由于翳障自下而上逐渐发展扩大，视野缩小，故能上视而不能下视，眼前似蒙着一层布，随着病变，呈现出绿（风）、黄（胆）、白（痰）、红（血）等各种不同之颜色。

（4）第四阶段：本病经过以上三个阶段，视觉逐渐消失，至此则发展为青盲症，瞳神皇后宫被翳障掩盖，终至完全失明。

5. 眼障症：眼障分为夜盲、外障、内障和中障四种。

（1）夜盲症：当夜幕展开、黑夜降临之时，视力即被蔽障，是为夜盲症。

（2）外障症：本病分为五种。

①肉余：障翳呈灰白色，疼痛不甚，肉余增长缓慢，久则终于遮蔽眼球。

②肉疔：疔形如羊粪，色红而外突，至病情发展后，转变为黑色，大而且厚。

③脉网：脉络分布厚而密，遍布眼中。

④青朦胧：状如鸡蛋内膜，蒙被眼球。

⑤遗翳：有厚薄两种，厚翳如炒熟的青稞，膨胀裂开，薄翳如在眼球上撒铺了一层盐粒，两症皆无法治疗。

（3）内障症：内障有两种。一为眼水骚乱症，系水宫与瞳神宫之病变所致，眼水和瞳神混杂不清，如墨水之状；二为瞳神光度衰退症，瞳神之光度不明，呈黑黝黝之色。

（4）中障症：风障色红如骄阳，胆障色黄如枭目，痰障色白如月亮，混合障之色如虹霓。

概括言之，外障的发生，皆由外因所引起，黑眼珠被青翳所掩；内障由于眼水受扰和眼脉光度衰退之故，外形无任何变化，但见不到任何色相；中障是风、胆、痰分别为患或混合成病，遂生翳障，瞳神皇后宫被青或白翳掩蔽，翳障的发生，由上或下逐渐伸展，但也有突然形成者。

（5）肉疗症：眼被肉疗蒙蔽，灼痛而视物不明；灰朦胧翳厚而色白；青朦胧翳薄而色呈青灰；上障似悬崖剥离，迅然下阴；下障则宛如水面冰晶，缓缓形成。

治　疗

一、概述

1. 内治法

红花、姜黄、木贼草、黄蒿、钙质结核、胆矾、红矛头石、诃子、铁屑（如能加用铁蛇更佳）研细末，用铁器煎诃子汁送服。本方主治眼障、肉疗、云翳和干、湿沙眼等一切眼病，卓有良效。

黄蒿、木贼草、麝香研末用秃鹫油或猪油调和，经常涂擦足心及足跟，对上列之眼病，亦有较好疗效。

2. 外治法

属于风者宜油治法，属于胆者宜泻下法，属于痰者宜引吐法，属于血者宜放血法。

3. 饮食及起居

禁食酸辣食物及陈旧腐败之肉类，其他如葱蒜、荨麻、白藜和陈旧之豌豆叶、菜籽油、红块糖等均不相宜。

4. 生活方面

须避免烟熏风吹，奔走雪地，切忌房事，不宜剧烈劳动以及大声喊叫。

二、分证治疗

眼科疾病，凡属风、胆、痰及混合病、血病、疗病等，不论入于何处部位及发为何种疾患，必致显现风、胆、痰等病变之征象，应以总治方为基础，然后用下列方药进行适当加减。

1. 属于风者，总治方中加日轮护养散。

2. 属于胆者，加十三味白草乌散。

3. 属于混合病者，按紫痰病治疗。

4. 属于血者，总治方加三果汤及血骚普清散。

5. 属于疗者，加十二味翼首散，并按病症之属性在总治药中加入相应药物。

以上各种眼病，如血证较甚时，可在头部之脉道增盛处及"如通"穴行放血疗法。

此外，四味藏木香汤治一切眼病。其他亦可内服七味能明膏、九味能明膏、十五味能明膏、三果酥油丸及十五味木贼散。凡由风、胆、痰为患之眼病，可参考各病篇之治法处理。

眼药方：制川黄连（久煎取汁）、炉甘石（煅研极细末）两药备用。

红矛头石、熊胆、麝香、西红花、姜黄、冰片、贝齿、珍珠、珊瑚刺皮、胆矾研碎，入锅熬，使浓缩干燥后研极细粉，和入黄连汁及炉甘石，用针眼点入眼内。经验证明，本方为明目之最佳外用眼药，亦可与以上所载之内服药配合应用，对眼障、朦胧等一切眼科疾病有良效。

6. 眼病由虫所引起者，先用针尖将疹粒挑破，然后用黑巩、白硇砂、诃子、毛诃子、余甘子所研细末以蜂蜜调和外敷。

7. 恶声眼病，先以刚挤的母乳冲洗[①]，然后用山矾叶、"奴水巴"、黄连、姜黄、珊瑚刺皮、红铜粉共研极细末以人乳调和外敷。

8. 眼缘症：眼睑边缘流黄水及胀血者，先以诃子、碱花、蜂蜜加水洗眼，然后用冰片、熊胆、珊瑚刺皮膏研细调和敷眼。

9. 干沙眼：血余、酥油共烧炭存性研细，然后再加新鲜酥油、铜镜上的铜绿调和外敷。

10. 湿沙眼：先在额脉、眼脉和鼻尖放血，并用珊瑚刺皮膏与山羊乳调和敷眼。

11. 云翳：云翳初期，热象较盛时，用硼砂（煅）、麝香、冰片、金色诃子、熊胆研极细末点眼。如病期较久，寒象较著者，用海螺、雄贝齿、硼砂、石决明、诃子、明矾、胆矾，略煅研成细粉点入眼内。两方均有卓效。

12. 朦胧症：麝香、熊胆、紫草茸、碱花、冰片、珊瑚刺皮膏研极细末，调和点眼。同时内服上述汤药，可使朦胧逐渐复明。早晨起床后可先以碱花水洗眼，继则用水洗净，对本病亦有裨益。

13. 夜盲症：白胡椒与乳酪调和敷擦，同时用新鲜山羊肝频频拭眼，多吃山羊肝。

14. 肉疗症：初起时按血、胆所致之眼病治疗，病久用针尖挑破，以拇指揉摩。

15. 在肉余症、脉网症及肉疗症增盛阶段，首先以十味舵手散泻下，并适当地选取金戟、银戟、眼脉放血。继服十五味木贼草散，再用山矾叶煎汁熏蒸眼部，然后用手术刀切去息肉，以清水喷激，最后用蜂蜜酥油调和涂敷。

16. 外障：先用西红花、姜黄浸汁点眼，历三昼夜，然后用铁钩将外障薄膜钩起，以手术刀切除，外敷药膏，洁布包扎一昼夜即可。

17. 中障：本病主要采用外科治疗，具体操作法按《诀要续》等书籍所载之眼病篇处理。

瞳神能明散：熊胆、茜草、紫草茸、硼砂（煅）、碱花、西红花、金色诃子、麝香研细末，

---

① 另有一种解释是用藏木香配方引吐和泻下。

用丝绸包裹，放入铝制器皿中浸泡七天，取汁澄清点眼，本方专治一切盲症，可代替手术治疗。

本病除了以上之手术及外治法以外，亦可用下方治疗。

十岁左右的洁净童发一两、锌一两、胆矾二钱、硼砂三钱、白硇砂五钱、肉豆蔻五钱。

制法及用法：上药砸碎混合，放入锅内，炼制如升汞法，待青黑烟尽，锅底成一片白色，取盖上之升华物研极细粉末，用针孔每日点瞳神三次，临睡时用温开水冲洗。

18. 内障：内障虽为难治之症，但经验证明，如用以上之升药，亦有良效。

治疗内障，首先应用利尿及泻下法兼而治之，然后按病情选用内治法和外治法。

19. "当巴"及其他眼部疾病，可按总治法进行治疗。

20. 眼睑腐烂及多泪等眼病：将红枣去核装入黑矾，在火中烧焦，浸泡水中，取汁洗眼有效。

21. 由于雪光刺激而引起之眼病，或是被烟所熏而流泪之眼，均可用本人之小便浸泡川木香或诃子液点眼，有较好疗效。

22. 麦芒刺入眼中，可用舌尖舔出。如无效，则用牛马等尾部之毛套出，并用凉性药点眼。如仍不能出时，用青稞煮汁点眼，麦芒即出。

结　　语

眼科疾病种类虽然繁多，但任何眼病的发生，皆由机体内部病变所引起。因此，一切眼部疾病，应以内服药物为主，尤其是朦胧、眼障、水骚乱等一切瞳神宫之疾患，以及属于心或肾的病变所导致之眼病，应以沉香、肉豆蔻、当归、黄精、天冬、蒺藜等药为主进行治疗，同时须禁忌对该病有影响之饮食和起居。

黑睛的各种眼病，大部系由肝、胆两脏病变所引起，为此应以红花、铁屑、珊瑚刺皮、诃子、毛诃子、余甘子等胆病药物治之，同时须禁食易于引发血、胆增盛之饮食。

白睛的一切眼病，系由肝脾病变所引起，应以治疗肝脾之药为主，饮食起居亦应禁忌有伤肝脾之物品。

眼缘之疾患，系由脾和大肠病变所引起，治疗上须以治脾及大肠之药物为主。

疠瘟眼、沙眼、云翳、肉疔等眼病，为疠、虫、血、胆及头病所引起，均应针对发病因素及病变脏腑辨证施治。

第四十七章　耳　病

病因病机

　　耳部之疾病，主要由起居和饮食失常引起风、胆、痰之机能紊乱，遂致发生各种耳内疾患。

症　　状

　　1. 耳病之因于风者，耳内有空旷感，疼痛甚剧，遇寒后则病情加重，偏侧头痛。

　　2. 耳病之因于胆者，头痛。近火、日晒、炎热，均能使病加剧，继则耳中流黄水，黄水所到之处遍发疹疱，流脓液。

　　3. 耳内扩散伤热

　　（1）因血转化者，沉重而痛甚。

　　（2）因痰转化者疼痛不甚，头部腮颊等处有沉重感，发痒作肿，久则耳内流黏稠之脓液。

　　（3）因风、胆、痰混合而成者，则出现以上各症的综合症状，听力减退，经常流出颜色不一，或稀或稠之脓液。

　　4. 耳聋症：耳聋可分为耳鸣耳聋及耳道阻塞两种。

　　（1）耳鸣耳聋症的主症为耳内似有流水声或击鼓声，除此以外，不能听到任何声音。

　　（2）耳道阻塞症则只感耳内闭塞沉重，一切声音充耳不闻。

　　5. 干聋症：耳内作红色或黑色，有空旷之感。

　　6. 幼儿耳病，系因母体风盛窜入幼儿所致。本病多发于小儿出牙喂乳期，耳内发生脓疡，日久则耳聋。

治　　疗

　　1. 因风所致者，以融化之酥油涂布，温敷耳部。另用白蒜、干姜、阿魏研细末，加酥油内服。再将光明盐、川木香研细，用水调和点耳。如无效，服"巴山"酥油丸。

2. 因胆所致者，宜服白糖及酥油，并以川木香、诃子煎汁滴耳及内服。

3. 因血所致者，治之如上法，并在树穴放血。

4. 因痰所致者，先以荜拨、酥油煎汁滴耳，继用引吐法，然后将白蒜或萝卜捣汁滴耳，用吸角吸出耳内脓液，最后再以木鳖子、白硇砂、水菖蒲、白蒜、川木香煎汁滴入耳内，待三日后用吸管吸出。如耳内发现脓疱，用手术小刮刀清除，以下方制成药钉，纳入耳中。

耳病药钉方：荜拨、光明盐、雄黄、天冬、小米辣、蓖麻子研细末，加入蜂蜜及酥油，制成药钉。

5. 耳鸣耳聋症，将植物油加热注入耳中，并用下方滴耳：

麝香、阿魏、川木香、紫硇砂、萝卜、角蒿花、孔雀翎（燎）研细末，以植物油调和，滴入耳中。此后，用吸角轻轻吸之。

6. 干聋症则是阿魏、川木香、麝香、角蒿子研细末，以芝麻油调和滴耳，外用棉花堵塞。

7. 幼儿耳病由于母体之风者，发病初期的治疗与耳内流脓者相同。

第四十八章 鼻 病

1. 鼻塞：鼻塞不通是鼻腔为黄水和脓液阻碍所致，临床表现为呼吸壅阻，嘘嘘作响。治宜以洗鼻法清洗鼻腔，然后用胡椒、沙棘果膏、甘草研细末，以蜂蜜调和内服。本方能疏通鼻道，兼治脸部发肿及胸膈胀满等症。

2. 鼻"亚玛"症：十二味翼首散加山莨菪、信筒子。连服一月有效。

3. 鼻疹："都尔吉"、雄黄、"象杰年差"、荜拨、小米辣研细，以酥油及蜂蜜调和，制成栓剂，纳入鼻中。本方主治鼻腔发疹。如无效，可参照耳疹治法，用刀刮除。如鼻干而灼痛，用红花与酥油调和，涂于鼻内。

4. 鼻息肉：鼻中息肉，须先用小刀切除，然后用光明盐、白硇砂配合外敷，以防息肉重生。再在鼻尖放血，用羌活、狼毒加酒共煮温敷，投以燥黄水之剂。本病多半难愈，应精心治理。

5. 脓鼻：鼻腔流脓，是热病余邪逆于上部碉堡（头部）所致。治宜先以吐法引吐，吐后用紫草茸、阿魏、信筒子、红块糖、荜拨、胡椒研细以开水调和敷于鼻中。

6. 鼻衄：鼻中出血分三种类型。

（1）鼻血黄而稀薄，其病在脑，宜灸印堂，治以鼻药。

（2）鼻血紫黑，出血部位在"四端"（即两腋下及鼠蹊沟），可用细绳在该处扎紧，女性兼用丝线扎住乳房，男性兼扎睾丸。

（3）鼻血赤而上浮清液者，是脉口开启之故，治宜将肉类置于火中烤炙熏鼻。接服下列两方：

①内服独活、大籽蒿、珊瑚刺皮煎汁。

②内服红花、朱砂及木棉花丝、花萼、花瓣与各种动物胆制成的软膏。

血盛致衄，大部由血盛所致，治疗之法，除用以上药物止衄外，同时运用转变水道法，在小尖脉及"如通"放血，使上逆之血下行，并以冷水喷激头部及胸部。

此外，可用杀虫剂与治疠药加碱花研成细粉，吹入鼻腔。本法对于鼻息肉等症有效。

7. 酒渣鼻：鼻部及两侧色素变红作痒，继而鼻子逐渐庞大者，用蛇血与鼠血混合，多次涂擦。

第四十九章　口腔及咽喉病

病因病机

口腔及咽喉疾病，其发病原因皆由饮食不节和起居失常致风、胆、痰机能紊乱。

症　　状

一、口腔病

1．口唇疾病

（1）唇内肉瘤：口唇内部之肉核肿大。

（2）兔唇：口唇裂开。

（3）痰唇：为痰转化而发，唇色灰白，灼痛如被烧煮之状。

（4）唇疹：灼热刺痛，唇内发出疹子。

（5）唇部血增盛：唇肿而发紫红色。

2．齿龈疾病

齿龈疾病主要表现为齿龈肿痒、溃疡、糜烂。

3．牙齿疾病

（1）齿病因于风者：牙齿发麻而疼痛，动脉闪动跳痛，遇冷则痛不可忍。

（2）齿病因于血及胆者：发高热，树穴及面颊之动脉扩张，在进食高营养及热性食物后则疼痛加剧。

（3）齿病因于痰者：牙龈糜烂，口中发臭。

（4）牙痛：齿龈肿胀化脓。

（5）虫牙：痛如针刺，作阵发性，不论遇寒遇热，均能使疼痛加剧。

4．舌部疾病

（1）因于风者：舌面粗糙，饮食无味。

（2）因于胆者：舌面起刺，灼热疼痛。

（3）因于痰者：舌色灰白，舌体软而极不舒适。

（4）重舌：舌下如生小舌，肿突而痛。

（5）舌肿：舌体肿胀而充满于口，常流涎液，不能进食。

5. 上腭疾病

（1）悬雍垂下垂：悬雍垂肿大如黄牛乳头，阻塞咽部，饮食难下，致使食物由口腔呕出或鼻孔溢出。

（2）似舌症：其症与前者相似，悬雍垂肿大更甚，其大如舌。

（3）腭疹：上腭后部出现粒状疹子，流出黄水。

（4）水泡症：上腭之中部发出水痘样疱疹，质软而易于破裂。

（5）龟板症：上腭肿胀如龟形，但疼痛不甚。

（6）腭肉瘤：肉瘤发于上腭中部，化脓溃破后流脓水。

二、喉部疾病

1. 因于风者：咽喉发肿，干燥而疼，并延及耳和腮颊部刺痛。

2. 因于血与胆者：喉部焮红灼痛，最后化脓溃烂。

3. 因于痰者：咽喉作肿，色灰白，频流黏稠痰涎。

4. 因于风、胆、痰混合致病者：咽喉不利，出现疹粒，喉部有如被充满麦芒之感。

5. 喉痈：喉部内外迅速作肿，继而化脓溃破。

6. 喉肉核病：坚硬而不致化脓，疼痛不甚。

治　　疗

一、口腔疾病

1. 口唇疾病

（1）唇内肉瘤：用手术刀切除、铁器烙烫，然后以山矾叶、唐古特青蓝、诃子、毛诃子、余甘子研末，以蜂蜜调和，涂敷切口。

（2）兔唇：将两侧破裂之边缘割开，以动物胆汁涂敷，以丝线缝合，取薄而柔软之动物皮用。术后不可作笑，进流汁饮食，待创口愈合后，拆去丝线，增加营养，促使早日康复。

（3）痰唇：为痰所转化，将诃子、野姜烧炭存性研末调和涂擦，或用诃子、红块糖调和涂擦亦可。

（4）唇疹：患部放血。用山矾叶、甘草、白芸香研细末，制成软膏，敷擦患部。

（5）唇部血增盛：先予余甘子煎汤内服，然后在无名指之背脉上放血或将唇部用钳子夹住，使局部充血后进行放血。

2. 齿龈疾病

熊胆、紫草茸、西伯利亚紫堇、麻花艽花、藏黄连、山矾叶、白糖和酥油煎汁，噙服。此外，本病亦可应用鼻药治疗。

3. 牙齿疾病

（1）因于风者：用经过油制之布加热外敷，内服抑风之剂。另以融化之热酥油烫之。艾灸患侧面颊动脉，然后内服三果酥油丸。

（2）因于血及胆者：先服余甘子汤，然后在齿动脉放血。

（3）因于痰者：将齿龈擦破，用碱花调和蜂蜜涂敷。

（4）牙痛：草玉梅子、白硇砂、胡椒研细末，用开水调敷。

本病亦可按齿龈病治疗。如不能收效，将患部切开，然后用热酥油烫之。

（5）虫牙：阿魏、黑矾、川木香、信筒子、黑穗菌研细末，用酥油调和噙服。

又方：马尿泡、白蒜、硫黄、安息香用铁青色公马脂肪调和，燃烟熏牙。

虫牙疼痛夹有风者，置黑草乌于布袋，入酥油锅中熬煮，温熨患部，并在无名指尖及腕外侧高骨处艾灸；夹有血和胆者，宜于附近之脉道放血。

4. 舌部疾病

（1）因于风者：宜以抑风剂及融化之酥油含噙。

（2）因于胆者：以甘草、白葡萄、白糖煎汁含噙，并在舌脉放血。

（3）因于痰者：用胡椒、荜拨、干姜、野芥子研末用蜂蜜调和涂敷。

（4）重舌：用小刀切去重舌一半，以烙铁烙之，创口撒布寒水石灰药。

（5）舌肿：生狼舌含入口中，用青蛙肉焚烟熏之。如无效，取鸽子粪热敷颈下，待舌肿成熟，用针刺破，挤出脓液，再以白硇砂、川木香、水菖蒲研细粉撒于创口。

又方：白硇砂、大戟、草药三热、草玉梅子、蒺藜、黑蒿炭、"莞布"、苦菜、草决明、黄葵子各三分，香鼬肉一钱，"都尔吉"六分研极细末，过绢丝筛，用开水调和，微温时摊于纱布，然后贴在舌上。如疼痛，可在舌脉放血。

又方：五味青鹏散加安息香、狼舌研细末内服。本方适用于疠瘟入于舌脉所引起之舌肿，是治疗本病的特效方。

又方：麝香、水菖蒲、天南星各等份，研细，用红绸包扎，置于舌上。本法能促使肿处化脓，确有良效。

又方：将黑青蛙肉贴于舌部亦可收效。

舌体肿胀充满口中，不能进食者，可在最坚硬部以针刺入二指左右，使病血溢出，即效。

舌肿由于风入舌脉，而影响语言者，宜以风病总治药及三果酥油丸治之。

5. 上腭疾病

（1）悬雍垂下垂：取中间有孔之圆形物，将百会部的头发从孔隙处穿出，用小木棒绞挽，略待片刻，艾灸百会穴，并用川木香、白硇砂、水菖蒲、胡椒研细末涂敷，再以沸热之鱼汤熏之，然后在患部放血。如本法无效时，须用手术治疗，将悬雍垂切去一半，用烙铁于切口处烙烫。

（2）似舌症：患部放血后用芒硝涂敷。

（3）腭疹：先将疹子用小刀刮去，然后用碱花粉涂敷创面。

（4）水泡及龟板症：均可用针刺破，排出瘀血，然后用黑矾、珊瑚刺皮熬成硬膏，用蜂蜜调和涂擦。

（5）腭肉瘤：先以手术将肉瘤切除，再用白硇砂、川木香、水菖蒲、巴豆、高原毛茛、短尾铁线莲、草玉梅子研极细粉末，涂敷患部。

此外，凡腭部及齿龈之病，多是痰、血过盛所致，可用下列漱口方治之。

漱口方：白硇砂、川木香、水菖蒲、诃子、毛诃子、余甘子、沙棘果膏、碱花、黑矾、胡椒、荜拨、干姜煎汁，用蜂蜜调和，满含漱口。本方适用于口腔发痒、腐烂、化脓等症，同时可在上腭合脉等穴位多次放血。

二、喉部疾病

1.因于风者：宜以制风之药含漱。服食乳酪、牛乳及酥油。噙服蜂蜜、红块糖、白糖等合制之药丸。

2.因于血及胆者：宜用味甜而性凉之药汁含漱，并在胸脉及舌脉多次放血。

3.因于痰及风、胆、痰混合为病者：以具有刺激性、酸性、寒性及苦味等药治之。

4.喉痈及喉肉核病，先以大籽蒿、羌活及鱼汤温敷，在舌脉和小尖脉放血，然后在病位之颈部艾灸。最后在耳垂下凹陷处灸之，以巩固疗效，使不复发。

第五十章　食道阻塞痰病

（附：瘿病）

食道阻塞痰病及其治疗法，藏医典籍中无详细记载，一般称为痰病，在前期译本中则称为隐热病。

病因病机

一、内因

思虑过度，忧愁苦恼，忿怒憎恨，恣情纵欲。

二、外因

食足以引起痰病之食物，以及房事过度等，特别是茶、烟、酒三者的长期刺激，遂发本病。

症　　状

一、概述

本病初起，患者先有喉部阻塞及颈项肿胀不舒之感，如被绳捆扎，肩关节及上半身疼痛，呼吸不利，晨起口中有脓样臭气，咯吐块粒状的青绿色痰液，咽唾液似有困难，本病在这一阶段，尚能进食，以后则病势逐渐发展，有时感觉食道如被骨针穿刺，但有时则无异常。痛处亦不固定，只觉心、眼、耳等处均有刺痛，全身阵发性灼痛，肝、命脉、颈项三处刺痛，忧愁少欢，烦躁不寐，恶心欲吐，症情时剧时缓，有时症状消失，似觉病去身安，当发病时喉部灼热疼痛，不能高声发音。

二、症候分类

1. 风较盛者为风阻症。

2. 热象较著者为热阻症。

3. 寒势较甚者为寒阻症。

4. 如舌苔及咽喉似有灰色茸毛之感者为毛阻症。

5. 喉咽阻塞、饮食难下者为粘喉症。

6. 咽喉发生肉瘤者为喉阻症。

7. 贲门发生肉刺者为胃阻症。

8. 食道扭转致食物难以下咽者为食道扭转症。

9. 胃口扭转者为胃扭转症。

10. 胃壁粘连致食物不进者为胃反症。

本病在前期著作中，有九种与十八种之多，汉族医生则将本病分为茶、酒及气致病的三种类型，但概括言之，可归纳为热阻与寒阻两类。

预后：如有以上各种症状，若不及时治疗，病久则食物不能下咽，终致不救而亡。自开始发病起，一般情况是七至八个月内病死。发病及病死季节多为春秋两季，如秋季发病春季死，春季发病秋季死。

本病之发病年龄，小儿及壮年患者极少，可谓寥若晨星。一般多发生在四十岁以上患者，由于恣食茶酒和肉类，思欲不遂，生活糜烂，以及愤怒怨恨、忧愁苦恼或思虑过度等各种原因，均能引起本病的发生，患病以后，很少有康复希望，能治愈者亦寥若晨星。

本病之诊断，应与下列疾病相鉴别：病期短暂而迅速死亡者，谓之咽喉阻塞症，而呼吸困难者，亦称咽喉阻塞症，如病历八月而不死，则是灰痰症。如呕吐而带有血液者为紫痰病。这三种疾病必须与食道阻塞痰症相鉴别，勿使误诊。

治 疗

本病之治疗，分为用药、饮食、起居、外治和善后调理五个方面。

1. 用药方面

本病以诃子为主要药物，其次为石榴子、小豆蔻、干姜、荜拨、藏木香、芫荽子、毛叶木瓜、余甘子、黄花杜鹃花、高山龙胆、骨碎补、毛诃子、油松脂、水菖蒲、无茎芥、花椒、沙棘果膏、五脉绿绒蒿、熊胆、角茴香、红耳鼠兔粪膏、各种盐类、贝齿灰、红块糖、"布协泽"、广酸枣、胡兀鹫的胃和食管、狼胃及食管、鱼等三十种基本药物，是治本病之有效药。

2. 饮食方面

凡是腐败肉类、变质之酒及蔬菜、红块糖、葱蒜、酒醋、奶皮及未成熟之粮食，对病不利，禁止服食。犏牛乳所制的乳酪和酪浆、新鲜酥油、陈青稞所做的糌粑、茶水以及适应本病之饮食，均可食用。

3. 起居方面

应适当注意，不宜白昼在日光下睡眠，凡药物及饮食之偏于热性者，能使转化为热证者皆不相宜。

如小便色赤、口渴而不思饮食者，宜投以野姜、藏木香等性凉而轻之品。

4. 外治方面

在"霞仁"放血，用泻下法，服用四味藏木香汤。

5. 善后调理方面

本病可用五味甘露汤进行温浴。

以上各种疗法，如治之得当，有起死回生之效。

九种痰病症候之辨证治疗。

1. 热痰脱毛症：本病为肝血增盛于胃之故，表现为胸部灼痛，嘈杂吐酸，吐出物带有血液，口干渴，肝区经常作痛。病久则胃不纳食，食毕即吐。

（1）治疗药物以前列之三十种为主，以胡兀鹫食管、绢毛菊、短穗兔耳草、黄花杜鹃叶、藏木香为基本方。

在这五味的基础上，再加"亚如嘎保"、小米辣、牛黄、东榍如实、红耳鼠兔粪膏、硼砂、碱花、丁香研细末，以白糖为引，连服数剂。

（2）服药后取肝脉"霞仁"放血，同时选取胸脉或小尖脉或肝脉等适宜于病情之脉道进行放血治疗。

（3）饮食及起居，皆以凉性为宜。

如能采用以上各种措施，积极治疗，必可见效。

2. 寒痰脱毛症：本病系由灰痰壅盛压制胃火所致，故任何饮食入胃，不能消化，食后即将原物吐出。

（1）治疗方药以热痰症之五味基本药加石灰华、红花、丁香、肉豆蔻、小豆蔻、荜拨、草果、胡椒、干姜等温热药组成，用红块糖送服。

（2）本病可同时用灸法和针法治疗。

（3）饮食及起居皆以热性为宜。对于茶酒和一切寒凉之饮食必须禁忌。适当运动对病情有利。

3. 蛔虫脱毛症：本病以上吐下泻为主症，胃脘疼痛，自觉胃中蛔虫充斥，呕吐与呃逆并作，有时胃中作晃晃然摆动。

治疗方药以五味基本药加野姜、火硝、白硇砂、阿魏、水菖蒲、碱花、花椒研细末，用酒或开水送服。

4. 热痰脑秃症：本病以头脑昏晕为主症，患者自觉坠入阴云迷雾中，又像头顶置石块致沉重难承，鼻流赭色涕液。

（1）治疗方药以五味基本药加川木香、无茎芥、诃子研细，用白糖或黄花杜鹃叶煎汤送服。

（2）热盛者在肝脉放血。另以摩苓草、鬼箭锦鸡儿研细末，用黄牛乳、白糖为引，内服催吐。

5.热痰鼻陷症：本病以喉部灼痛、鼻腔疼痛壅塞为主症。

治疗宜取鼻脉、胸脉及小尖脉放血；内服高山龙胆散。

6.热痰食道阻塞症：本病之特征为颈项周围及食道之肌肉增盛而致食道堵塞，发生疼痛。

（1）治疗方药以五味基本药加藏黄连、鞑箭菊、安息香、水菖蒲、川木香、糙果紫堇研细末，加白糖内服。

（2）饮食起居均以凉性为宜。

（3）善后调理采用放血疗法。

7.热痰干疹症：本病发生于食道下端至胃的贲门部位，形成两个肿块阻塞食道，能上下活动，病属难治。

治疗方药以五味基本药中加石灰华、红花、丁香、肉豆蔻、小豆蔻、草果、白硇砂、水葫芦苗、野牛胆、熊胆、诃子、铁屑研细末，用雄牦牛血或野牛血送服。

8.痰团上逆症：本病之病变在于食道与胃之间。患者自觉有圆形之球状物升降感，时时呃逆，早晨则呕吐青色水液。

治疗方药以五味基本药加诃子、毛诃子、余甘子、"都尔吉"、紫草茸、石菖蒲、红花、丁香研细末，用白糖送服。

9.热痰硬陷症：咽喉干燥，痛如沸水翻腾，食物有时作噎，或发或安，有烧灼感，热盛时则食道梗塞。

治疗方药以五味基本药加石灰华、红花、丁香、肉豆蔻、小豆蔻、草果、水葫芦苗、高山龙胆花、无茎芥、川木香、獐牙菜、翼首草、天南星研细末内服。

加减法：热盛加藏黄连，脉道疼痛加麝香、熊胆，咽喉发黑加紫草茸。

饮食及起居同前。

食道阻塞痰症除了以上之药物治疗和其他疗法以外采用艾灸法，选穴及操作法如下：

患者将身伸直，灸心口穴。继而向上半寸及其左右旁开各半寸处，三穴同时灸治，火候以皮肤略显红肿为宜。然后再在心口向上一寸处及左右旁开各一寸之处灸之。再在喉结左右各一寸处灸之。最后，再在喉结向上半寸、左右旁开各一指处进行艾灸。

附：瘿病

瘿病发生于颈部，呼吸因之被阻，出气作吼鸣音，颈项肿大，形状难看，威胁生命。

症　状

根据本病临床表现症状，可分为风瘿、胆瘿、痰瘿、血瘿、脂肪瘿、混合瘿等六种。

1. 风瘿：呈多头性，瘿部虚软，时大时小，增减不定。
2. 胆瘿：夜眠不安，瘿瘤经揉擦后能缩小变软。
3. 痰瘿：瘿瘤坚硬，但发展较慢。
4. 血瘿：瘿部有刺痛，油腻和热性食物不利于本病。
5. 脂肪瘿：瘿瘤时起时伏，大小增减无定。
6. 混合瘿：呼吸受阻，气息喘逆。

治　疗

一、概述

1. 内治法

（1）新鲜喜鹊肉、黄花杜鹃花、胡椒、荜拔、干姜、珍珠盐、海螺（煅）研细末。本方通治各种类型瘿病，为治疗本病之主要方药。

（2）高山龙胆花、诃子、珍珠盐、獐牙菜、藏黄连、紫檀香、藏木香、"茶绒"、余甘子、西伯利亚紫堇、鱼、喜鹊肉、胡兀鹫喉头、狼喉头、鸬鹚喉头研细末，用各种动物喉头煎汁送服。连服一月，禁食酒肉之类，进食不可过饱，长期治疗，可以根治瘿病。

（3）新鲜喜鹊肉三包（每包四分）、羊甲状腺五块和海螺（煅）、诃子、毛诃子、余甘子、红花、川木香、丁香、石决明研细末，用各种动物喉管煎汤送服。

瘿病寒证服七英散：荜拔、干姜、黄花杜鹃花、胡椒、光明盐、肉豆蔻、小豆蔻。

方解：七英散中之荜拔、干姜、黄花杜鹃、胡椒能益火健胃而祛痰浊，光明盐、肉豆蔻、小豆蔻具有制风邪、助消化之效，七味配合，对病属寒证而夹有风者颇有良效。

加减法：本方加白硇砂、紫硇砂称九英散，是治寒瘿增盛而颈项臃肿的特效方。再加石榴子、肉桂、诃子、柏子为十三英散，能治疗全身灰色浮肿及下落浮肿，以及由于胃火衰退、风痰增盛和不属于血热之瘿病。再加藏木香、水菖蒲、川木香、芫荽子为十七英散，药效益著，更是风痰增盛、胸膈满闷、背部刺痛等症之甘露。如风势较盛，上方加阿魏。

再加广酸枣及黑草乌，可以制服心风病。

瘿病热证：山羊甲状腺、白檀香、大株红景天、红耳鼠兔粪膏、荜拨研细末，加蜂蜜及白糖调和内服。

又方：各种动物喉头和盐类、小豆蔻、香旱芹、木藤蓼共煮内服有效。

此外，用各种动物喉头和石灰华、红花、丁香、肉豆蔻、小豆蔻、草果、珍珠盐、肉桂、光明盐、干姜、胡椒、荜拨、诃子研细末，按病情之寒热属性，分别以白糖或红块糖为引，用开水送服。

又方：胡兀鹫的上部和野牛、马、野驴、狼、鸬鹚等的喉头，加干姜、荜拨、胡椒、红耳鼠兔粪膏、珍珠盐、白块糖研细末，空腹开水送服，连服半月，可以根治瘿病。

2. 外治法

如用上列方药不能收效者，可用如下之各种外治法。

（1）放血疗法：在臂脉、颈脉、耳后瘿脉等处放血。

（2）针灸疗法：在耳垂下部及瘿瘤顶部以及第一椎等处艾灸。

（3）手术疗法：对于顽固之瘿病，瘿部坚硬者，可用热针穿刺，放出黄水。如黄水不能排出，用刀将腐肉剜去，然后按痈疮病处理。

二、分证治疗

六种瘿病疗法：风瘿宜用灸法和油敷法；胆瘿宜用穿破法；血瘿除了在患部附近脉道放血外，内服十味檀香散加獐牙菜和西伯利亚紫堇；痰瘿及脂肪瘿宜用引吐法及粗治法；混合瘿之治法则难以固定，应根据具体症情予以适当处理。

第五十一章　心　病

病因病机

心病的发生主要由情志不和、愁苦抑郁、烦躁少眠、恼怒愤恨以及饮食失调、饥饿过甚等内外因素引起。

症　状

一、心不安症

头痛失眠，意识模糊，记忆力衰退，神志不安，无故不乐，胡言自语，问之又不愿置答，闻不悦耳之语则惊惧，经常嘘气，气息短促，心胸有空虚感。

二、心刺痛症

本病分风刺痛与血刺痛两种。

1.风刺痛：风刺痛的主症是头昏眩晕，上半身刺痛，气短息粗，眼脉扩张，口干舌糙。

2.血刺痛：血刺痛的主症是心痛若刺，双目瞪视，气粗而呻吟不已，舌苔干燥。

三、心热症

本病分心热增盛和心热回旋两种。

1.心热增盛的主症是疯狂，神志不清，心中有扭拧感，目赤，鼻干，胸背部疼痛如被火烧。

2.心热回旋的主症是热极神昏，心悸症忡，如被刀割，舌干瘪而短缩。

四、心水症

本病系黄水降于心脏所致。多语爱歌，作痴笑，善烦躁，胸中颤战，痛如被击，夜不安寐，呵欠频作。

五、心迷症

健忘，嗜睡，心境沉重，如满装石块，多思善虑，食欲不振。

六、心虫症

眼发黑色，多污秽之分泌物，心慌，如被黑幕所掩，心似刀锯。

七、黑"卡列"症

脉象空虚，偏头痛，痛侧口角㖞斜，怒目而视，身壮热，烦躁易怒，想打人，或心中不快，不愿多语。

治 疗

一、心不安症

本病为风入于心所致。可用黑草乌一份，诃子八份，麝香、川木香、阿魏、水菖蒲、肉豆蔻、安息香各一份研细末，以红块糖为引内服，并在第六椎、第七椎、心脏部及其两侧艾灸。

二、心刺痛症

1. 属于风刺痛者：以肉豆蔻、苋蒿、广酸枣煎汁内服。再用以上三味加川木香、丁香、草果、阿魏、红块糖研细末内服，同时按病情选取心穴天突或第七椎艾灸。

2. 属于血刺痛者：以广酸枣、木藤蓼、诃子研末煎汤内服，并以白檀香、沉香、广酸枣、木棉花丝、木棉花瓣、肉豆蔻研末加白糖调服。同时在"阿锁"、小尖脉放血及第六椎与第七椎艾灸。

三、心热症

1. 心热增盛者：在"诺嘎"放血，内服二十五味冰片散。

2. 心热回旋者：将冰片、广酸枣、肉豆蔻、石灰华、熊胆研末加白糖调服。同时在胸脉、"阿锁"、舌下脉放血。

四、心水症

八味石榴散加白芸香、草决明、黄葵子内服，艾灸膻中、后囟及第七椎。

五、心迷症

本病主要用涌吐剂吐之，然后将芒硝、水菖蒲、阿魏、光明盐、紫硇砂、干姜、小豆蔻、胡椒、蛇床子、荜拨研末加蜂蜜调服。

六、心虫症

信筒子、川木香研末用开水送服。

七、黑"卡列"症

余甘子（煎汁）、秃鹫胃（研）两物共煮稀粥服食。再用广酸枣、洋刀豆、白花麻油藤子研末，以酥油为丸内服，并在心脉速穴（无名指下掌心处）艾灸。

第五十二章　血风上逆症

病因病机

本病之起因为长期看书写字，迷信参禅修心，思虑太过，久坐不动及专心操作等致遍行风与血混乱，合而成病。

症　　状

本病的主要症状为气逆不顺、声嘶不扬、胸背刺痛。

治　　疗

1. 内治法

白檀香、沉香、秦皮、肉豆蔻煎汁内服。或用下方散剂。

七珍汤加鞑箭菊、安息香、马钱子研末，临睡服下。

2. 外治法

取羊胃灌入冷水，冷敷膻中、第六椎、第七椎等处。

用吸角吸去上体之黄水，然后以油脂涂擦按摩，当能收效。

第五十三章　肺　病

病因病机

肺部疾患多由饮食不节引起，如吃腐败发酸之食物、酥油桶上残留之陈酥油，以及食物过咸、吸烟过度等所致。或因起居失常，或长期感冒不愈，或过度劳动等各种原因致发八种肺病。

症　状

肺部疾病，症情复杂，种类较多，根据临床征象分为八种类型。因于风转化者，有"唐保"及肺肿两种。

一、肺风"唐保"症

咳嗽频繁，咯痰不利，痰为泡沫状，早晨及夜晚吐痰较多。

二、肺风浮肿症

咳嗽频作，眼睑及脚背浮肿。

三、肺热症

为胆盛所化，亦有热阻与热痛两种。

1.热阻症：脉及尿均显热象，胸膺胀满，痰中混有胆液，味咸而多泡沫，每至秋季及剧烈劳动后，以及过食油腻之物时病情加剧。

2.热痛症：有时胸部刺痛，气逆上冲，不能平卧，咯吐红黄色痰液。

四、水窜症

寒水入肺，胸胁胀满，头痛目黄，咳嗽频繁，气逆而促，讲话时每为咳嗽所中断，食欲不振，肌肤干枯、无汗。本病后期可自肺内咯出腐肉。

五、痰"铁保"症

咳嗽气逆，咯吐大量绿色胶状黏痰，胸膺胀满，上半身沉重，咯出痰液后则感少安。

六、肺瘤疾

肌肉干枯，神疲乏力，失却活动能力，喉中痰鸣作猫之呼噜声，不论治以药物与食物各种疗法，终无效果。

七、肺胀大症

目赤，唇舌及腮颊均发紫绀，胸胁胀满，呼吸喘促，声嘶不扬，咯痰色红。

八、蜂巢病

肺病日久则肺部形成空洞，如蜂窝之状，是为蜂巢病，咯吐脓痰与腐肉，或为青色泡沫痰，痰中杂有鱼眼状之脓粒。

总而言之，肺为痰之家，在夏季较安，入冬则病情加剧，白昼较轻，入夜则病势增甚，其原因是痰属寒水，喜温而恶寒之故。

治　疗

一、肺风"唐保"症

1. 蜂蜜、白糖、红块糖、肉豆蔻、肉桂、唐古特青兰、小豆蔻、荜拨研末，用黄牛酥油制成软膏，与三果酥油丸调和内服。

2. 如药后无显效，取第四椎及第五椎艾灸。

3. 食物方面，以凉性之高营养者为宜。

二、肺风浮肿症

1. 沙棘果膏、肉豆蔻、草果、小豆蔻、甘草、诃子、铁屑研末，用蜂蜜调成软膏内服。

2. 服药之同时，艾灸胸部之渡鸦眼及第五椎。

三、肺热症

1. 热阻症：白檀香、诃子、花苜蓿、牛黄、红花、石灰华、无茎芥、甘草、白葡萄、高山龙胆花研末内服。

2. 热痛症：内服方药如热阻症。并在六头脉放血，再以诃子、巴豆、"都尔吉"、"西日堪札"、硼砂、甘草、白葡萄、甘肃蚤缀泻下。

此外，并可内服二十五味冰片散。用水喷激上半身。

四、水窜症

首先以甘草及姜黄研细内服。继则以《后补续》中涌吐剂为主另加甘草、短穗兔耳草引吐，然后再服下方。

甘草、沿沟草、大株红景天、石灰华、红花、熊胆、白檀香研末，以白糖调和，用茜草煎汤送服。

五、痰"铁保"症

本病为痰浊胶滞肺管所致，用下方引吐，以导痰外出。

摩苓草、囊吾、"都尔吉"煎汁，加光明盐及荜拨内服引吐。或用五味沙棘散引痰外出。最后用藏木香、香附、大株红景天、野姜、毛诃子研末，加蜂蜜制为软膏内服，对本病最为有效。

饮食方面，以新鲜之肉类及酥油为宜。如出现风象，以新挤黄牛乳治之最有效。

六、肺痼疾

本病系由肺中痰液长期集结为患所致，应以甘肃蚤缀煎水进行温浴，内服五味沙棘散，将肺内浊痰向外引出。药后如有大量灰绿色干痰咳出，病可治愈，如果不然，可再次重复使用温浴及前药。或用石灰华、肉桂、小豆蔻、荜拨研末加蜂蜜、黄牛乳调和，用新鲜之绵羊羔或山羊羔的肺煮汤送服。

饮食方面，本病以黄牛、黄羊及麝等新鲜肉，以及麦酒、青稞酒为宜。

七、肺胀大症

首先在小尖脉与六头两处多次放血。如咯痰红色，以紫草、紫草茸、茜草、无茎芥煎汁，加白糖多次服用。再服二十五味冰片散加紫草、紫草茸、茜草、朱砂。

如药后无效，应考虑为紫痰播散所致，宜用"都尔吉"、藏黄连、硼砂、沙棘果膏等研末内服，最为有效。

如吐血者，可用贝齿（煅）五个和熊胆、红花、朱砂、织锦缎灰等研末内服止血。

饮食及起居，均以凉性为宜，并避免剧烈劳动。

八、蜂巢病

蜂巢病肺中有脓，治疗原则：属于风者不得用胆药，属于胆者不宜用角剂，属于痰者不宜用铜灰之剂。

蜂巢病总治方：石灰华、无茎芥、蓝石草根、大株红景天、甘草、余甘子、沙棘果膏研细末，用白葡萄煎汤送服。

加减法：属于风者加沉香、肉豆蔻；属于胆者加红铜灰；属于痰者加干鹿角和狍角；兼有疡者加安息香。

此外，陈旧性的肺病，用红花、丁香、狐狸肺、甘肃蚤缀、麻花艽花、"冈先巴"子加白糖共研内服。肺有脓液者用蓝石草根、沙棘果膏、川木香加白糖共研内服，可将脓液排出体外。

肺病属于痰胆合病者，用压舌板压舌，滴熊胆汁两三滴，在舌脉等处放血，也可根据病情使用引吐剂及泻下剂，并服骚热章中治疗兼症的石灰华方剂等辨证施治。

肺病气息喘急者用白葡萄、石灰华、甘草、红花各一两，牛黄三钱，紫檀香、高山龙胆、甘肃蚤缀、石榴子、黑草乌叶、川木香各五钱，以阿魏、蜂蜜调和为丸，如鼠兔粪大，每服一丸，继服三红无茎芥汤。

注意事项：肺部疾病，不论何种类型，皆忌用阿魏、花椒、干姜等药物。

饮食方面，忌食葱、蒜，以及陈旧的酥油和肉类，尤其是对烟酒应严禁服食。

起居方面应善为休养，禁止剧烈劳动。

第五十四章 肝 病

病因病机

肝病主要由饮食不节及起居失常引起，如过食辛辣及酸味之品、剧烈劳动等。

症 状

肝病分为十八种，属于热性者十三种，属于寒性者五种。

一、肝病热证

1. 金黄色增盛症：肝区及左右胁部胀痛，肌肤发黄，上半身刺痛，腰肾部不适，全身均感沉重，小腿拘急不利。

2. 柔软肝病：本病初起时症状并不明显，只觉不思饮食，以后肝血逐渐减少，肌肉和骨骼日益干枯。

3. 肝中毒症：面青目赤，胁部刺痛，肝及胃部胀满不舒，纳食不化，食后作痛，大便干燥，足背浮肿，颜面和手足心发黄。本病日久则肝脏腐败，咳吐烟色肉汁。

4. 水窜症：胸腹膨胀，上半身得按较舒，脊背强直，肝如虚悬，欲打呵欠而不能出，自觉肝胃空虚，如遇强烈之热则头部疼痛。

5. 肝盗症：两下肢发冷，上半身刺痛，神疲乏力，眼皮难睁，颈项强直，但于进食后则感病情有所减轻。

6. 肝血下落症：肝血下落分下落于腰及下落于足两种。

（1）下落于腰则腰部不适，活动时刺痛剧烈。

（2）下落于足则髋骨部酸麻，腰部灼热，呈散在性干痛，大筋、小筋均感作痛。

7. 肝血外溢症：肝血外溢分溢于肺及溢于胃两种。

（1）溢于肺之症状为目赤，胸闷胀满，腋下刺痛，咯血，有时流脓血。

（2）溢于胃者，胃部如被封闭，呃逆，不能俯仰，作阵发性刺痛。

8. 脊柱强直症：四肢及脊椎强直，关节疼痛，不能俯仰和屈伸，上半身刺痛，角弓反张。

9. 肝黑痹症：全身疼痛如被捶击，动则关节剧痛难忍，呈佝偻状，足跛行。

10. 失润症：全身发痒，战栗，右侧肢体沉重，目睛呆滞无神采，口渴引饮。

11. 白横膈膜症：神倦多寐，口干渴，剑突左右及两胁刺痛。

12. 黑横膈膜症：心与命脉不舒，心中空虚而胃腹胀满，剑突下绞痛。

13. 播散肝脉要害症：上部肩背刺痛，胸胀，肝胃不舒，尤其是咳嗽时肝如虚悬，疼痛难忍，小尖脉处强硬，面青紫，鼻衄，任何食物吃后都感不适。

　　二、肝病寒证

1. 肝风症：打呵欠，目流泪，自觉肝胃相连接般之疼痛，有虚悬感，清晨及傍晚时病情加重，遇寒冷刺激则频频呃逆。

2. 肝萎症：疲倦无力，食后肝痛，泛吐清水，欲打呵欠而不能出。

3. 肝寒湿症：胸胁胀满，干咳，膝部发冷作痒，俯仰困难。

4. "浪苟"症：全身肿胀尤以颜面部为甚，头晕，舌及口唇灰白，眉与发间作痒，鼻腔生疱疹。

5. 寒胀症：颜面浮肿，胸腹寒冷，有空虚之感。

治　疗

　　一、肝病热证之治疗

1. 金黄色增盛症

诃子、毛诃子、余甘子、牛黄煎汁内服，并以神黄豆、"都尔吉"、藏黄连、大黄、泽漆、瑞香狼毒、大戟、珊瑚刺皮、诃子内服攻泻，泻后在"如通"放血。热盛者服七味冰片散。

2. 柔软肝病

（1）诃子、毛诃子、余甘子、木藤蓼、獐牙菜、白草乌、藏黄连、大黄、神黄豆、"都尔吉"研末内服泻下。

（2）红耳鼠兔粪膏、唐古特青蓝、红花、木通、诃子研末内服。

3. 肝中毒症

（1）首先用木鳖子煎汤加碱花，空腹服之引吐，然后用下方治之。

（2）牛黄、白檀香、紫檀香、骨碎补、"莞布"、镰形棘豆、"古迫"、朱砂研末，用黄牛乳送服。

4. 水窜症

（1）诃子、毛诃子、余甘子、木通研碎煎汁内服，然后在"如通"、小尖脉、肝胆合脉放血。如兼有肺病，先给予石灰华软膏。

（2）艾灸第五及第九椎。

5. 肝盗症

（1）先在"阿锁"左右两穴放血，继用下方泻之。

（2）川木香、木藤蓼、诃子、白葡萄、白草乌、藏黄连、獐牙菜、香附、止泻木子、麻花艽花、"都尔吉"、泽漆研末内服。

6. 肝血下落症

肝血下落，不论在腰在足，先以诃子、毛诃子、余甘子、"都尔吉"、藏黄连、泽漆等泻之，继则在腨端及大肠脉放血，最后用紫草茸、紫草、茜草、红耳鼠兔粪膏、熊胆、唐古特青蓝煎汁内服。

7. 肝血外溢症

（1）肝血溢于肺者，先以木通、诃子、余甘子、大黄、"都尔吉"、神黄豆煎汁内服泻之，然后在六头、"如通"放血，再以九味牛黄散等寒凉药物治疗。

（2）肝血溢于胃者，除用上面的泻法及放血疗法外，另木通、香附、白葡萄、藏黄连、贝母研末内服。

8. 脊柱强直症

首先在"如通"、六头、"破冬"等处放血，再用鸟粪与干酒糟温敷脊椎两侧，接服九味红耳鼠兔粪散。

9. 肝黑痹症

先以三果汤发汗，在小尖脉放血，然后用新鲜酥油、黄葵子、石灰华、红花、丁香、诃子、沿沟草、甘草、铁屑、蜂蜜制成软膏内服。此外，可按病变所在部位之肌肉、关节进行艾灸。

10. 失润症

首先用贝母、角茴香、麻花艽花煎汤内服，在"如通"及细小脉放血，并进行药浴疗法，然后内服五根酥油丸、艾灸第九椎。

11. 白横膈膜症

先在肝胆合脉放血，将木通、麻花艽花煎汁冷服，然后用红花、丁香、小豆蔻、草果、雪蛙、角茴香、甘松、葫芦巴、蜂蜜制成软膏内服。

12. 黑横膈膜症

（1）内服红耳鼠兔粪汤。

（2）在"如通"放血，待热度下降后艾灸第八椎。

13. 播散肝脉要害症

（1）取穴"如通"、小尖脉、肝胆合脉、"阿锁"、腨端、大肠脉等处放血。

（2）内服三果木通汤。

以上十三种热性肝病之饮食方面，皆以凉性之品为宜，禁忌酸性、热性及腐败变质食物。

此外，可按发病之部位，艾灸第八椎或第九椎。

二、肝病寒证之治疗

1.肝风症：干姜、荜拨、胡椒、光明盐、阿魏研细末，加三岁之公羊肝共煮内服。并艾灸第九椎。

2.肝萎症：治法同肝风症，加服八味杜鹃散。

3.肝寒湿症：治法同肝痿症，并灸第九椎。

4."浪茍"症：长嘴诃子尖、毛诃子、余甘子、大黄、"都尔吉"、白芸香研末，以水煎服。本方主治垢甲病、湿痹病、黄水病、浊热及陈旧热病，具有使病邪排出体外之泄泻作用。

此外，安置精华散（四味石榴散加红花）加峻利灰药内服。

5.寒胀症

（1）内服八味杜鹃散、五味石榴散（加红花者）。

（2）艾灸第五椎、第六椎及剑突穴。

以上五种肝病寒证，饮食方面以新鲜煮烂之羊肉和新酥油以及性温之食物为宜。

第五十五章　脾　病

病因病机

脾之疾病，皆由饮食不节、食物不化，或起居失常、感寒受湿等致脾机能衰退，遂发为五种脾病。

症　状

一、脾热症

脾热症在酒类刺激，烈日曝晒，以及感受其他之热邪后腹部胀满，气粗面紫，口唇发绀，舌有青黑之纹，左侧软胁部刺痛，四肢麻木。

二、血胀症

本病除了具有脾热之各种症状外，面色发青或发黄，腹胀肠鸣，耳有重坠感，口唇下垂。

三、脾风症

身肿，腹胀肠鸣，纳食不化，得嗳气或矢气时则腹胀较舒。

四、脾痰症

左胁刺痛，唇部多痰垢，夜间或受寒后腹胀不舒。

五、洞泄症

腹胀肠鸣，大便洞泄不禁。

治　疗

一、脾热症

1. 内治法

丁香、草果、小豆蔻、红花、獐牙菜、波棱瓜子、木藤蓼研末以白糖调服。

2. 外治法

在无名指背脉及笼头穴放血。

二、血胀症

1. 内治法

藏木香、荜拨、小豆蔻、水菖蒲、干姜、胡椒、紫硇砂、肉桂、光明盐研末以红块糖调服。

2. 外治法

在胫面脉、脾脉笼头穴放血。

三、脾风及脾痰症

1. 内治法

（1）先服阿魏、紫硇砂两味煎汁，继服下方。

（2）黄花杜鹃花、小豆蔻、肉桂、紫硇砂、黑种草子、胡椒、荜拨、干姜研末，以红块糖调服。

2. 外治法

在脾区、十一椎及左右共三穴艾灸。

四、洞泄症

1. 内治法

喜马拉雅紫茉莉根、光明盐、紫硇砂研末内服。

2. 外治法

同上。

第五十六章 肾 病

（附：遗精）

病因病机

肾脏疾患皆因劳动过剧，或因感受寒冷潮湿致肾气损伤而成，根据病情表现，可分八种类型。

症 状

一、肾风症
腰部重坠作痛，向周围放射，无固定痛点，耳聋失聪。

二、肾瘤疾
下部寒冷，腰部、髋骨及脊椎两旁肌肉疼痛，足呈跛行，小便艰涩，白浊淋漓。

三、肾病下落症
肾腰部发痒而疼痛，久行久坐后膝部或足背浮肿。

四、肾热症
尿道灼痛，当饮酒及行、坐时则感腹部疼痛，骨骼与肌肉之间跳痛。

五、肾水窜症
本病多为肾脉劳伤、肝机能紊乱，以致肾脏失却分清泌浊之作用而成病。患病后血与水混杂而出，因而小便淋漓，尿中带血。

六、肾病扩散症
肾病之扩散，有散布于上、增盛于中、落于下部三种。散布于上部的症状是颈后之大筋两侧疼痛，颈项作强而艰于转动，背呈佝偻状；增盛于中部者，肾腰部疼痛，髋骨头衔接处之黑脉发胀刺痛，咳嗽和喷嚏时痛不可忍，脊椎关节松弛而变形；落于下部者，足部发麻而作跛行，两腿肌肉及膝部关节等处均感疼痛。

七、肾痹症

腰部以下疼痛，咳嗽及喷嚏时髋关节刺痛，脊柱强硬，颈项不能左右转动，前半夜病势较甚，下半夜较轻，当喝酒和吃油腻、热性食物后则发烧。

八、肾燕芒症

脊柱变形，十四椎等椎体向外突出。

治　疗

一、概述

内服七味槟榔散（石榴子、肉桂、小豆蔻、荜拨、白硇砂、干姜、槟榔研细末）。

七味槟榔散为通治各种肾病之总方。如热盛者宜服十味诃子散，寒盛者宜服十味豆蔻散，夹疠者宜服月光宝鹏散。并按病情分别进行放血疗法、冷水浴法、温泉浴法及外敷法、泻下法，以及内服十三味菥蓂散等治疗。

二、分证治疗

1. 肾风病：可按风病治疗，并进行轻导泻，艾灸十四椎及其左右旁开各一寸一分三穴。

2. 肾瘤疾：三岁公羊肾中加干姜、荜拨、胡椒、光明盐、蛇床子研极细粉，用酥油煮熟内服。此外，肾风症及肾瘤疾两病以十味豆蔻散治疗亦颇有效。

3. 肾病下落症：喜马拉雅多子芹、文官木两药制成酥油丸，配各种盐类内服。食物以旱獭肉及马肉为宜。如发痒难忍，用花椒、水菖蒲、姜黄、陈酥油、猪油涂擦，然后曝晒于阳光下。膝及足背作肿者，可作自然温泉浴。

4. 肾热症：内服十味诃子散，在腨端及大肠脉放血。

5. 肾水窜症、肾劳伤症：先服余甘子汤，使病血与正血分离后，再在"如通"及大肠脉放血，然后接服四红汤等止血。

6. 肾病扩散症：散布于上部者，可用五味甘露浴，并在枕脉放血；增盛于中部者，宜用利尿法；降于下部者，在腨端、大肠脉放血，并进行冷水浴。待本病无热象时，可在患部疼痛处灸之。

7. 肾痹症：首先宜用"莞布"、长嘴诃子尖、白葡萄、赫定蒿等泻之，并作温泉浴，继服十味诃子散，在腨端及大肠脉放血，然后再灸黄水穴（在十六椎下，以及第二、三、四趾缝相对之足背上）。

8. 肾燕芒症：宜用五味甘露浴方热敷，并在脊椎突出上下两处艾灸，再在突出之部位针治。

总之，肾病种类较多，且寒热变化无常，必须从脉诊、尿诊及问诊三方面去详细诊察，以免误治。

附：遗 精

遗精分热遗、寒遗、梦遗三种，现将症状及治疗分述如下。

症 状

一、热遗症
脉及小便均现热象，阴茎勃起。

二、寒遗症
症与上症相反，亦无任何痛苦，治疗难以收效。

三、梦遗症
梦与人交，发生遗精。

治 疗

一、热遗症
宜以十味诃子散加少量泻下药，连服四五次。

二、寒遗症
宜以十味豆蔻散。如寒热夹杂者，用十七味沉香散、十三味蒺藜散。如药后均无效时，以前法略加泻下药，并按病情进行放血、艾灸、外敷或沐浴。

三、梦遗症
獐牙菜、藏黄连、西伯利亚紫堇、石榴子、小豆蔻、紫檀香、红花、熊胆、姜黄研末，其中以红花及牛黄为主药，酌量加大分量，用茜草、紫草及山矾叶煎汤送服。

第五十七章　胃　　病

病因病机

　　胃病的发病原因较多，如过度劳累，感受寒冷或潮湿，饮食不节，暴饮暴食，以及食物入胃积滞不化等，均能使胃的功能失调，发生胃病。

症　　状

胃部疾病，可分为如下之七种类型：

一、胃风症

胃脘胀满，嗳气空呕，胃痛如被杖击，或肠鸣泄泻。

二、胃痰症

胃部壅塞，嗳气，消化力减退，特别是对寒凉之物更难消化，在出汗而受凉或吃凉性食物后则胃痛发作。患者往往由于贪食而疼痛，呕吐黏液或泻出不消化之食物。

三、胆落于胃

呕吐或泄泻。

四、血落于胃

嘈杂泛酸，呕吐坏血，饮食起居不论过热过寒，均作疼痛。

五、胃中毒症

食道疼痛，饮食不思，食物不化，食后即止，嘈杂，吐清水，肌肉消瘦，青筋暴露。

六、胃萎症

嗳气频作，肉类油腻之物入胃不易消化，吐泡沫状之胃液，神疲乏力，饮酒后感胃中略舒。

七、"宁布"症

胃部持续疼痛，无时或忘。

治 疗

一、概述

胃病症情复杂，种类较多，概括言之，凡胃病属于风或痰者，皆为寒证，如属于血和胆者，皆是热证。治疗的基本方药是，热证可用九味红耳鼠兔粪散、六味木香散、二十五味大汤散等。此外，亦可用泻法下之，并可在"如通"、背脉、六合等处进行放血。

寒证宜用中寒水石灰药加石榴子、大等火散治疗。

胃病如为寒热相兼者，可用能安均宁散，此方对热泻与寒泻皆效。如单纯性之热泻，治以九味红耳鼠兔粪散，寒泻则宜能安均宁散合七味胆散，同时可用艾灸疗法。

本病之饮食以易于消化者为宜。

二、分证治疗

1. 胃风症

（1）阿魏、紫硇砂、胡椒、石榴子研末，用红块糖调服。

（2）服上药的同时，可用麻渣饼热敷，艾灸火穴及第十二椎。

（3）因风而致呕吐者，用陈酥油、胡椒、荜拨、干姜、光明盐、白硇砂、紫硇砂研末调服。

（4）因风而致泄泻者，用蛇床子、干姜、白糖配牛奶及酥油煎汁内服。

2. 胃痰症

（1）阿魏、紫硇砂、干姜研末内服。本方主治胃火不足，对消化力减弱等病有效。

（2）因痰而发之呕吐，宜将黄蒿、胡椒、紫硇砂、白糖研末加蜂蜜调服。

（3）因痰而致泄泻者，宜将信筒子、油松、干姜、荜拨、胡椒研末用芜荽汤送服。

（4）此外，可按照以上之穴位进行艾灸。

3. 胆落于胃

先以吐法引出，然后用大黄及诃子煎汤，加波棱瓜子泻之。

4. 血落于胃

治宜大石灰华安宁散加寒水石及藏木香内服，并用沙棘果膏、海螺灰、蛇肉、白硇砂、"都尔吉"研末内服泻下。并在双"如通"放血。

5. 胃中毒症

先以大戟、草玉梅子、橐吾、光明盐等引吐，继用藏木香、悬钩子茎、小豆蔻、红花、丁香研末以白糖调服。

6. 胃萎症

诃子、蛇床子、余甘子、黄蒿、黑种草子、胡椒、肉桂、灰盐、角盐、"杰年差"、白硇砂、荜拨研末加红糖调服。

7."宁布"症

黄花杜鹃花、干姜、荜拨、胡椒、肉桂研末以红块糖调服。

本病之食物以热性为宜。

第五十八章　小肠病

病因及症状

小肠疾病共分五种，现分述于下。

一、肠鸣

风入于小肠，腹中肠鸣，泄泻清水样便。

二、肠绕

小肠因风而扭转，盘绕曲折，作阵发性绞痛，矢气难行。

三、肠滞

痰浊和黏液增盛于小肠，小肠为寒水之腑，大便因之难行。有时疼痛，泻黏液状便。

四、肠阻

血热与胆热互结，大便阻塞，少腹灼热而绞痛，便坚如鹿粪。

五、久泻

形成久泻之原因很多，有因热邪落于小肠者，有因感寒而致食物不化者，此外尚有风、胆、痰所导致者，以及并发症与混合症等，计有七种。主要表现是完谷不化，以致精华不能吸收、正精日趋衰败。

治　疗

一、肠鸣

先服精炼之酥油，然后用干姜、荜拨、胡椒、光明盐、"杰年差"、紫硇砂、白块糖研末，用开水送服。此外，并以热青盐或砖块热敷腹部。

二、肠绕

阿魏、紫硇砂、光明盐、干姜、荜拨、胡椒、红块糖研末用热酒送服。接用炒热之青盐热敷小肠部，再以轻导泻法导下，然后艾灸脐下一寸及其左右三穴，并灸第十七椎。

三、肠滞

干姜、荜拨、胡椒、短尾铁线莲、小米辣和各种盐类研末，内服。并服六味能消散。

四、肠阻

进行"奴日哈"灌肠，以引导积滞外泄。

五、久泻

由于本病的病因较多，治疗之法应根据病情之寒热属性，分别选用九味石榴散、七味胆散、十五味黑药散等三个方剂分证论治。

第五十九章　大肠病

症　　状

大肠病可分为寒证与热证两类。

一、热证之主症

口渴引饮，自汗，腹胀满，大便不通。

二、寒证之主症

腹中肠鸣，腹胀便秘或泄泻，受寒后脐部两侧疼痛。

治　　疗

一、热证

先予三果木通汤。继用芜荽子、沙棘果膏、甘草、叉分蓼、白草乌研末内服。然后再以泻剂下之。

二、寒证

石榴子、光明盐、紫硇砂、沙棘果膏、肉桂、芒硝研末内服。

此外，本病不论属寒属热，当病情发展增盛时，宜用五鹏散分别加入上列方药治之。

1. 外治法：按病之寒热施以针灸或放血法，寒证宜艾灸十六椎及大肠膜和脐下部；热证宜在大肠脉放血。

2. 饮食方面：以易消化者为宜。

第六十章　膀胱病

　　膀胱疾病分尿涩、尿闭及尿频三类。尿频另在六十一章专门讨论，本章仅就尿涩与尿闭进行介绍。

　　尿涩又可分为风、胆、痰及混合症等四种；尿闭则有膀胱扭转、风旋、血阻、毛阻、肿阻、精阻、便阻及石阻等八种。

病因病机

　　膀胱之下端两侧，有通行尿液之管道，与小肠相连接。发生膀胱病变的原因为饮食不调、起居失常等各种因素使内在之风、胆、痰的机能发生紊乱。

症　　状

　　1. 尿涩

　　（1）风所转变者，尿色发青，膀胱及尿道刺痛。

　　（2）胆所转变者，尿色红黄，热象较著，尿道灼痛。

　　（3）痰所转变者，尿象显有寒证，小便黏稠、胶滞不利。

　　（4）混合症，尿涩不畅，具有风、胆、痰之各种症状。

　　2. 尿闭

　　（1）膀胱扭转症：膀胱口有被扭拧感，小便闭阻不下，须用手压挤膀胱部，尿液才得排出。

　　（2）风旋症：本病为下泄风之逆行向上回旋所引起，以致尿道口剧烈刺痛，仅能于大便时排出少量尿液。

　　（3）血阻症：发生血阻是因肾脉和精府脉受伤致使血受骚扰，故尿色红赤，有时尿道为血块所阻，以致少腹疼痛、小便不利。

　　（4）毛阻症：本病系因吃饭时误吞动物之毛，流入肠胱脉道所致，一般疼痛不甚，小便淋漓不尽，尿中有毛如丝。

（5）肿阻症：膀胱口或直肠作肿，坚硬疼痛，大小便闭阻，矢气难下。

（6）精阻症：小便内急时性交，以致精液与尿液交相混合，尿道为精液所阻，流出灰色之精液。

（7）便阻症：本病形成是因大便秘结，尿液失去流畅。或因大小二便相混，以致小便闭阻，尿中带有粪气，奇臭难闻。

（8）石阻症：石阻如为痰与胆所化者，尿道流出带血之精液。如为动物之毛附着于痰，被风所卷，被尿所蒸，结成小石粒，阻塞尿道。本病增盛发展后，排尿困难万状，尿时咬牙而震战，有尿血现象。

治　疗

一、概述

膀胱病总的通治方为大盐散及白硇砂汤。或用渡鸦、雕鸮羽毛（焖烧），加入等量之白硇砂治之亦效。此外如金刚散、十味诃子散、十味豆蔻散等均为治疗膀胱疾患之有效方剂，可以根据具体病情斟酌选用。

二、分证治疗

1. 尿涩

（1）风所转变者：首先用白硇砂、螃蟹壳、小豆蔻、紫硇砂、冬葵子、红块糖研末，以酒送服。继用芝麻油涂擦全身，然后以麻渣饼或油布热敷，并食用肉类油腻之物。

（2）胆所转变者：先以天冬、蒺藜、"布胁泽"、白葡萄、白草、大米、柏子研末煎汤，加白糖蜂蜜内服。并服麝香汤或余甘子汤，或红耳鼠兔粪膏、汤。

（3）痰所转变者：白硇砂、小豆蔻、干姜、胡椒、荜拨、螃蟹壳、冬葵子研末，以酒送服。继用秃鹫骨、小豆蔻、干姜、胡椒、荜拨、蒺藜研末，以蜂蜜调服。

（4）混合症：用风、胆、痰各种疗法治之。

2. 尿闭

（1）膀胱扭转症：本病主要为手术治疗。手持患者之足，极力抖动下身，并用手指伸入肛门扶正膀胱口的位置。

（2）风旋症：本病可用热敷、按摩及轻导泻等各种方法进行治疗。

（3）血阻症：本病除用温泉浴及在大肠脉放血以外，并将紫草、茜草、紫草茸、山矾叶及各种动物胆等研末内服。

（4）毛阻症：在膀胱部进行按摩及挤压。

（5）肿阻症：宜用温水浴、热敷、大肠脉放血法，并用山矾叶制成油剂灌肠。

（6）精阻症：局部按摩及挤压。

（7）便阻症：先以"奴日哈"灌肠导泻。如无效，用导尿管导之。

（8）石阻症：本病较为难治。但用下方治之，颇有疗效。

硼砂、白硇砂、小豆蔻、螃蟹壳、蛇肉、牛蒡子、蒺藜、冬葵子研末内服。

第六十一章　尿频病（消渴）

尿频病在《医方四续》中分类冗繁，本书扬弃繁杂、扼要论述。

病因病机

一、饮食方面
过食盐类、甜食及性寒而重滞之食物。

二、起居方面
坐卧湿地。

由于以上之各种原因，致使痰和脂肪增盛过剩，不能被吸收而化成精液，流入膀胱，发为"刹叩"病。

症　　状

一、概述
尿频之主症为精神疲惫，困倦欲眠，多汗而汗液浓臭，发及指甲易长，手足心灼热，口不知味，咽及上腭发干，喜凉性食物，小便浑浊不清，尿迹上常有苍蝇群集。

如有以上各种症状当可确诊为本病。否则，仅以尿色去鉴别，不能确定为尿频病。

二、症候分类
1. 为痰所转化者：食物不化，饮食不进，恶心呕吐，嗜睡而痰涎增多。

2. 为胆所转化者：男阴及膀胱部刺痛，身热口渴，易于感染其他传染性疾病，小便之色不一，有时亦可出现血尿。

3. 为风所转化者：心悸少寐，气逆不安，战栗刺痛，嗜食而多痰涎。

以上诸症，若不及时治疗，历时过久，可能在机体要害之处发出疹子、丹毒以及疖痈等各种外科疾病。

治　疗

一、概述

尿频之治疗应着眼于治"刹叩"、痰和脂肪。饮食以陈旧之粮食及成长于干燥地区的牲畜之肉等性轻而粗之品为宜，同时注意生活起居及护理。

总治方药：

1. 姜黄、珊瑚刺皮、余甘子、蒺藜研末煎汤内服。

2. 诃子、毛诃子、余甘子酒浸后晒干，研末以蜂蜜调服。

二、分证治疗

1. 痰转化者：先以吐剂引吐，然后用山矾叶、香附、诃子、文官木、珊瑚刺皮、信筒子研碎煎汁以蜂蜜调服。

2. 胆转化者：先以泻剂泻下，然后将珊瑚刺皮、余甘子、木藤蓼研末以蜂蜜调服。

3. 风转化者：诃子、毛诃子、余甘子、油松、珊瑚刺皮、香附研末以酥油调服。

本病因与正精相混杂，在治疗上颇感困难。宜以五鹏散加贝齿灰、红花、熊胆、安息香、冬葵子、蒺藜、螃蟹壳等治之。

又方：红花、熊胆、大蒜炭研末调服。并根据病之寒热属性，分别以十味豆蔻散或十味诃子散治疗。

外治法：热证宜在"如通"放血，寒证艾灸第十九椎。

第六十二章　精府病

症　　状

精府，在男子为精囊，在女子为卵巢。

精府发生病变，男性患者之主症为精液衰损，女性为月经不调、精神疲惫、色泽枯槁及一切感官机能衰退。

治　　疗

雪蛙（如不易找到，可用菥蓂代）、白芝麻、手掌参、马尿泡子（去毒）、"娄如嘎保"研末，用牛乳煎服。本方以紫草茸为引经药，有补益正精、丰泽颜色之效。

注意：本病忌用放血疗法。

第六十三章 便 秘

病因病机

肠内津液不足。

症 状

1. 因风而便秘者：粪便干燥如鹿粪。
2. 因胆而便秘者：肛门紧闭，少腹疼痛。
3. 因痰而便秘者：胃脘肿胀如鼓。
4. 因虫而便秘者：肛门灼热而刺痛。
5. 下泄风逆行而致便秘者：胃胀而鸣，矢气不行。

治 疗

一切便秘，皆宜用"奴日哈"灌肠法引导，按病情进行加减，风秘加野姜，胆秘加大黄，痰秘加荜拨，虫秘加信筒子。如为下泄风逆行，可用气功疗法，以抑制逆行之风。

此外，用芝麻油四两，加开水搅和内服。或将长嘴诃子尖、大黄、碱花研碎煎汤内服。两方皆具软坚散结、化干润燥之功用。

其次，诸如金刚散、六味能消散、十五味芸鹏散等，皆为便秘之主要方药，用时可分别酌加长嘴诃子尖、大黄、碱花，按病情性质适当地加入归经药物。另外，亦可用萝卜烧炭，与酥油调和后纳入肛门导泻。

第六十四章　痔　疮

病因病机

痔疮之为病皆由二便之强忍或努责、经常骑马、久坐薄垫的凳椅等原因，致使下泄风机能失常而形成本病。

症　状

1. 为痰转变者：痔疮色白，肛门满布湿疹，并作刺痛。
2. 为风转变者：痔疮色黑。
3. 为血转变者：痔疮色赤。
4. 为胆转变者：痔疮色金黄。

后两种皆伴有流血和黄水。

一般说来，痔疮发于外部者易治，发生于内者尚可治，若发生于中者以及病期过久者难治。

治　疗

信筒子、荜拨、姜黄、碱花、青盐研末，以陈酥油为丸及栓剂，内服并纳入肛门。本方专治痔疮，不论痔疮或脱肛，均能适用。如病势严重，可用下列栓剂。

麝香、阿魏、马尿泡子、天仙子、马蔺子、唐古特瑞香子、信筒子、紫铆、田螺壳、黑蒿炭、大蒜、陇属杜鹃叶研末，用鹿脂或陈酥油制成药栓纳入肛门。

肛门脱出，可于肛门涂以油脂纳入，用温开水送服经磁石吸引的铁屑粉，或以铁水送服五鹏散。

此外，亦可用刀将痔核切除，创口以铁器烙之，按病的具体情况适当治疗。

注意事项：本病忌甜性食物及努责大便、性交、骑马和居住潮湿之地，也不宜近火及在强烈日光下曝晒。食物以黄牛乳所制之新鲜酪浆为宜。

第六十五章　男生殖器病

病因病机

因房劳过度、大小便和精液之强忍与努责等所引起。

症　　状

1. 属于风者：阴茎经常勃起，龟头开裂。
2. 属于血胆者：阴茎肿大，灼热发赤，阴部发黑疹，尿道灼痛，小便带血。
3. 属于痰者：阴茎作痒而肿胀。

治　　疗

1. 内服药

本病的治疗以五鹏散加草决明、白芸香、黄葵子为基本方，属于风者再加肉豆蔻，属于胆者加獐牙菜，属于痰者加小豆蔻。

2. 外治药

酒糟、山矾叶、雄黄、黏土矿物、赤铁矿结核、雄黄、黑矾、小豆蔻、珊瑚刺皮膏、白硇砂、光明盐、镰形棘豆、黑草乌叶研末，属于风者用酥油调敷，属于血和胆者用童子尿调敷，属于痰者用蜂蜜调敷。

此外，本病可行"奴日哈"灌肠，并在生殖器之中脉放血，温泉浴对本病最为相宜。

饮食方面，忌甜性、酸性及热性食物，以免发生疠病。

第六十六章　女生殖器病

病因病机

本病之病因为房事过度，以及在经期或产后之饮食起居失常。

症　　状

1. 风所转化者：月经量少而稀淡，有泡沫，或崩漏不止，或血积成块，阴道有蚁行感。
2. 胆所转化者：全身发烧，阴道灼痛，月经或青或黄或黑，并有脓液状白带，味奇臭。
3. 痰所转化者：下部发凉作肿，阴道发痒、疼缩不甚，白带黏稠如胶、绵绵而下。

治　　疗

1. 内治法

（1）本病之治疗以五鹏散加蜀葵花、豌豆花为基本方，属于风者加肉豆蔻，属于胆者加獐牙菜，属于痰者加小豆蔻。内服。

（2）五根方加茜草、紫草茸、紫草、豌豆花、熊胆、油松、朱砂、肉豆蔻、光明盐、野姜、荜拨、西伯利亚紫堇研末以酥油调服。

2. 外治法

草木樨、悬钩子茎、川木香、光明盐、镰形棘豆、瓦苇、油松脂研末，入酥油共煎，蘸于棉花棒，纳入阴道。

属于风者：山矾叶、川木香、西伯利亚紫堇、镰形棘豆、瓦苇，制用如上法。属于痰者：荜拨、诃子、铁屑、黑矾、光明盐、鞑箭菊、大托叶云实、芒果核、蒲桃研末，用蜂蜜调和，如上法纳入阴道。

此外，由于本病一般为风病引起，故以油质之品热敷为宜。

子宫疾病可用泻剂，并服十一味寒水石散、木香酥油丸。

3. 本病饮食以油质及温和之食物为宜。

第六十七章　睾丸下坠

病因病机

饮食起居之失常致下泄风机能紊乱，不循常道而逆行于睾丸使之肿大成病。

症　　状

1. 因风者：睾丸无故突然肿大，疼痛。
2. 因胆者：睾丸色红而灼痛，发热流脓。
3. 因痰者：疼痛不甚，阴囊发凉，坚硬而重坠。
4. 因脂肪者：阴囊发冷，柔软，不易化脓。
5. 因小便失常者：睾丸下部周围作肿，阴囊如充盈水液之皮袋。
6. 因小肠下脱者：小肠受风所扰，经鼠蹊沟挤入阴囊，阴囊肿大疼痛，肠鸣有声，虽能推纳入腹，但不久仍然坠落如故。

治　　疗

1. 属于风者：用甘草与酥油作轻导泻，并以植物油涂擦，然后在患部进行按摩。内服五根酥油丸。

2. 属于胆者：用各种具有消肿作用的及凉性的药物煎汤温浴，并在大肠脉放血。如已成熟化脓，可按疮疡处理。

3. 属于痰者：用蜂蜜调和内服珊瑚刺皮，并灸十八椎，做热熨、温浴，以促使化脓，化脓后用黑矾、光明盐、蜂蜜煎汁外洗。

4. 属于脂肪者：香薷、甘松、红耳鼠兔粪膏、姜黄、珊瑚刺中皮、诃子、毛诃子、余甘子共煎，用布包扎，热敷患部。

5. 属于小便失常者：先以油脂涂擦，然后将炒热之青稞，布包热敷阴囊部，于下坠处用针刺破，再按外科病处理。

睾丸肿大者，可在黑毛脉艾灸。

6.属于小肠脱坠者：宜内服五根酥油丸，用柔导泻法导泻，并进行热敷之法，将下脱之小肠用手托入腹中后，在脱出之处艾灸。

第六十八章　阴部瘘管

病因病机

阴部瘘管之形成，是因在硬席上蹲坐过久，或常骑马和长期居住潮湿之地，寒湿入于肌肤使血气失于流畅所致。

症　　状

本病初起时，生殖器与肛门之间的会阴部发出疹粒，常流黄水，迨成熟后则流脓血，并有小虫，不易治愈。有时虽能见好，但不久又复发，最后形成瘘管，大小便、血液、精液均由瘘管口流出。

1. 属于风者：患部如蜂窝状，多孔，流出有泡沫的稀薄黄水。
2. 属于胆者：色红而灼痛。
3. 属于痰者：作痒，流黏稠黄水。
4. 风、胆合并为病者：色红而灼痛，发展迅速。
5. 风、痰合并成病者：疮面发黑，成熟较难。
6. 痰、胆合并成病者：灼痛而肿胀。
7. 风、胆、痰混合致病者：奇臭不堪闻，病势甚为严重。

本病的临床表现虽有如上多种类型，如加以概括，不外乎有疬与无疬两类。有疬者其色红赤，脉与尿俱显热象；无疬者疼痛不甚，脉尿均无明显之热证。

治　　疗

本病初起时，宜取大肠脉放血。已出现疹粒者，以针刺破，放出瘀血。有疬者宜内服五味青鹏散、十五味芸鹏散。无疬者可将信筒子、诃子、毛诃子、余甘子、荜拨、小豆蔻、止泻木子、小米辣、白芸香研末内服。

若久病不愈，宜用泻剂泻之，并以热水浸浴。外用诃子、毛诃子、余甘子、猫骨等研末之品调敷患部。

第六十九章　喑哑症

症　状

1. 属于风者：咽部如有满布麦芒之感，粗糙而灼痛，发音时抑时扬，高低悬殊甚大。

2. 属于胆热者：咽喉干燥灼痛，不能言语。

3. 属于血者：咽喉紧闭，凡进油腻食物及剧烈劳动皆有不良反应，使病情加重。

4. 属于痰者：咽喉阻闭，发音低沉而语声嘶哑。

5. 属于精华消耗者：咽喉如被烟熏，疼痛犹如刀刮之状。

6. 属于脂肪阻碍者：多为肥胖体型患者。

7. 属于断言症者：咽喉疼痛，不能出声。

治　疗

一、概述

喑哑通治总方：丁香、高山龙胆花、蓝玉簪龙胆花、麻花艽花、石灰华、甘肃蚤缀、"茶绒"、沙棘果膏、甘草研末，用白糖调和，睡前内服。

本病如疠与血偏盛者，宜内服五味青鹏散，并取胸脉和小尖脉放血。

二、分证治疗

1. 属于风者：大米、红块糖、诃子、无茎芥、草玉梅子、石灰华研末，以酥油调服。药后多饮开水，并以油脂温敷喉部。食物以牛乳稀饭加酥油为宜。

2. 属于胆者：蜀葵根、肉桂、小豆蔻、石灰华、乳白香青、柏子、光明盐研碎煎汁，注入鼻中。

高山龙胆花、甘草、白草乌煎汁，加石灰华、白糖内服。

食疗用甘草叶煎汁，加酥油、大米熬成稀粥。

3. 属于血者：内服余甘子汤，取"觉公"等处放血。

4. 属于痰者：干姜、胡椒、荜拨、小米辣、短尾铁线莲、芒硝、诃子，共研，蜂蜜调服。食物宜吃青稞稀粥中加荜拨、余甘子。

如上法无效,用藦苓草、沙生槐子、无患子、干姜、荜拨、囊吾等引吐,然后艾灸天突穴。

5.属于精华消耗者：沉香与酥油焚烟熏鼻,并注入鼻腔。或用肉桂、小豆蔻、荜拨、石灰华,共研细末蜂蜜调服。

6.属于脂肪者：安息香、香薷等共研内服,另外,亦可采用其他之粗治疗法。饮食以豌豆之类为宜。

7.属于断言者:可用白糖与蜂蜜调和内服,亦可用甘草与白葡萄等甜味之品煎汁频饮。

此外,欲使嗓音优美清脆,可用诃子、余甘子、高山龙胆花、"茶绒"、甘草,共研细末,无茎芥煎汤送服。欲使发音高亢洪亮者,上方加驴喉或鹿脑及气管。

喑哑之一般常用方,属风者,宜八味沉香散；属寒者,宜日轮护养散；属血与胆合病者,宜服血骚普清散；属肺者,宜用四味石灰华散。

饮食方面,不论何种类型,凡属酒、蒜、葱、盐,以及陈旧之肉类、植物油等食品,均应禁忌。

第七十章   食欲不振

病因病机

食欲不振的原因为饮食不调和生活不规律，引起风、胆、痰的机能失常，渗着于心与舌而发病。

症   状

食欲不振可分为寒、热两类，属于胆所转化者为热证，风与痰所转化者为寒证。由于风者，口有涩味；由于胆者，口有苦味；由于痰者，口中发甜，风、胆、痰三者混合为病者，食欲不振，食不知味。

治   疗

给患者以喜食想吃之食物，并针对病情投以相应药物治疗。

黄花杜鹃叶一钱，胡椒二钱，干姜三钱，荜拨三钱，甘草、肉桂、小豆蔻、白糖各五分研末，内服。本方有益火温胃、增进食欲之作用，专治脾胃虚寒、消化不良、食欲减退等症。

本病热较甚者，宜服小安宁散；寒较甚者，宜服五味石榴散。如服药效果不显著，亦可用吐法或泻法治疗。如风较盛者，艾灸天突穴，再将水菖蒲、"奴木巴"及红块糖研细内服。

第七十一章　渴病和呃逆

渴　　病

病因病机

引起渴病的原因是上行风失常、血与胆的机能紊乱以致津液和痰液干燥，失却滋润的作用。

症　　状

口舌及咽喉干燥奇渴，语声喑哑不扬。

治　　疗

1.砖块烧热，淬入清水中，澄清取汁，频饮有效。

2.余甘子、芜荽子、西伯利亚紫堇以白糖调和，用蜂蜜开水送服。

3.冷水浴有效。

此外，凡治疗风、胆之剂，对本病均有疗效。若渴病异常严重时，即使不宜于本病之饮料，亦可应急暂用，待渴病缓解后，再治其本。

呃　逆

病因病机

本病系由饮食起居之失常致上行风的通路被扰乱，遂生呃逆。

症　状

正精消耗，困倦无力，肺脏破损，咳吐血痰。老年严重呃逆者，多属不治。

治　疗

首先以植物油涂擦全身，并加以按摩。或饮冷开水三次，然后以陈旧鱼骨焚烟熏之，治之亦效。或使患者屏息闭气，力使运气下行入腹，对本病亦效。或取光梗丝石竹研细吸入鼻腔作嚏。如呃逆严重，频频不止者，亦可用引吐法及缓泻法，并按气息不安之吸烟法治疗。

又方（四味菖蒲散）：水菖蒲、川木香、干姜、紫硇砂研末，以白糖调服。本方主治不消化、呃逆、气喘等症，凡由风、痰引起之上半身刺痛、灰色浮肿、痔疮等均可应用。

呃逆不止，可令患者数数，趁患者不觉时，突然惊吓之，或能收效。若仍不愈，取百会、囟门、天突、第八椎、内踝动脉艾灸。

本病之饮食及起居护理可按风病处理。

第七十二章　气息不安（哮喘）

病因病机

1. 食物不化，积滞内停，以致痰浊壅盛而阻碍输送精华之通路，遂成哮喘。
2. 痰涎增盛，阻滞气道，发为哮喘。

症　状

胸膺及两胁胀满，或作刺痛，腹部胀闷不舒，气喘息粗，或气弱而伏，痰涎壅盛，喉中吼鸣，不能平卧，呼气较易，吸气困难。

治　疗

芝麻油加光明盐涂擦全身，热偏盛者禁忌涂擦，使患者多饮温开水。痰多而喘，心悸怔忡，语言难出者，先予引吐剂（无患子、囊吾、蘼苓草、白硇砂、荜拨研细内服）清理气管，然后用诃子、大黄、巴豆（制）、光明盐等共研细末，泻涤痰浊，余症未尽者，可用下方熏治：安息香、白芸香、石花、甘松、香附、肉桂、麝香、蜂蜡、沉香、信筒子、川木香、草木樨研末，焚烟熏鼻。

如上法无效时，宜七味葡萄散或十一味丁香散，用四味藏木香汤送服。又方：石榴子、肉桂、胡椒研末内服。

又方：石灰华、甘草、荜拨、藏木香、木藤蓼、葫芦子、无茎芥、悬钩子茎、干姜研末以蜂蜜调服。本方主治呃逆、哮喘等症。

又方：五味沙棘散加白芸香、石灰华、甘草研末用开水送服。

此外，本病可根据风、胆、痰偏盛情况，以对症治疗。

外治法：在"觉公"、胸脉放血，艾灸天突穴。

第七十三章 "郎脱"症

病因病机

"郎脱"症以腹部急性剧烈疼痛或绞痛为特征，其发病部位多在胃及大小肠等处。致病因素为食物不化或由不适当之饮食所引起，或是因出汗受凉而致体内之寄生虫狂乱扰动而发病。

症　状

本病据《诀要续补编》所载，计有十一种之多。本书仅就其中之紫痰"郎脱"症、虫"郎脱"症、胆"郎脱"症三种加以阐述，其发病部位多在胃及大小肠之中。

一、总的症状

"郎脱"症初起，病变部位作阵发性剧痛，不久即疼痛加剧，作绞痛，痛甚则汗出如珠，呻吟呼号，或矢气不行。

二、症候分类

1.紫痰"郎脱"症：素有紫痰病的患者，由于饮食失调，或出汗受冷等原因，致使胃或大肠拧结不解，腹背均作剧烈刺痛。

2.虫"郎脱"症：本病多发生于饮食乳制品类、甜食或遇寒之后，少腹部形成圆形肿块，呈阵发性剧痛。

3.胆"郎脱"症：本病系由饮酒刺激及过食辛热油腻食物，或为烈火炎日熏灼刺激所致。呕吐胆汁，口苦，作阵发性疼痛。

"郎脱"症发病急骤，变化迅速，如发病后，一昼夜间治之无效，病势加剧者，多属不治。反之，如抢救及时，治疗得当，则迅速病去身安。

治 疗

一、概述

本病不论属寒属热，均宜以六味能消散及十二味木香散治之。

二、分证治疗

1. 紫痰"郎脱"症

用上列两方，继服十三味狮鬣散。

2. 虫"郎脱"症

五鹏散加等量之信筒子研末，与长生驱虫散同服。

3. 胆"郎脱"症

（1）九味红耳鼠兔粪散加黑冰片内服。

（2）亚大黄叶、扁叶珊瑚盘与酒共煮后热敷患部。

（3）在"如通"、大肠脉放血。此外，如病在胃者可用引吐法。在肠者可用泻下法。

第七十四章 虫 病

病因病机

虫病，主要为饮食不节和起居逆行致风、胆、痰之机能紊乱，遂发本病。

虫病分类

虫病分为外部虫病与内部虫病两类，属于外部者为虱子与虮子，属于体内者为风、胆、痰、血四种。

1. 痰虫居于胃中，状如线球。
2. 风虫居于大肠，形如竹筷。
3. 胆虫微小，如鹿毛或如针尖，寄生于耳、齿、皮肤及前后阴部。
4. 血虫居于血中，似球形而无足，流窜于所有脉道，为一切疠病的根源，亦是麻风病之致病因素，脑虫之黑、白"亚玛"亦由此而产生。

症 状

虫病发作，多于饮食乳制品及甜食后，或因感寒受凉所引起。临床表现为腹部膨胀，作阵发性疼痛，并有烦躁善怒之征象。应根据其发病部位，分辨虫病类型，详细观察，作出诊断。

黑、白"亚玛"症，可按寒热的征象去推断。如体征表现为热象而病势较盛者为黑"亚玛"，体征表现为寒象而病情较轻者为白"亚玛"。若闪动如电波，阵阵刺痛者为寒热错杂症。

治 疗

1. 虱和虮

水银与酥油调和，涂擦。

2. 痰虫

信筒子、石榴子、藏木香、余甘子、紫铆、野姜、大葱、蜂蜜研细末，用熬煎多次的牛奶送服。

3. 风虫

（1）阿魏、毛诃子、黄葵子、川木香、信筒子、水菖蒲、大葱研末，用多次熬煎的红块糖汁送服。

（2）胡椒、荜拨、干姜、阿魏、白蒜研末，与牛乳调和行轻导泻。

4. 眼虫及牙虫

按眼病及齿病处理。

5. 皮肤虫

信筒子、小米辣、白蒜、花椒、天南星、香薷、羌活、黑蒿研细末，用酥油桶上之陈酥油调和，在患部涂擦按摩。

6. 肛门虫

麝香、白蒜、天仙子、干姜、荜拨、胡椒研细末，用酥油桶上之陈酥油调和，制成药栓，纳入肛门。

又方：白蒜、光明盐、麝香、信筒子、硫黄。制用如上法。

以上两方，任择一种，药栓纳入肛门后，再以涂有酥油之毡片进行热敷。

7. 阴部虫病

香薷、信筒子、夏至草、白芥子、迷果芹、白藜、喜马拉雅多子芹用各类之肉汤共煎取汁，注入阴道。

8. 黑、白"亚玛"症

先将头发剃去，然后刺破闪动处之皮肤，用山羊血涂擦，再以山羊脂或新剥山羊皮趁热包扎，并煮山羊的心、肝、脾服食。

此外，在闪动之脉门艾灸，亦可以泻剂泻之，并可用放血疗法。

内服药物，宜用喉病篇中七味水银散。其他症状之治法，可参考头痛病篇，按具体情况予以适当处理。

第七十五章　呕吐和泄泻

呕吐病

病因病机

发生呕吐的病因很多，如食物不化，剑突痰、铁垢痰、内痈、紫痰病、虫病以及上部风之机能紊乱等。

症　　状

1. 由于食物不化所致者：吐出仍为所吃的原物。

2. 剑突痰和铁垢痰所致者：呕吐酸水及痰液。

3. 内痈所致者：贪食，但食后仍吐出原物。

4. 紫痰所致者：吐出物如紫草茸之浸洗液，或为烟水色液体。

5. 虫病所致者：吐虫。

6. 风之骚扰者：作空呕。

7. 秽浊之气刺激者：不论是见到、嗅到或接触到秽臭物，皆能引起呕吐。

8. 风所转化者：头晕，胸背及两胁刺痛，呕吐带有泡沫之水液。

9. 胆所转化者：头部刺痛，身热，口渴而苦，吐出混有血的黄色液汁。

10. 痰所转化者：呕吐涩而甜的黏液，饮食不进，颜面浮肿，胸胁疼痛。

11. 风、胆、痰混合为病者：可出现各种症状。

治　疗

一、概述

呕吐不论属于何种类型，当以节制饮食为首要，多饮开水，或略予性轻而易于消化的食物，食后以凉水向面部喷洗。由于呕吐是疾病的一种症状，故应治其本病，治本之法，可参照各病专篇进行处理。

二、分证治疗

1.由于上部的风骚扰而致呕吐者：艾灸剑突、天突及第六椎。

2.由于虫病引起者：宜投以驱虫剂。

3.由于秽臭之气或恶闻恶食之物引起者：给以喜闻乐食之食物。

4.由于风所转变者：干姜、胡椒、荜拨、白硇砂、紫硇砂、光明盐研末，用融酥油调和，内服兼外敷。

5.由于胆所转变者：先以白葡萄、甘草、"都尔吉"内服导泻，然后用炒米稀粥内服止泻。

6.由于痰所转变者：先以"奴木巴"、荜拨、无患子、白芥子内服引吐，然后用苍耳子配蜂蜜，或用石榴子、炒米、青稞粉调和内服。

7.由于风、胆、痰混合发病者：藏木香、"布胁泽"入炒米汤中，送服六味甘草散。

此外，石灰水治吐泻脱水转筋者有效，再用余甘子、沙棘、果膏、甘草配合噙服。如呕出物有血者，上方加止血药治之。

一切呕吐，尤以因痰所致者，用茜草、萝卜干、荜拨、干姜各等份，加白糖四倍研细末，用温开水送下，治之颇效。

泄泻病

病因病机

泄泻的发病原因主要是食物不化等。

症　状

泄泻有寒泻与热泻两种。

1.因痰风所致者为寒性泄泻，泻出物为糌粑汁状之水样便，泻时声与便俱下，便中带有泡沫。

2. 如因胆降于腑及肝热下移所致者，为热性泄泻，便为红黄色，臭甚浓，入水则向下沉。

治　疗

1. 寒泻：宜服日轮护养散，能安均宁散加七味胆散。病重艾灸大肠穴等处。

2. 热泻：胆降于腑所致者宜用七味胆散，四味止泻木散加木橘子止泻。病重者可参照小肠刺痛（痢疾）治疗。

由于肝热下移所致者，可按紫痰泄泻症治疗，并略给性凉而轻之食物。

本病须注意保暖，不使受寒，居处宜温暖，并用毛皮温敷。

第七十六章　垢甲病、痹病和"刚巴"（青腿牙疳）

垢甲病、痹病和"刚巴"之病因病机及发病情况大体相似，合述如下。

病因及症状

一、垢甲病

本病之特点为足大趾等处有鳞屑积状垢，踝以下作肿。继则患部充血，遍布于关节等处，特别是筋骨疼痛，腘窝拘急难伸。

二、痹病

痹病为热邪降于下部，与黄水相混合而渗入关节间所致。开始时恶寒怕冷，头部及胯、腰等关节疼痛，以后黄水逐渐侵及四肢关节，大筋及筋强直发硬，呈游走性疼痛或似浊热之征，或作"刚巴"之状，或表现为寒性征象，局部发生肿胀。

三、"刚巴"病

本病多为居处潮湿地等原因引发，先从足部开始，以后逐渐发展加重，躯体各部轮流疼痛，齿龈发肿，继而足部作肿，发出红黑斑，口腔糜烂，齿龈出血。

"刚巴"病之病势亢盛期首先表现为上半身疼痛，目赤鼻衄，齿龈作肿；其次则影响到中部肝、胃、小肠及腰部等处致疼痛；最后则侵入大筋和筋，致膝部前后作肿、足部肤色异变。

本病如降于肌肉与骨时，肿胀而刺痛；降于大筋和筋时，四肢屈伸困难，足跟不能站立。如久病不愈，齿龈发青，有脓臭之气。

"刚巴"如降于心脏及骨髓者难治。

"刚巴"病诊断法：

1. 以本人之尿洗足，如为"刚巴"病，足部即显现红黑色之斑，肤色改变，否则不是。

2. 用生姜、陈酥油调和涂敷足部，发生疼痛者为"刚巴"病，否则不是。

治　疗

一、概述

垢甲病及痹病之总的通治方为润僵汤、十五味芸鹏散、月光宝鹏散、二十五味驴血散，用文官木煎汤送服。有时亦可用四味石榴散加红花，或日轮护养散等施治。

痹病可参照陈热和浊热病治疗。如风、胆、痰及黄水偏盛或兼有疠者，宜分别在其所主之脉穴进行艾灸或放血，或用泻下法，根据其病因及症候对症治疗。

此外，本病亦可以用含有硫黄质之温泉和五味甘露浴进行温浴。

二、分证治疗

1. 垢甲病

（1）姜黄、黑草乌研细，以白山羊乳调和，涂敷患部能缓解疼痛。

（2）在病足之大趾与二趾之间少量放血，使毒邪随血外泄。

2. 痹病

本病忌用莨菪硬膏，治宜一味羌活汤，连服三次可以征服疠病。

3. "刚巴"病

本病初起时，宜食黑猪肝，并以猪肝汤加白马乳涤足，治之有效。或将整个猪肝分为三块，与葱头一同煮食，连汤喝下。马肉煮熟，连汤服食，或用荨麻菜煎汤，内服及温浴亦效。

垢甲病及"刚巴"病之内服药物，宜先以余甘子为主药，加诃子、毛诃子、紫草茸、紫草、茜草、木藤蓼等煎汁内服，继服十五味芸鹏散等方。

又方：红花三钱，唐古特青兰、独行菜各二钱，党参一钱，萝卜汁一碗。每日天将明时于温暖处服一次，连服七天有效。

饮食方面：不论垢甲病、痹病或"刚巴"病，皆应禁忌白食（乳类）、甜食或辛辣酸性之食物。

"刚巴"之善后调理，以药水浴及温泉浴最为有利。

以上三种疾病之详细症状及其治疗，可参阅《诀要续补编》等有关著作。

第七十七章　黄水病

黄水是机体的组成物质之一，形成过程：饮食入胃，经过消化与吸收，其精华化生为血，血之糟粕归于胆腑，成为胆汁，胆之精华则又化为黄水。

黄水存在于全身各处，尤其是肌肤及关节较多。

黄水发生病变后，可分为黑与白两类。

1. 为痰、风所转化者与寒相结合，作白色。

2. 为血、胆所转化者与热相结合，作黑色。

症　　状

一、概述

全身发痒、发斑，有时全身肿胀，肤色发青，皮肤粗糙而现粒状细疹，或与麦芒及谷糠接触则作痒，眉毛和头发脱落、折断。

二、症候分类

1. 白黄水病

脉、尿均现寒象，在气候潮湿及入水受寒时即发病，如注意保温，经常进食富有营养和热性食物则较安。

2. 黑黄水病

脉及小便均现热象，烈日曝晒和火烤能使病加剧，饮酒后与秋季时易于发病。

黄水散布于皮肤时奇痒，发出大量皮疹，以手搔之则流黄水。或皮肤呈青色，粗糙变硬，患部有细小虫疹。

黄水入于关节时，关节虚浮而肿胀。

治　　疗

治疗黄水病以五味青鹏散、十味云香散、二十五味驴血散、月光宝鹏散等为主。

1. 热盛者

木藤蓼、藏木香、文官木煎汁，加白芸香、草决明、黄葵子、红花、红耳鼠兔粪膏、诃子等内服。

2. 寒盛者

制硫黄六钱，诃子一钱，黑草乌微量，白芸香、草决明、黄葵子（三味剂量略加大）研末，用酒送服。本方有使黄水外泄的作用，待出现皮疹后，用大戟、"都尔吉"、碱花、酒曲、花椒、屋梁吊挂烟灰研末，与陈酥油煮沸，行局部涂敷。本方对黄水类之皮肤病有很好疗效。

3. 黄水散布于皮肤者

硫黄、黑草乌、碱花、荜拨、陈青盐、马蔺子炭、陈马蹄（经风吹日晒、烧炭）、亚大黄研末，用酥油调敷。本方为治皮肤瘙痒症之特效药，特别是对皮肤黄水最为有效。

4. 黄水入于关节者

黑草乌、黏土矿物、诃子炭、毛诃子炭、杏仁、草决明、黄葵子、白芸香、白石棉、蓝石棉、珠角石研末内服，主治疠病、黄水病、僵直及拘挛症、垢甲病、痹病、"刚巴"病等，或黄水引起之肿胀。并以新剥之旱獭皮或马皮，或用经过烟熏之毡片，在碱花水中煮沸后做局部包扎。

如用上法仍难收效者，可用吸角吸出黄水。病重者用"莞布"、大黄、诃子、大戟、亚大黄、瑞香狼毒、短尾铁线莲、白芸香、草决明、黄葵子所研细末制成硬膏泻剂泻之。亦可用利尿法渗之。

外治法：白黄水病不论降于任何部位，可在其相应之经穴行艾灸疗法。黑黄水病不论降于任何部位，该处之脉道即表现为增盛鼓突，可在其脉管行放血疗法，并在含硫黄质之温泉中多次沐浴。

第七十八章　皮肤病

病因病机

皮肤疾患系因虫类繁殖和黄水增盛而引起了风、胆、痰之机能紊乱，以致发为多种多样的皮肤疾病，计有肉斑（紫、白癜风）、牛皮癣、疣、陷蚀癣、疱疹、虫疹、雀斑、蔽疹、"且马"等九种。

症　　状

1. 肉斑：因风而发病者，患部色褐而粗糙。因胆而发者，毛发脱落，色红灼痛。为痰所转化者，患部发痒，其色灰白，皮肤粗糙增厚。

2. 牛皮癣：患部肤色灰白，细视之有细小的疹粒，皮肤组织疏松，因此亦称牛舔癣。

3. 疣：疣子色白，好发于手足掌等处者为大疣和黑疣。

4. 陷蚀癣：患部发青色，毛发侵蚀脱落，传染迅速。

5. 疱疹：皮肤开裂，表面粗糙，患部作痒、灼痛或发凉。

6. 虫疹：虫疹的顶端白色，根盘呈片状之黑斑。

7. 雀斑：面部满布如痣状之薄薄的斑点，因此亦称面盖麦点病。

8. 蔽疹：患部肤色与正常皮肤界限分明，并发出灰白色之各种疹子。

9. "且马"：皮肤之色素未完全为病所覆盖，尚留有间隙。

以上各种皮肤病，可从其病名含义深入探索疾病本质。

治　　疗

1. 肉斑、牛皮癣

（1）黑蛇皮（煅存性）、毛诃子核研细末，用酥油调和涂擦。

（2）黄葵子、雄黄研细末，用开水调和涂擦。

（3）黑猪油、自然硫调和涂擦。

肉斑及牛皮癣，病情与麻风有近似之处，因此亦适用麻风病之治疗法。

2. 疣子

先用手术刀割除，然后用麦粒大的艾绒灸之。

3. 陷蚀癣

在患部附近脉管放血，并进行天然温泉浴。如发痒，以乳酪敷一宿，次日洗去，然后用"奴木巴"、黑矾、黑芝麻、牛黄所研细末加乳酪制成软膏涂敷。

4. 疱疹、陷蚀癣

（1）小米辣、水菖蒲、丁香研末，与酥油桶中之陈酥油调擦。

（2）硫黄、青盐、酒曲、屋梁吊挂烟灰研末，与陈酥油调和涂擦。

（3）高原毛茛、短尾铁线莲、草玉梅子、野赤芍、大戟、亚大黄研末与酥油调搽，治疱疹有效。

5. 虫疹

天南星、黑草乌、小米辣、信筒子研末与鹿脂调和涂擦。

6. 雀斑、蔽疹、"且马"

（1）白马蹄（烧炭）与新酥油调敷。

（2）山矾叶、蜂蜡、白芸香、"布胁泽"、红块糖、蜂蜜、酥油入锅煮沸，调敷患部。

此外，用姜黄、珊瑚刺皮、川木香、止泻木子、天冬、屋梁吊挂烟灰研末合制软膏外敷。本方主治各种皮肤疾病。或用咽喉病篇之七味水银散与猪油或马油调和涂擦，治之有效。或用水银与硫黄调和涂擦亦效。

皮肤病之内服药宜服十五味芸鹏散或月光宝鹏散。

顽固难愈之皮肤病，宜用干姜、胡椒、荜拨、巴豆、草玉梅子、大戟、西伯利亚蓼研末与酒调和，在患部敷一昼夜，曝晒于阳光下，使之流出黄水，然后用光梗丝石竹（炒炭研）与酥油调敷患处。此外，亦可按照黄水病之治法治疗。

第七十九章　白脉病

白脉之生理

人体的主要脉道为命脉，命脉分黑脉与白脉两种。黑脉属血，源出于命脉，如松树之状向上分布。白脉属风，导源于脑中，向下循行。两脉运行于机体深层内部者称为内脉，与各个脏腑相互联系。循行于躯干浅层者称为外脉，与肌肉、大筋、骨骼、关节及四肢相沟通联系。

内脉：循行于体内深部，有风脉、胆脉、痰脉各四支。风脉从后囟门开始，分左右两途运行，两脉至第七椎与心脏相连，两脉在十七椎与小肠相接。胆脉四支，分别在第五椎与肺、十六椎与大肠、九椎与肝、十椎与胆相通。痰脉四支，分别在十二椎与胃、十一椎与脾、十四椎与肾、十八椎与膀胱相通。此外，尚有风、胆、痰混合脉一支，在十三椎处通于精府。

外脉：循行于体表浅部的外脉有管脉两支，导源于脑、心，自后囟门外出，从第一椎左右各约一寸直接向下运行，至第五椎复入里与脊柱内之脉道相连接，至十二椎又向脊柱外循行，与精府和肾脏相通，经尾骨、胯骨之间，然后越胯眼外出，经大腿外侧，历外踝、中趾，止于足心。另分两支由第十四椎外出，自胯骨上显露，向下运行于大腿，沿膝关节、胫骨与大趾之外侧相连，汇集于足心。

外脉之能虹脉，自枕骨两侧下头发圐旋处开始，下行至第一椎，两脉相交于此，隐入于里，在肱骨、肩胛骨之间，至此分为两支，一支自关节外出，经羊尾肌（肱三角肌）至肘。一支自腋窝外侧出显，至肘部与另一支衔接，绕肘关节循拇指，汇集于掌心。

外脉之珍宝脉，始于脑下，经小尖脉尖端，于耳垂下外出，而隐入于锁骨处，向下运行至腋窝内外出，经肘弯之精弓穴向下循行，通于无名指，至掌心与能虹脉汇合。

病因病机

1. 剧烈劳动，损伤机体脉络。

2. 兵器棍棒等机械损伤使风的机能紊乱，入于脉道。

3. 睡时落枕，颈项扭拧致伤。

4. 瘟毒热邪入于脉中。

由于以上各种因素，扰乱风血以致发为白脉病。

症　状

耳后强硬发肿，项背强直，拇指及无名指麻木，口鼻歪斜，躯体不能活动，神志不清，小便不利或失禁，有轻度咳嗽，甚至出现喑哑不语等之怪状。如属热证则全身发烧，疼痛剧烈；寒证则不发热作肿，神志昏乱不清。

治　疗

白脉病以十三味青鹏散为主方，疗效极为显著。

各种白脉病，其颈部、十五椎两侧及手足白脉穴均甚疼痛，可在该处针刺约二指，并在肩胛骨处拔火罐，拔出黄水，颇有效。

手足麻木、身疲无力者，可用麝粪（酒炒）热敷。或用羊粪加麝香、酒共炒，加青盐粉，置油脂布袋中，热敷患部，然后以旱獭皮、马皮包扎。或用松儿石丸和陈旧松儿石、赤金、红铜、红珊瑚、青金石、霹雳铁、白蛙背石、紫蛙背石、白矛头石、水银（制）、寒水石、石决明研末，以四味藏木香汤调和为丸，如豌豆大，每服五至七粒，可根治本病。

风盛者宜服十七味沉香散，并在第六、七椎及膻中、后囟等处根据病变所在部位艾灸。此外，用五味甘露浴及温泉浴治之亦效。

白脉病可根据其病变所在之脏腑，于松儿石丸基础上，加入各脏的归经对治药。如病在心者加肉豆蔻、川木香、沉香；病在肺者加甘草、白葡萄、香附；病在肝者加五脉绿绒蒿、红耳鼠兔粪膏、西伯利亚紫堇；病在脾者加藏木香叶、苦苣菜、荜拨；病在肾者加茜草、山矾叶、紫草茸；病在胃者加藏木香、光明盐、苦苣菜；病在大小肠者加白草乌、止泻木子、香附；病在胆者加獐牙菜、波棱瓜子、止泻木子；病在膀胱者加冬葵子、螃蟹壳、白硇砂。

放血部位：病在心者取心脉"诺嘎"，病在肺者取六头，病在肝者取"如通"，病在脾者取笼头穴，病在肾者取腨端，病在胃者取胃角及背脉六合，病在胆者取"霞仁"，病在小肠者取小肠脉，病在精府者取鱼弯，病在膀胱及大肠者均取大肠脉放血。

艾灸经穴：病在心者灸第七椎，病在肺者灸第四椎，病在肝者灸第九椎，病在脾者灸十一椎，病在肾者灸十四椎，病在胆者灸第十椎，病在胃者灸十二椎，病在精府者灸十三椎，病在大肠者灸十六椎，病在小肠者灸十七椎，病在膀胱者灸十八椎。

白脉病用以上各种疗法无效者，可用五业疗法（即泻法、吐法、鼻药法、轻导泻法、"奴日哈"灌肠法等五种疗法）按病情进行调治。

饮食方面，以酒、肉之类性温而油脂较丰之饮食为佳。

第八十章　外科杂病

兹就豺狼头等外科杂病二十四种，分别阐述如下。

豺狼头

脉象及小便等症状大致与风病类似，有时亦表现为血和胆的征象。其特征为胫骨上端之大筋与筋端部至黑蛙肌（即膝上约一寸处之股四头肌）处肿胀而松弛，色灰白，有红色纹理，毛孔显明可观，如鸡皮状，腿向上提起时有蚁行之感，向下伸则较困难，伸缩活动受限，因而易误诊为疬病与痹病。

1. 内治法：本病治宜以十五味芸鹏散、月光宝鹏散内服。

2. 外治法：先以星水（星夜所取之水）喷激患部，待出现麻木时，在煮沸之酥油、牛奶中，加入白芸香、草决明、黄葵子、文官木涂敷，然后用涂油之薄毡片将膝部包扎固定。如患处发出水泡，可用骨针挑破以油脂涂敷。

如用上法仍无效时，用肉桂、白硇砂、斑蝥、长嘴诃子尖、荜拨、"都尔吉"研末加水浸渍，涂擦患部，再以白酒涂擦后用皮包扎，经一昼夜洗去。

豺狼头如久治不愈，可根据血、黄水、风三者之偏盛情况，分别采用放血、艾灸及五味甘露浴或温泉浴法施治。

黄水膝肿

由于黄水而引起之膝部发肿，宜在膝部两侧膝眼上部之髌骨突出处进行艾灸，有效。

膝痛不能屈伸

黄水与风侵入膝部等处,以致发为膝部疼痛、屈伸困难等之腿部疾病,其分寒证与热证。

1.属于热证者,将膝部浸泡于冷水中,直至患部麻木而后已,然后服药发汗,并涂擦治黄水之药物,再取曾经烟熏之毡片,用青盐水煮过,涂以酥油,包扎患部,一天后解去。

2.属于寒证者,麦麸加酒烧热敷患部,并用烤热之毡片或布包扎一昼夜。

膝部脓水疮

膝部流脓,宜用汉药"冶玛冶"(此药白中带红,有皱纹,为有毒之矿物药)如豌豆大者一粒,以丝绢包好,纳入疮中,此药能祛腐拔毒,并可将死骨提出,药物亦随之外出,然后再另换新药,重新纳入疮口,反复上药数次,据说能使脓液干净无疑。

此外,凡有黄水之一切疮疡,均宜用杏仁、黏土矿物、白芸香、草决明、黄葵子、胆矾、大绿等研末之品涂擦。

踝骨疮口流脓不止

踝骨下之疮口流脓水久治不愈者,以蜘蛛网烧炭外涂。

鱼口疮

鱼口疮发于腹与股之间,疼痛剧烈,用鱼胶与芝麻油同熬,以酒送服有效。

传染性疮疡

凡是化脓性黄水疮、疱疹、疥疮和生于温暖部位的脓疮等作奇痒而易于传染之各种疮疡等症，均可用。

水银、白芸香、草决明、黄葵子、花椒研末与猪油调敷。

如用上方治疗无效时，取巴豆研末与酥油调和涂敷。

颈鬤（瘰疬）

猫肉煮熟连汤服下，同时再服狼毒汤。

颈部作肿，用星水装入山羊胃中冷敷。或以河底冷泥多次在患部涂敷。

刀等刺伤感染

由于外伤而引起感染者，恶寒战栗，疮口周围发红作肿，宜用胶水调豌豆粉，围敷肿处，不使蔓延扩大。如肿部皮肤变紫者，蔓延甚速，应立即用锐利手术刀于四周及中部划破，再以洗净之马尾从四周向中心压迫，挤出瘀血。如用前法均无效者，应按外伤感染篇中所载之法处理。

关节水疱疮

四肢关节部发出水疱，亦为蔓延迅速之症。如水疱作青色者，取铜钱一枚，置水疱上，以烧红之铁器灼烫。如水疱作黄白之色者，将铜钱置于患部，使水疱突出，然后用人发穿入针孔，贯穿水疱，系于铜钱上悬吊，使脓液自动流出。

臀 痈

臀部等处疖痈，触之痛不可忍，取胡椒或豌豆研末与唾液、牙垢调和外敷，能使肿块消散。

肉核肿大

颈部等处肉核肿大，用红耳鼠兔粪膏研末与唾液调和，外敷有效。

四角肉核肿大

上下四角（上角指腋下，下角指鼠蹊沟）任何一处肉核作肿者，用大叶龙胆捣汁涂敷，然后以盐水煮过的毡片包扎。

如上药无效时，可在患部及无名指根部以青稞大之艾团灸之，当能收效。

腋下肉核肿大

腋下之肉核肿大，多由颈部或手臂等处发生疮疡所引起，可将酥油、糌粑烤热后进行热敷。

局部发肿

躯体任何部位发肿，宜用炒盐热敷或行开水蒸汽浴，另以独头蒜、黄花杜鹃叶、陇属杜鹃叶等煎汤温浴，可以消肿，或许亦能使疮疡显示本相。

全身发肿

将黄花杜鹃花膏或黄花杜鹃叶研末，用开水送服。又方：凡一切肿胀，内服山柳皮皆有疗效。

各种原发性疠疮

凡属原发性之各种疠毒疮疡疾病，皆可用莨菪硬膏治疗。并以独活或羌活或野赤芍根如白豌豆大者一粒内服，能使患部溃破或干枯，然后用雄黄、雌黄、龙骨、朱砂等研末与陈酥油调和，多次涂擦。

疠疮高突红肿

在疠疮肿大而高突处，用黄牛尿和油脂与面粉调成的糊状物外敷，使之成熟化脓，然后以姜黄炭开水调和涂擦，但在疠症周围红晕根盘之处宜另以乳酪、酪浆等类酸乳汁涂之。以上治法，适用于疠疮之尚未溃破者，如已溃烂不宜应用。

全身肿或四肢肿

青盐与猪油拌和，调敷患部，肿胀即能消散。

误吞铁针

误吞铁针或其他铁质之物入腹，用磁石一块以绸绢或丝绵包裹吞下，铁针即能伴随磁石一起自大便排出。

碎骨梗阻喉部不出者，用象牙磨粉以开水送服，当能解除。

伤　酒

由于饮酒过度而引起风病或胆病或痰病者，用干姜、胡椒、荜拨或紫硇砂和于酒中饮服。

因酒引起之胆病可将波棱瓜子、余甘子、沙棘果膏、"奴木巴"、黑冰片研细末之品用凉开水送服。

因酒而致头痛可将一味麦秆汤煎汁内服。

饮酒前服花椒水不致发生酒病。

蜘蛛或蝎子中毒

蜘蛛或蝎子误吞入腹时可将"赛嘎尔"、珠牙蓼研末用酒调和内服。

蜘蛛或蝎子咬伤时可将珠牙蓼煎汁加麝香涂擦患部。

昆虫入耳

白硇砂、阿魏、菜油加热后滴入耳中，或外敷。

肉食哽喉

如因食物或肉类梗阻喉部不下者，用手握住患者之足踝部，背在背上，使病人头部向下倒垂，术者身体向前略呈弯曲，并在病人之腰部系带处及足心部用石块轻轻捶打，然后再在背部捶打，即能使哽喉食物哇然呕出。

第八十一章　外伤感染

病因病机

本病之发病原因是遭受刀剑等物刺伤，未经处理而不避潮湿等致感染。

症　　状

外伤感染的主要症状：患部肿起，如血瘿或状如肺脏充血，坚硬而发青紫色，痛如刀刮，或灼热似被撒上一层火灰。

本病之治疗与其他之一般疗病不同，若处理不当，能造成病情迅速恶化而致死亡。如以常规方法促其化脓溃破，或以油脂、面糊涂擦，将导致肢体脱落。因此，对本病之治疗，必须特别慎重。

治　　疗

本病应首先辨明寒热属性，其诊断之法与一般疾病相同。

药物治疗宜先予羌活汤内服，然后将牛黄、马尿泡、麝香、安息香、圆柏叶、雌黄、马钱子研细末以开水送服。本方杀疠而灭刺毒。外治将甘松、香附、茛蒿研极细粉以羊脂调敷，并以麝香填入创口。再用紫草茸、熊胆收敛脉管，以防出血。

如热盛者，按脉象与尿象情况投以冰片方和八主散，在"如通"放血、疮口及四周艾灸，亦可在附近之脉道放血及用吸角吸出瘀血和毒液，此类治疗方法均为前人经验，据传颇有疗效。

又方：用白糖、红块糖、天仙子、牛奶等调和涂敷。如病情严重，宜用泻疠之法泻之。此外，本病如转变为其他疾病时，可按有关篇章所示之法治疗。

第八十二章 "索日亚"（脓肿）

病因病机

1. 饮食不节。

2. 起居失常。

3. 坏血亢盛。

4. 武器刺伤而瘀血不化，或其他劳伤郁血及瘟邪热毒降于脉中，失于及时放血。

由于以上各种因素，以致坏血与黄水相互瘀阻于脏腑之脉孔，发肿化脓，形成类似疖痈之疾病。

症　　状

1. 肺"索日亚"：腋下或乳房部发肿，胸胁刺痛，咳嗽频作。

2. 肝"索日亚"：肝区发肿，胸胁痞满，睡眠不安。

3. 肾"索日亚"：肾区疼痛，腰部发肿，小便不利。

4. 胃及大肠"索日亚"：腹胀肠鸣，胃或肠之病变部发肿。

以上各脏腑之"索日亚"，如日久成熟化脓溃疡时可流出脓血和腐肉。

治　　疗

一、概述

诃子、毛诃子、余甘子、木藤蓼、西伯利亚紫堇研碎煎汤，连服多次，然后在各脏腑所主之脉道多次放血。

本病之属于寒证者，宜十八味水银散；属于热证者，宜二十五味冰片散；属于风、胆、痰混合症者，可根据其偏盛予以辨证施治。

二、分证治疗

1. 肺"索日亚"：宜八味紫檀香散加蓝石草根。

2. 肝"索日亚"：宜七味红花散。

3. 肾"索日亚"：宜十味小豆蔻散。

4. 胃"索日亚"：宜九味红耳鼠兔粪散。

5. 大肠"索日亚"：宜五味石榴散。

以上方剂，均应配以各脏腑之总治药分别送服，同时可行泻下法和五味甘露浴法，或用各种野花煎汤沐浴。

如用上法无效者，用喜马拉雅多子芹、鸽粪、羌活等在患部热敷，促使化脓，待成熟以后刺破，用酒糟拔毒。如肿块僵硬者，拔毒与热敷交替进行，脓多者用水银丸燥脓。

水银丸方：水银、硫黄、文官木、白芸香、草决明、黄葵子、安息香、珊瑚刺皮、红耳鼠兔粪膏、高原毛茛子、短尾铁线莲、草玉梅子、斑蝥、天冬、黄精、迷果芹、喜马拉雅紫茉莉根、蒺藜、驴肉以蜂蜜为丸内服。

善后调理宜行温泉浴。

第八十三章　狐　　臭

（附：脚臭、乳痈和强阳）

病因及症状

狐臭之发病原因有二,一为遗传,二为传染。

本病是由"塞日亥"之虫菌所引起,它凭借汗液之滋养而生存于人体汗腺之中,能散发一种臭味,因名狐臭。

治　疗

狐臭之治疗,首先须摧毁"塞日亥"所盘踞之虫窝。宜用陇属杜鹃叶（熬成软膏）、山莨菪子、马尿泡、天仙子、信筒子、大白蒜、阿魏、紫铆、天南星、黑蒿、黑草乌各等份研末,加油脂搅匀,在有臭味处,每日涂擦一次,连用三天,继则以碱花、光梗丝石竹之浸出液洗涤腋下。然后再用渡鸦之白粪,锌石、麝香、柏叶（以上三味炒）,丁香,虞美人,碱花,甘松,冰片等研末,用童便拌如糊状,涂擦数昼夜,当可清除熏发之臭气。

防止狐臭复发,可将麝香、丁香、红花装入铜管中,两端以纱布扎紧,系于腋下,并经常用铜绿与童便调和洗涤患部,如能持之以恒,治疗一年,狐臭永不为患。如为未满周岁之幼儿,用上法治疗,一月之内,即可根治。

附：脚臭

白矾、豌豆粉用黄牛尿调和,多次涂敷及洗涤。或用黄花杜鹃叶、"堪母巴"、豌豆粉制软膏,涂布片上,于足心多次敷贴。

乳　痈

　　本病初起，宜用麻渣饼加温热敷，并以三果汤加螃蟹壳（煅）内服。另用草玉梅子、点地梅、芸香叶唐松草、镰形棘豆、麻花艽花、角蒿、藏黄连等煎汤温浴。

　　如用上法无效时，可在背脉、六合放血，按疮疡治疗。

强　阳

　　强阳不倒，阴茎经常勃起，龟头破裂者，将点地梅、亚大黄、"赛嘎尔"、麻花艽花、黑草乌、水菖蒲、党参、白芸香、草决明、黄葵子、红耳鼠兔粪膏、文官木研碎，水煎，取其液涂擦患部。

第八十四章　儿科疾病

小儿如面容失却红润色泽而容颜变黑，或面无血色，经常闭目，有不爱玩耍等情况时，是为有病之征。

症　　状

1. 头病：头部发肿，咽喉不利，唾液特多。

2. 口病：唇内发出白色疹子，灼痛难忍。

3. 心病：呕吐不止，胸部皮肤出现花样斑纹。

4. 肺病：呼吸短促，口眼紧闭，咳痰不利，鼻孔阻塞打不出喷嚏。

5. 肝病：眼皮难睁，目睛上视，肌肤发青，足心发黄，呼吸喘急、如小山羊之啼声，上午病情较为缓和、下午转剧。

6. 脾病：口唇开裂，有时啼哭，频频抓母亲的乳头，身上发出小丘疹。

7. 胆病：耳后发黄，思食而吃不下。

8. 胃病：胃部膨胀，肌肉干瘦，消化不良。

9. 大肠病：呻吟不已，腹胀肠鸣，嗜食泥土等物，有时则呕吐或泄泻。

10. 小儿病属于风盛者，口吐泡沫。

11. 胆盛则皮肤发黄，身热。

12. 痰盛则吐黏涎。

13. 虫病则闻声惊跃。

14. 当病降于心时，目睛上眨。

15. 降于肝则呻吟不已，面容憔悴。

16. 降于肺则咳嗽。

17. 降于胆则面色发黄。

18. 降于胃及大肠则嗜食泥土。

以上各症，不论属于任何脏腑，如出现手足心干燥而灰白，耳郭干枯而贴肉，眼无神采而内陷，鼻孔干涩如结霜，舌干少津，齿生积垢，胃腹坚硬如石，食后即吐，呼吸短促，喉中呼呼作响，吮乳含不住乳头，双目不能闭合，大便泄泻如水，肤色金黄，肌肤肿胀，腹部水满平脐者不治。反之，如脉象缓和，手足心有红润色，欲食母乳，则为病情好转之征。

治　疗

一、概述

1. 五脏用药

心病用广酸枣，肺病用石灰华，肝病用红花，脾病用草果，肾病用槟榔及小豆蔻。以上各脏用药均以单味煎汁内服。

2. 六腑用药

胃病用石榴子，小肠用止泻木子，精府用诃子，大肠用肉桂，胆用波棱瓜子，膀胱用冬葵子，均以单味煎汁内服。

以上之脏腑用药，如热盛者加石灰华、红花、肉豆蔻，寒盛者宜加四味石榴散再加红花。

此外，除了以上各种对症治疗外，尚须根据病情，投以各脏的缓和之总治药物。如咳嗽频作而呻吟不已者，宜肺热普清散。若治疗后难以收效时，可参照各病专章所示处理。至于适应放血疗法之病，亦可针挑脉纹轻度放血。

二、分证治疗

1. 小儿嗜食泥土和煤炭者，宜以七味石灰华散内服。

2. 口生白疹灼痛者可用麝香调酥油涂敷。

3. 舌尖生出疹粒者可用马尾刮去。

4. 头部有黄水疮者用旧城墙土与鸡蛋清拌和涂擦两天，休息两天，连续应用，以愈为度。

5. 有脐部疾患者将川木香、麝香研末与酥油调和，涂敷患处。

6. 幼儿行走早而说话迟者为正常现象。如已届应说话时而尚不能说，则属病态，称为语迟。如舌苔灰白而粗糙破裂者属风病，舌色黄而起刺者属胆病，舌苔灰腻多痰涎者为痰病。

语迟病不论属于何种类型，如出现舌短，舌下发黑作肿者，是为病象，首先应将痰所结成之疹子刮去，然后将水菖蒲、珊瑚刺皮、蜂蜜拌和漱口，再以诃子、冰片洗舌；石灰华、红花、丁香、肉豆蔻、小豆蔻、草果、牛黄研末内服。

7. 小儿如已能说话而突然作哑者，可用上法治疗，并进行艾灸疗法。

第八十五章　妇女病

妇女生理特点

妇女具有男子所没有的乳房、子宫和月经等器官和生理功能。特别是正精中之最后一种精液，分为红白两种。红精的糟粕化而为血，成为月经，当年满十三岁后，按月定期排泄，此后如男女交合，子宫就能保持精子生存，怀孕育子。白精维持母体健康之需要，其糟粕化为乳汁，充盈乳房，产后哺育婴儿。

病因病机

妇科疾病之发生，主要为饮食不节和起居失常等所引起。属于子宫疾病者五种，属于血脉病者十六种，属于痞瘤病者九种，属于虫类病者两种，共计三十二种，再加一般常见之杂病八种，总共合计妇科病四十种，在《青琉璃论》[①]中均有详细之论述。本书仅就妇科血证总论及十种分类症、妇风症总论及六种分类症加以论述。

症　　状

一、妇血症症状概述

腰及阴部以下之骨骼阵阵作痛，少腹灼痛如被击打，胸背彻痛，子宫流血或血凝瘀结，或形成脓疡。

二、妇血症症候分类

1. 心之妇血症：上半身刺痛，少腹灼痛如刀割。
2. 肺之妇血症：咳嗽频作，上半身刺痛，小尖脉怒张而硬，四肢麻木，面及环口发肿。

---

①《青琉璃论》：德斯·桑杰嘉措著，共分四部，分别对《根本续》《理论续》《诀要续》《后补续》作了通俗的注解，变韵文为散文，基本上未失去原意，本书为木刻藏文版。

3. 肝之妇血症：巩膜发黄或发赤，头部及肝区疼痛。

4. 脾之妇血症：脾区疼痛，胃中作响，少腹刺痛。

5. 胆之妇血症：皮肤发黄，疲乏无力，口渴引饮，咳嗽。

6. 肾之妇血症：会阴部作痒，阴户灼痛，腰及阴部以下之骨盆灼热阵痛。

7. 小肠之妇血症：少腹如被刀割般地灼热而疼痛。

8. 乳白之妇血症：心神不安，恶心欲吐，阴部疼痛，月经色乳白而清稀似水。

9. 乳房之妇血症：乳房肿胀，剧烈疼痛。

10. 坚硬之妇血症：肢体困重，不能行动，少腹胀满，作阵发性疼痛。

三、妇风症症状概述

全身骨骼阵痛，头昏眩晕，头骨发冷，心中不舒，眼前发黑，甚则昏然扑倒，有时如癫狂之状，记忆力衰退，全身浮肿，皮肤与肌肉之间疼痛，肌肉肿胀发麻，少腹及阴部疼痛，尿液浑浊不清，月经淋漓不止。

四、妇风症症候分类

1. 头之妇风症：头晕，目糊，两耳流脓，听觉减退，齿及腮部疼痛。

2. 骨之妇风症：骨骼发凉，阵阵刺痛，脊椎、关节、骨髓及骶骨麻木，甚则失却知觉。

3. 心之妇风症：头晕耳鸣，意识不清，神情癫狂。

4. 肾之妇风症：腰部关节阵痛，遇寒后则加剧，腰以下形成瘫痪。

5. 胃之妇风症：胃部胀满，作阵发性绞痛，食物不化，寒凉食物能使病情加剧。

6. 小肠之妇风症：少腹作胀如被扭拧绞结，月经淋漓不尽。

治　疗

妇科病之治疗，在原则上，对妇血症宜以寒性与热性药物交错治之，妇风症宜以热性而味厚之品治之。但无论属风属血，均以下方为一切妇科疾病之通治总方。

加味六味大黄散：大黄三钱，沙棘果膏、川木香、火硝、野姜、碱花各一钱，另加白刺果二钱，共研细末，风病加白糖，血病加红块糖，痰病加蜂蜜为引内服。

又方：白硇砂、肉桂、川木香、"都尔吉"、斑蝥、碱花、甘松、诃子研末，用山柳煎汤送服。本方主治子宫痞瘤、血枯经闭以及胎儿不下和水肿等症。

又方：鹿胎晒干研细用薄酒送服，能治一切妇科疾病。

一、妇血症治疗方法

野山羊血治妇血病有效。对于疑似痞瘤之疾病，将酒盛于羊胃中，热敷腹部，据说亦效。

妇女经常头痛者，宜以黑草乌、芝麻各等份，略加青盐及诃子，研末内服。

子宫痞瘤滚转作痛者，宜以总治方加贝齿灰内服。或在冈脉、"如通"、大肠脉放血。

　　痞瘤病如用上法无效时，宜先以诃子、光明盐、野姜、大黄、沙棘果膏、甘草等研末煎汁内服，作为先行药，促使腹部柔软、脉道分开，然后内服正行药十四味舵手丸。

　　十四味舵手丸方：喜马拉雅紫茉莉根五分，光明盐、鬼臼果各二分，斑蝥、滑石、大戟、"都尔吉"、瑞香狼毒各三分，巴豆（去皮心）二分，干姜、荜拨、胡椒各三分，蛇肉（麝香水泡去毒）五分，白硇砂三分，共研细末，制丸如小豌豆大，用诃子、毛诃子、余甘子、大黄煎汤送服。另以丸药一粒，用输药器从阴道送入子宫，使病根由前后阴驱除外出。如术后药丸滞留子宫不出时，可用温水冲洗，即能顺流而出。

　　本病亦可应用利尿法。方用：斑蝥、白硇砂、朱砂、滑石、硼砂、螃蟹壳、肉桂、鬼臼果、干姜、胡椒、光明盐、"浪那"花、石灰华、红花、丁香、肉豆蔻、小豆蔻、草果等研末，制丸如豌豆大，每服四至九丸。服后卧于床上，取左侧卧位，不用枕头。药后小便自利，须取蹲坐或立位，并以新鲜温和之薄酒催助药力，肃清余邪。

　　又方：任择野花、垣衣（苔）、麻渣饼、鸽粪一种，用酒煮后热敷少腹。

　　以上各种内外治疗法，对于月经迂回、月经失调、子宫痞瘤、死胎不下、妇血症等一切子宫疾病均有良效。药后可选用石榴普宁散、十三味狮鬣散、十五味大黄散内服。

　　此外，月经不调者宜十一味寒水石散，妇血症宜十九味沙棘果散，疗效较好。

　　妇女疾病之渗入于骨者，宜用各种骨骼煎汤沐浴，并根据病之寒热属性行五味甘露浴或天然温泉浴。

二、妇血症分证治疗

　　1. 心之妇血症："诺嘎"放血，内服三果酥油丸，并艾灸第六椎及第七椎。

　　2. 其他各脏腑之妇血症：可在该脏所主之脉道、穴位放血、艾灸，内服对症治疗之药物或油质丸药。如仍难见效时，可用以上妇血症之泻下法及利尿法，加入各脏腑之药引内服。

　　3. 乳白之妇血症：宜用各种粮食（麦、米、豆、大麦等）加温后热敷，并以青盐与酥油调和涂敷腹部。再用肉桂、蒺藜、油松根、高山龙胆花等研末以红块糖调服。

　　4. 乳房之妇血症：治疗方法可参照豺狼头病等篇。

　　5. 坚硬之妇血症：给粮食或青盐加温热敷患部。并将鹿角、鬼臼果、白硇砂研末以酒送服，然后在大肠脉、镫脉放血，饮食以热性之物为宜。

一、妇风症治疗方法

　　1. 十七味沉香散。

　　2. 九味维命散。

　　3. 豆蔻强身散（黄精、天冬、手掌参、肉豆蔻、丁香、沉香各等份，加上列六味药量总和之小豆蔻，共研细末内服）。

二、妇风症分证治疗

1. 头之妇风症

宜羊头汤（取三岁之羊头，将阿魏、野姜纳入羊口，煮食），饮酥油酒，服三果酥油丸，使囟门开放，然后艾灸三结门（后囟、百会、囟门），并在头部热敷。

2. 骨之妇风症

用三岁公羊骶骨煎汤，再加骶骨部羊肉，用竹背皮、干姜、荜拨、胡椒、茜草、肉桂等共煮温服，并饮骨酒。

3. 心与肾之妇风症

以豆蔻强身散为主方，心病加三岁之公羊心，肾病加三岁公羊肾。并艾灸各脏所主之本穴。

4. 胃之妇风症

内服石榴散，艾灸等火穴及十二椎。

5. 小肠之妇风症

肉桂、角盐、蒙自肉桂、诃子、小豆蔻、木藤蓼和各种调味料及大米研末，加羊血调和，装入三岁之公羊小肠，煮熟，清晨服食。

第八十六章　妇科杂病

病　因

妇女杂病之发生多系感寒受风所引起，计有三种。

症　状

1. 白带过多

白带绵绵不绝，少腹及腰部疼痛。

2. 月经淤积成块

本病系因月经与黄水被风所卷，发为妇科痞瘤病。其病变部位多发生于大肠、子宫、胃部，尤以小肠为最多见。主要表现为腹中作鸣，阵阵疼痛，消化不良，小便不利，月经回旋不下，病变部位膨大如怀孕状，坚硬而滚动，有时则跳动刺痛，阴道流黄水。

3. 虫怒症

本病皆因思欲不遂，误犯手淫，激起虫怒所发，子宫口发肿，流黄水，坚硬而疼痛，阴户肿胀。

治　疗

1. 白带过多

四味石榴散加红花、大托叶云实，研末内服。另以油脂涂擦阴部及热敷。起居须温暖，饮食以热性之品为宜。

2. 月经淤积成块

四味沙棘散加硼砂、贝齿灰研末内服，并参照痞瘤病章，攻破痞块，如出血过多者，应以补剂补益正精。

3. 虫怒症

将粮食之类或各种花类加温后进行热敷。另以驱虫剂八味香薷散煎汁注入子宫。

此外，女孩之阴户及妇女阴核作肿，可用麝香、青盐与酥油调和涂敷。

第八十七章　妇女常见疾病

妇女自怀孕至临产，临床上较常见之疾患计有如下七种。

1. 早期妊娠

妇女于怀孕一月以后，就出现倦怠无力，性情急躁，唾液增多，食欲不佳，恶心空呕及异嗜等之妊娠反应，原有之陈旧宿疾亦随之发病。此时，不宜白昼睡眠，亦不可受凉，应尽量满足其所欲之食物，禁食驴、马及禽类肉，避免剧烈劳动和久坐，可在干燥之处适当散步。如兼有旧病复发时，给予对症治疗。

2. 难产

难产分为活儿难产和死胎不下两种。

（1）活儿难产可参考其他书籍，本书不作论述。

（2）死胎不下

①相思子、白硇砂、羚牛角、羚羊角（后两味在火灰中煨至微黄）研末内服。

②"都尔吉"、小叶假耧斗菜、鼹鼠肉、羚牛角、红块糖研末以酒送服。

③"都尔吉"、白硇砂、鹿角炭研末用酒调和温敷。

以上三方，任选一种。如因骨盆窄小而致死胎难下者，可将死胎之囟门穿破，用手指向外牵引。如仍难下者，可用手术刀割开取出。

3. 子宫脱垂

先用温开水将脱出之子宫洗净，再以牛乳洗涤，将子宫整复后送入手指所能到达之处。然后给服花椒，以刺激喉部作噎，使子宫借噎而收缩复位。

又方：青蛙煮熟，连汤服食，对本病颇有良效。

4. 因风而致胎盘不下

（1）胡兀鹫喉、白硇砂、马尿泡、寒水石、红块糖研末以麦酒送服。

（2）红石花（炒）和鸡蛋黄，配和内服。

难产后胎衣不下者，青盐炒后加水煎服。如不效，用鼹鼠肉如豌豆大者一块，或狗睾丸，或蛇肉如拇指大一块内服。如仍不见效，须由高明者作手术剥离。

5. 子宫出血

子宫出血不止时，宜用红糖酒及白糖酒止血。或将青稞炒焦煎汁去渣，加蜂蜜、熊胆、血余炭内服，并在四肢鱼肌及下身用冷水喷激，艾灸十六椎后进行按摩，再以焦肉之烟熏鼻，同服红块糖酒及骨汤。

6. 产后瘀血滞留

本病主要症状为少腹绞痛，可将朝东的旱獭洞口泥土和酒拌和后热敷腹部。内服清腑热的七味红花散或九味"代冒"散，或十一味寒水石散，以清腑热。

7. 产后热毒

本病由产后食用陈旧不洁之酥油、肉类，或白昼睡眠，或过早之体力劳动等原因引发胆热，症见脉象紧数，疲乏无力，上半身刺痛，口干而渴，咳吐红色痰液。用八味獐牙菜散以抑制胆热，并以七味红花散加熊胆内服。

热甚者内服八主散、三味冰片散。

外治法：用麻花艽花与黄牛乳所制之乳酪拌和涂敷，并根据病情所在部位，分别在"如通"、小尖脉、大肠脉放血。此外，本病如为下泄风所袭，宜用轻导泻灌肠法。

本病在行药物治疗的同时，应与食物疗法交错进行，即服寒性药时宜食热性食物，服热性药时宜食凉性食物。

第八十八章　分娩及婴儿处理

分　娩

足月临产时，如子宫口活动扩张、阴道黏液分泌增多，继而流出血液、少腹发痛，为分娩之兆，此时宜以油脂按摩。

既产之后，宜在产妇面部缓缓喷水，并以扇子轻轻拂之。

婴儿处理

婴儿娩出后，量脐带约四指，用绒线分两道扎紧，不使流血，然后剪断包扎。以温暖之香水洗涤婴儿全身，并服少量之麝香水及蜂蜜酥油合剂，然后哺以母乳。

起居护理方面，不使日光直射眼睛，以免损伤视力。囟门及足心不宜艾灸，不使受冷，免致听觉障碍，抱携歪斜必致骨骼畸形。如过早地扶胁强立强走，易于引起肝部病变。以上几点，均在禁忌之列，应予注意。

第八十九章　创伤（头部、颈部、躯干、四肢）

总　论

创伤是指机体受到的各种创伤。

造成创伤的利器有箭、石、刀、矛、角、木等多种，由于受伤的部位及受伤的程度不一，故可分为皮肤擦伤、肌肤剖伤、肌肤截伤、深裂损伤、不全断离、完全断离、破碎损伤、管状损伤等八种类型。

症　状

依据创伤出现之状况，可以判断治疗之难易与预后之优劣。

创伤中于要害之总的症状是，患部突然发肿，尤其是骨要害，刺痛彻骨，并生骨热。中于脏要害则剧烈刺痛，面容苍白；中于腑要害则小便不利；中于脉要害则脉道发热；中于大筋及筋要害，则肢体拘挛或强直。

以上诸症和创伤之部位如发生于眼、鼻、耳、齿、颞颥、胸间、乳部、腋下、脐、睾丸、骨头、大筋及筋、关节、脊柱等处者，疼痛甚而较难治。反之，如果疼痛不甚，食欲良好，身体轻健，能照常工作，患部无恶象，肌肤红润，触之痛不可忍，脓色灰白，肉芽生长，创口边缘如铁锈色者，则易于治疗。

治　疗

一、概述

创伤肿势扩展，宜以凉性药物清热解毒。"参"、无茎芥、大叶龙胆花、角茴香、"隆恩"研末以乳酪调和，先将创口用绢绸严密盖护后，把药涂敷于其上，可以消肿。

创伤通常以热证多见，寒证极少，寥若晨星。当肿势消退后，如为热证，可在患部附近鼓起之脉道进行放血，如已化脓，即可刺破薄处排出脓液。

创口经久不能愈合者，以狗毛置于烧红之铁片上燎成灰状用童便调和涂敷，再用狗毛包扎，经三昼夜除去。

1. 内治法

以瓦苇为主药加倍，配以蛙背石、矛头石、钙质结核、朱砂、镰形棘豆、熊胆、木贼草、白石棉、蓝石棉等各等份，每包加六良药半包，用酒送服。治创伤均效。

创伤发生疠热者，宜服十二味翼首散等。

创伤不论发于何处，用血竭、红花、石灰华、制硼砂、熊胆、蛙背石、镰形棘豆、朱砂研细末，撒于患部。

外伤七天内为血的阶段，饮食及起居均以凉性为宜。中期七天为黄水阶段，饮食起居以不寒不热为宜。最后七天为化脓阶段，饮食起居均以热性为宜。

血的阶段，宜将犀角、鹿角、紫檀香、白檀香、金色诃子、石灰华、红花、肉豆蔻、白芸香、草决明、黄葵子、黄丹、熊胆、织锦缎灰、贝齿炭、黑蒿炭、文官木、白糖研末，以红耳鼠兔粪膏煎汁送服。本方主治血热，药后能使黄水及脓血干燥，本方名为五日散。

2. 泻下法

大黄、大戟、长嘴诃子尖研末内服。

3. 饮食疗法

乳酪能抑制热邪，并有开胃之功，对本病较宜，但不宜食之过多，多食则有使脓液增加之弊，对病不利。酒类刺激，能使创口之血和黄水、脓液增多，应予禁忌，但对创口作痒、筋脉拘挛与强直等症有疗效。冷水喷激之法，以及多饮开水，虽有除热健胃之功，但对肿胀及胃火不足者均有妨碍。鱼及猪肉能使疮疡溃破，应予禁食，但对治疗子弹遗留不出及疠痈等有效。野兔及鸡肉对创伤、骨疽具有抑制作用，但陈旧肉类、陈酥油、内脏、鸡蛋、生冷食物对一切创疡均有害，均须禁忌。

4. 外治法

将渡鸦粪置火上煨焚，使烟熏患处及鼻孔。如用以上各种疗法无效时，宜用泻下和利尿法治疗。此后，以石孔中流出之温泉进行沐浴，最为有效。

5. 起居方面：烈日下曝晒、近火焰、房事、恼怒、骑马及剧烈劳动等，皆须禁忌。

二、分证治疗

1. 皮肤擦伤：熊胆、红花、硼砂研末撒于创口，用布包扎。

2. 肌肤剖伤：先将裂口挤合，然后在创口撒布上列药粉，用软而薄之兽皮涂胶黏合，以毡片包扎，上面再用木片固定。

3. 肌肤截伤：处理方法同上。

4. 深裂损伤：深裂透骨者，用软而薄之兽皮涂胶黏合。

5. 不全断离：如大块软组织断裂过甚者，可以割去，然后以创伤药粉撒于创口。

6.完全断离：如肌肉与关节分离者，先行对齐复位，用毡片包扎，然后以夹板用细皮条或绳加以固定，并在折断之脉道上艾灸。

7.破碎损伤：处理同上。

8.管状损伤：应保持创口洁净，不使深处蓄积黄水，以免溃烂。

头部创伤

创伤之部位在囟门、颞颥、脑后等处者，病情最为凶险。如脑震荡而脑向下移位，颅骨裂开，则行路蹒跚，双目不能闭合，恶心呕吐，头昏目眩。如颅骨损伤，除出现以上各症状外，脉尿均显热象，目赤，鼻衄，饮食不进。如小脑震荡则昏迷不醒，不能言语或神昏谵妄。

治 疗

1.手术治疗

以四手握拳，分别放于患者头部四周，在四拳上用掌轻轻拍击，然后使病人仰卧，于两足心处放一木板，隔板捶拍，使两足之长短等齐，可使异位之脑复原，最后用线将头颅捆扎。

2.药物治疗

可参照总治方药。

由于头部外伤而眼球脱出者，可用拇指按入，然后左右揉转。两耳突然不能闻声，可用吸角吸耳，如能微微出血则效。下颌骨脱臼，如为一侧，用拇指按住患侧颊部，食指在颈项用力上托，使颌骨复位。如双侧脱臼，医者将两手拇指伸入患者口中，用其余的手指托住下颌，先略向下拉，然后向上推托，使其复位，在复位处以艾灸之。此外，将光梗丝石竹粉喷入鼻腔使作喷嚏，促其正常复位。

沸水烫伤或火烧伤以黄葵子外敷最为有效，敷药后在火上或日光下烤晒，能使疼痛缓解。如烧伤病势严重，宜将冰片、白檀香、红花、牛黄以及各动物胆研末内服，另将冰片以开水调敷。或用碱花、花椒以菜油煎烧后外敷，并在阳光下曝晒。或以石决明、乳酪调敷。或以水棉外敷。马勃能吸收黄水，外敷治烧伤有效。或以禹粮土研末外敷亦效。

此外，本病亦可参照疠热总治方药进行治疗。

颈部创伤

颈部为大筋、筋、肌肉汇集之处，如受外伤，病情很是凶险。

1. 脉管破裂

气管与食道之两侧的血管为心脉，心脉后方半指许为黑尖脉，旁开半指为小尖脉。此三支脉管如受创伤，危险万状，如心脉受创则不救，黑尖脉受创后如未全部切断，尚有一线希望，但痛苦很大，如小尖脉被切断则血流不止，必致昏晕而亡。因此，当这三脉受创后，必须立即在断裂脉管之两端进行艾灸，再用各种动物胆与乳酪调敷，并外敷麻黄膏。

2. 筋脉创伤

脑后大筋左右两侧略向下处，有管状水脉，再向外侧一寸许为扭结水脉。当受外伤折断时，颈项强直，不能俯仰，左侧受伤则右部病，右侧受伤则左部病，下肢瘫痪，终致大小便闭塞而造成死亡。

下肢瘫痪可用麝粪煮汁浸浴。后颈强直而上肢瘫痪用五味甘露浴法。二便闭塞不通者，宜用利尿及"奴日哈"灌肠法治疗。

3. 颈椎创伤

颈椎骨受伤内陷，不能言语者，使患者盘足而坐，两手置于腿上，将手足用布捆缚，颈项用布做成笼头样，然后从头顶缓缓向上拉起，由另一人握住两腿，轻轻左右扭动，如有咔嚓之声，颈骨已经复位，即能恢复言语。

躯干创伤

划线定位法：取正身盘坐位，脊柱伸直，颈部略俯，两臂外张，置两手于膝上，两肩略向上抬，从背部第一椎与前胸之天突之间先划一道天线，然后在后背十三椎与剑突之间打一横线，此横线即为黑膈膜。由此将体腔分为上下两部。自第八椎至体侧处，沿长肋骨以上一寸许，如帘幕之分隔者，是为白膈膜的位置和横膈膜弯曲处。自第八椎向下至十三椎之间和其身侧的长肋上之黑白际（膻中）为花膈膜。

肺可分为母肺和子肺两部分。母肺位于胸后，心脏及子肺则在前胸。

从两乳头下一指处画一横线，须超过乳头各一寸，然后斜线向上，直趋天突，构成一个三角形，是为母肺之边缘。再从乳头下向外一寸（母肺边缘之两下角端）划一直线向上，与天线相接，构成一个四方形，母肺、子肺及心脏之侧（在三角之外）、白膈膜之上（即四方形内之两上角）为鸽子穴（此处能容纳一只鸽子的部位，故名）。

自剑突至脐部神阙，划一高八指、宽十二指之棱形线，为胃之部位。

自剑突和第八椎向右量一寸处开始，或以右手之食指和中指捏住右耳垂，用右肘向前后移动，其所达之处为肝脏之位。

自左短肋骨的尖端向胃的旁边量一指宽、五指高处，是脾脏之位。

以剑突下二寸之胃中穴向右七寸之处，高六指、宽三指的部位为胆囊之位。

脐部上下各一寸、宽八寸为大肠之位。大肠又分为三个弯曲部分，右为血大肠，左为虫大肠，中为糌粑大肠。

脐下大肠线区下二寸为小肠部位。小肠分上下两部分，自大肠线下一寸为上部小肠，再向下一寸为下部小肠。

自小肠两下角至前阴上划线成三角形，前部为膀胱，后部为乙状结肠。

十四椎左右各七指、上下五指之处为肾脏之部。精府之部位则处于十三椎下。

脏腑遭受创伤，严重者足以致命，本书不作详述，可参阅其他有关书籍，此处仅就一般外伤不太严重者分述如下：

1. 肝受伤：目赤，面色发青而多油脂，颈部疼痛，脉道怒张，肝区阵发性疼痛，呻吟不已。

2. 脾受伤：腹部膨胀，大便泄泻或闭塞不通，呵欠喷嚏并作，口唇及齿龈灰白，眼和颜面发出黑点。

3. 肾受伤：肢体沉重，四肢收缩困难，小便不利，双耳失聪。

4. 胆受伤：眼泪及皮肤发黄。

5. 大肠受伤：血大肠受伤时，吐泻坏血者九日必死；虫大肠受伤时，吐虫泻虫，少腹绞痛，发为"郎脱"症。

6. 大肠膜受伤：腹部膨胀，小便不利。

7. 乙状结肠受伤：吐虫及便虫，如病人嘘气而击掌者，一日内即死。

8. 肛门受伤：大便失禁或秘结，直肠四指以上为黑肠，受伤则难治；四指以下为白肠，白肠受伤者易治。

9. 小肠受伤：身热，口苦，小肠部刺痛，大便泄泻，眼泪黄色。

10. 膀胱受伤：小便不利或小便失禁。

治　疗

1. 内脏受伤：可参考扩散伤热治疗法进行处理，乙状结肠疾病与大肠之治疗并无二致。各脏腑之治疗法，除按各该脏病篇所载外，应根据病情酌加其他之适应治疗方法，需要放血或艾灸者，亦当按病变部位及阶段等情况予以相应治疗。

2. 肺、肝受伤而形成上翻：主要表现为头部昏晕，语言低沉无力，可由术者搂住病人腋下，向上举起，然后左右摇曳摆动。如肝脏下垂者，以手向上托起贴上动物肝，再以布缠缚。

3. 胸骨骨折内陷：用木片两块，于两肋下托住，用膝部抵住病者之背，以手握持两肩徐向后扳，使背部挺直。涂胶水于柔软皮上，然后贴在背部，再用布带缠绕固定，待胶干后解除布带。

4. 锁骨脱臼：从腋下将两侧肱骨用布缚住，向后牵引布的两端，用膝抵住背部，两肩略向后扳，然后用布绑扎。

5. 肋骨脱出或骨折：取一小口酒瓶，令病人向瓶口吹气。肋骨折断者，再用薄兽皮一张，正中开一豌豆大之孔，以胶粘糊，孔口对准骨折部。

6. 脊椎断裂：病人取俯卧位，取木棍一根，外包毡片，置于脐间，然后用两手分别按压脊椎之上下两部，一面将木棍两端轻轻向上抬起，使断裂之脊椎复位。

7. 小肠坠落：小肠坠落之症状，主要显示于脐部。脐眼倾倒于何方，即知坠落于何处。治疗之法：可用生肉一块，在火中烤热，贴于患部，再润以少量之水，用手按摩，然后在倾落的一方，置一线制之球状物，紧紧扎于腹部。

8. 小肠脱出体外：先将小肠用净水或酒洗净，然后用凉水喷激病人面部，借冷刺激而达到肠子回收之作用。或用羽毛伸入病者喉部，引起呕吐，亦能使肠子收入腹中。如用上法无效时，将患者头部倒悬，然后在其脚心处拍击、摇动，待肠子回入腹腔，用马或野驴筋线将皮肤裂口交叉缝合，内服及外敷伤药，再以绢绸及油毡片包扎。

四肢创伤

四肢创伤，可分为鱼肌、肉核、脉、大筋及筋五种要害。

1. 鱼肌要害

肩至颈之间的肌肉为黑颈鱼肌要害；肩胛骨上面为花奔肌要害；肩胛骨下缘为曲战肌要害；臂部有羊尾肌（三角肌）、鱼中肌以及拇指与食指之间之舞肌三要害；腰下臀上部的肌肉为马肌要害；髋关节下二指许大腿外侧为白冈肌要害；髌骨向上八指处为黑蛙肌要害。小腿部之跗骨高突处向上五指为鱼头肌要害；由此再向上六指为腿鱼中肌要害。

以上共计四肢二十二处鱼肌要害，遭受创伤成为肌肉作肿要害。

2. 肉核要害

肩胛骨与肱骨连接处向上至肩部四指处为青头肉核要害；肘外侧手臂屈伸时突出如犬

怒状的肌肉向上五指处（即羊尾肌头向下四指处）为臀部紫色肉核要害；自髋骨外侧沿大腿一拃（约六寸）为白肉核要害；再向上三指处为蛇昂首肉核要害。

以上左右八处之肉核，如受伤而突然发生肿大将威胁生命。

3.脉要害

脉之要害分为风脉（神经）、血脉（静脉）、风血合脉（动脉）三种。

（1）风脉要害：风脉不流行血液，而是风的通道，因此又称白脉或水脉。

风脉在臂部羊尾肌与腋窝外侧之间者为水脉要害；肘关节外侧至精弓穴之间为风脉珍宝要害；膝关节向上四指处为骨脉要害；跗骨与外踝之间为脊髓脉要害；大趾第二节有毛处为笔头脉要害。

以上各种要害部位受伤时，皆能引起风飚而使该处成为机能丧失之要害。

（2）血脉要害：左右肩胛骨之脉管为蛇脉；自肩关节向颈柱横跨肩胛一拳处为弯曲脉；从肩关节前面横量一拳处为吹螺脉。此六脉均属肺脉，为蓄滴要害。

在手臂与肩之间，从肩胛骨缝发出之脉为金柱胆脉要害，其脉之末梢位于羊尾肌之外侧；臀大肌下之横纹处为黎明胆脉要害。以上四胆脉是发生胆热之要害。

肘弯内侧之"诺嘎"脉，通过精弓穴内侧之"如通"脉，大腿内侧之巨大脉，肝的下脉之腨端脉，此四肢左右八脉如被创伤为失血要害。

自髋骨向大腿倾斜面肌肉浅薄处为黑穗肾脉，大腿前上方高突处为着骨肾脉，大腿外侧肌缝处两足抬举者为举足肾脉，自髋骨头经大腿外侧肌缝伸向下方者为黑脾脉。以上八脉，为产生寒痰之要害脉。

以上所列六支肺脉、四支胆脉、八支失血脉、六支肾脉以及二支脾脉共计二十六脉，皆为血脉要害。

（3）风血合脉要害：位于足心正中如油脂凝结者为夺掌要害，足背上有血脉搏动者为黑动脉要害，内踝部下凹陷处为铁豆要害，自踝关节由胫骨向上四指处为金梁脉要害，膝关节后方为膝弯黑脉要害，鼠蹊沟处为赤眼心脉要害，无名指下手心为迅速要害，小指下手心处为动脉要害，手腕桡骨高突处为诊脉要害，在诊脉之另一侧位于两大筋之中间为神脉要害，肘弯内侧为"阿锁利嘎"要害，腋下为聚汗心脉要害。

以上二十四要害所分布之脉道，皆是激发热邪亢盛或扩散而造成死亡之要害。

4.骨要害

骨之要害分为大关节与小块骨两类。大关节有十二，即两髋、两肱、两膝、两肘、两腕、两踝。此类关节上下两端各四指之骨松质中之骨血等皆包括于关节之内，均是极为险要之处。其他如髋眼、肩胛骨、髌骨、踝骨、跗骨，以及其余之小关节均为病情较缓的要害。

5.大筋及筋要害

大筋及筋，计有左右两腿弯、二肘、二腕、二脚跟及蛙头筋（外踝上与胫骨下之肌腱）

等十处。大筋与筋之区别是，凡形扁而在躯体之后背部者为大筋，反之，如位于前身而形圆者为筋。

以上十处之筋如遭外伤，必致出现拘挛或强直而影响屈伸之作用，因而谓之要害。

要害区受伤后对机体之影响：上面所述之脉、肉核、鱼肌、骨节、大筋及筋五种要害，按其疾病之严重性而言，脉与肉核为头等要害，创伤后多能致命，最为凶险。鱼肌与骨节属于中等要害，但痛苦较甚，需长期治疗和调养，始能平复。此外，大筋及筋之创伤则为下等要害，仅能造成肢体拘挛和强直，但与前者足以致人死亡相比，就相去甚远了。

1. 脉要害

脉道创伤以心脉所主之部位最为凶险。如两肘内侧之"阿琐利嘎"、两足心之夺掌、两无名指下之迅速，以及小指下手心处之动摇脉等均为头等致命之要害。其他胆脉与风脉所属部位与生命关系不大，不能致人于死，故可称为中等要害。至于其余之脉受伤皆属下等要害，不在凶险要害的范围。

2. 鱼肌要害

鱼肌以小腿部之中鱼肌及黑蛙肌为最凶险之部位，足以致人生命。大腿部之白冈肌受伤，为中等要害。至于肩部之黑颈鱼肌则属下等要害。

3. 骨节要害

关节以臂关节及膝关节为最凶险之部位，受伤者一般均能致命。髋关节及肘关节为中等要害，其余之关节创伤为害不大，皆能治疗，均属下等要害。

骨以踝骨及跗骨为头等凶险部位，髋骨和肩胛骨属于中等要害，其余则易于治疗，属于下等要害。

4. 大筋与筋要害

大筋以腿弯内之大筋为头等凶险要害部位，创伤后治疗困难，肘弯内之大筋属于中等要害，其余的大筋则属下等要害。

治　疗

1. 骨折及脱臼治疗

（1）四肢骨折：用手术拉、扯，并将碎骨按入，在进行手术整复时，对受伤一侧与未伤一侧做相互比较，以防长短不一，造成畸形错位。

开放性骨折，宜先以马或绵羊、山羊乳洗涤创口，将脂肪加热后温敷，然后以手术拉、扯整复。如不能复位者，可将外露之碎骨截去，再用上法复位，创口敷以伤药，妥善包扎。

包扎之方法是，无论有无创口，首先用涂胶软皮包好，外层再以毡片包缚，然后用厚薄长短一致的夹板以赖草均匀致密地扎缚，再在赖草与夹板之端用布包好，上面用细皮条绳加以固定，最后由拉扯者缓缓松手，将手指自然地悬挂于腹部，如伤在下肢，必须加以固定，不使屈伸活动。包扎时应松紧适度，如由于包扎过紧而疼痛肿胀者，可将赖草略予放松，肿痛当可减轻。

（2）四肢关节脱臼：在一般情况下，肱骨关节与膝关节不致向上脱臼，脊柱和腕关节不可能向左右脱臼，肘关节与踝关节不可能向后脱臼，而髋关节则有向内或向外脱臼之情况。

以上各部之关节脱出即会出现突出或下陷之状态，患侧与健侧比较，其长短度也发生改变。

①肩关节脱臼：术者以肩在病人之腋下顶住，抬高，并轻轻摇动病人之臂，如关节发出响声，即已复位，然后以柔软之球状物置于腋下，将前臂兜悬于颈下，经七昼夜释去。

髋、肩关节脱臼且大筋断裂者，应立即整复，若历时过久，宜用温浴法，将复错位的关节用力拉开，然后在关节突出部以手推拿整复。

②手腕及踝关节脱臼：择一凹形地，铺一张毡，令病者卧于其上，术者用足跟将突出之骨按入，并以水喷激，然后加以包扎。如为陈旧性或习惯性脱臼，宜用艾灸疗法。

如脉管断裂而出血，按总治法治之，无效时用丛生亚菊、麻黄、"赛乃亥"、红花、熊胆等研细之品撒于创口，用绢绸包扎，并进行凉吸法，然后在创伤部位上下各六指处，置一小石块，用布紧紧扎缚以压迫脉管阻止血流，上面盖毡片、木片，除了留出创口以外，包括石块全部绑紧，并在脉管上下两端艾灸，同时内服止血药剂。此外，亦可于脉道之上下部放血，称为"水渠改道法"。

2. 鱼肌要害之治疗

鱼肌创伤可用糌粑加水调和，搓成圆形，在火中烤热，劈成两半，在患部温熨。如无效，用各种动物之鱼肌和丛生亚菊、植物油煎汤浸浴。

3. 肉核要害之治疗

用红耳鼠兔粪膏、兽脑、青盐研调涂敷患部。如不效，用各种动物之肉核煎汤浸浴。

4. 风脉要害之治疗

按经络通行路线，在第一、六、七椎及膻中穴艾灸。创口用热糌粑温敷，并用丛生亚菊煎汤行蒸汽浴。

5. 血脉要害之治疗

血脉要害出血者，治以凉水喷激法。

6. 大筋及筋要害之治疗

（1）大筋与筋创伤：治疗主要以润（如浸渍法、温浴法等）、温（如艾灸、热敷等）两法为最适宜。

（2）大筋断裂：颈后、肘弯内之大型大筋受伤而致断裂者，宜用马或野驴之筋缝合，创口则用白石棉、蓝石棉、珠角石、熊胆研末外敷，在创口之上下方用毡片折叠后扎缚，置木片于上，扎紧固定。

（3）大筋及筋强直或拘挛：如完全不能屈伸者，治疗乏术。略能屈伸者，先在温泉水中浸浴，再用各种花煎汁温浴，或用水柏枝与酒煎煮后温浴。然后令病人喝酒使醉，将患肢缓缓拉直，逐渐加力拉扯，此后则要求患者坚持锻炼，使之恢复活动。如因拉扯时用力过猛而致伤时，可在附近脉道放血，并进行温浴。

本病恢复正常以后，再用各种牲畜之油脂及酥油涂擦，加温后按摩。

此外，本病之属于热证者，宜以凉法治之，但在治之无效时，则须改用反治之法，以温治法治疗。属于寒证者，宜以温法治之，但在治之无效时，则须改用反治之法，以凉法治之。

第九十章　中毒症（配合毒、化毒、肉毒）

配合毒

配合毒是经过制造合成之毒品，一般可分为珍宝毒、矿石毒、肉类毒、精华毒、原毒物、草类毒等六类。

1. 珍宝毒：如黄金、铅、水银等。

2. 矿石毒：如锌矿、朱砂、硫黄、寒水石等。

3. 肉类毒：如狗肉、山羊肉、禽肉、斑蝥等。

4. 精华毒：是聚集了一切含有毒质之精华配合而成之毒。

5. 原毒物：如黑草乌一类之毒药。

6. 草类毒：如山莨菪等。

毒物种类繁多，但就毒物之性质而言，不外乎热性配合毒与寒性配合毒两类。凡为珍宝、矿石类配制者均属寒性毒，如以肉类、精华、草类、黑草乌等为主配制者均属热性毒，如各种毒物混合配制者，则是寒热交杂毒。

所谓"毒"，其含义是，某种物质当被利用作为损害之事时，即成为有害于人的毒物；如被利用作为有益之事时，则成为有益于人的甘露和药。两者之间，并非绝对不能转变者，为毒为药，关键在于如何掌握，如何利用而已。例如原毒物黑草乌，如能掌握利用，可清疠热，成为治病之甘露，被誉为养生之牛奶，但对蛇类则为毒。由此可见，一切物质，由于善于利用与不善利用，适应与不适应，最后形成了有利或不利的两种不同之作用和后果，此种利与害的两个方面，普遍存在于一切物质与一切方法中。因此，一切之物质可以称之为毒，亦可称之为药，追根溯源，其根本完全相同。

现在所谓药物中毒，为一种不易治疗之疾病，毒质随食物之精华而传入人体的正精，而后化为疾患与疡疮，因而亦可归纳在配合毒类之中。

症　　状

一、概述

精华如马，毒物犹人，人乘马上，疾驰如飞。毒物随食物之精华而迅速传布播散，无一定之常规形式，表现出不同的症状，难以片言只语说尽。如按照其口、齿、骨骼疼痛之症状而言，与风病相似；目黄，身热，则似胆病；消化困难，嗳气呕吐，胸腹胀满，类似痰病；脉象闪动，上身刺痛，又似血病；发麻作痒，象似黄水病；恶寒战栗，关节疼痛，则与瘟病相同；咯吐鲜血，肝胃疼痛，与紫痰相似。尤其是脉象尿色极为混乱，根本不能以常规之检验方法去加以诊察判断。病情发展错综复杂、扑朔迷离、变化莫测，但如细心观察，亦不难探得隐秘。若证见虽能进食，而肌肉干瘦，体力消失，肝及胃部不舒，易于感冒，心中抑郁不适，无故疼痛，不加治疗，有时症状亦能自动消失此为配合毒无疑。

二、症候分类

由于本病复杂多变，故在诊断上必须多方考虑，首先应细致诊察毒物传入之途径，分析毒物之品类，以及发病之时间与中毒之主要脏器部位等，而后才能作出正确之诊断。

关于鉴别诊断是否中毒之方法甚多，欲进一步详细研究，可参阅其他有关典籍，此处仅作概略之叙述。

1. 珍宝合毒：疲乏无力，肌肉干瘦，肤色逐渐发青，目黄，胃脘胀闷、嗳气、轻微疼痛而有寒凉感，口中有铁锈味，阳痿不起，吃乳酪后则大便泄泻鲜血。

2. 矿石合毒：腹部坚硬而沉重，颜面肿胀，四肢干瘦。

3. 肉类合毒：肝及胃部不舒，目红赤而视物不清，声音嘶哑。

4. 精华合毒：半身疼痛，病侧肢体干瘦。

5. 原毒物：舌和指甲之根部麻木，双目视物模糊，牙齿发黑，唇舌干裂。

6. 草类合毒：骨骼疼痛，大筋强硬，口唇有肿胀感，全身发冷，心乱不安。

中毒虽有以上几种，但不外乎热性合毒与寒性合毒两类。热性合毒之临床表现为脉紧，尿色紫而质稠，"垢亚"浓厚，关节、四肢鱼肌和头部均感疼痛，恶寒战栗，腹内阵阵灼痛，神志恍惚，睡时多梦，胸胁及肝胃部刺痛，口舌干燥，齿黑唇裂等症。本病主要为毒入肝胆二脏所致。

寒性合毒之临床表现为脉迟，尿色青，舌苔灰白，腹胀，嗳气，欲食而食物不化，颜面浮肿（最后则成为痞瘤或转为水肿）。本病主要为食物不化而毒降胃府之征。

寒热交杂之毒为毒降于肝胃二府。其本虽属寒证，但在临床上则反呈热象；其本虽属热证，但在临床上则反呈寒象。扑朔迷离，极难辨认，必须细致鉴别，不使误诊。

化　毒

化毒可分为逆性化毒与变性肉毒两类。变性肉毒另有专述，这里仅就逆性化毒略述如下：

逆性化毒之中毒原因是性质相反之两种食物形成毒物和精华不能转变为正精引起中毒。

性质相反食物有如下几种：新酒（刚发酵者）反尚未发酵之乳酪同食；黄蘑菇反芥子油；鸡或鸡蛋反乳酪，鱼肉反鸡蛋；植物油反蜂蜜；牛奶反鱼肉；萝卜反红块糖；肉类、脂肪反凉水；新鲜水果反牛乳、乳酪、酪浆；扁豆叶、红块糖、乳酪三物相反；葱、蒜反蜂蜜。

此外，酒、酥油、牛乳存放于铜质器皿过久有毒；热肉未待冷予密封且存放日久等致食物变质，食后均能造成中毒。

症　状

物性相反及腐败变质之食物，食后不化而滞留于胃时，胃中痰盛，其病属寒。滞留于肝时，血和胆偏盛，其病属热。兼风者则头晕，腹胀嗳气；兼胆者腹中灼热疼痛，大便泄泻；兼血者闪烁刺痛；兼痰者头痛身重，消化不良；兼黄水者全身浮肿，关节疼痛。

本病症状表现不一，复杂多端，因而在诊断时较为困难，必须详细观察。

肉　毒

肉毒产生有如下几种：

1. 生肉存放不当，在潮湿地上为自然毒气所中。

2. 烧熟之肉类未经冷却而密封。

3. 肉存放于粮食中或草地上为时过久。

4. 肉类与乳制品、酸酒混合致发酵变质。

5. 肉置于日光下曝晒致变质。

凡此种种，皆能使肉食变坏而引发肉病或肉毒症。

症　状

一、概述

肉毒症一般症状表现为眼球呆滞，瞳孔散大，视物不清，胃中作胀，食道闭阻，声音嘶哑，头昏眩晕，神情恍惚，行路蹒跚。

二、症候分类

1. 伤肉病：头及关节疼痛，以上吐下泻为主症。本病对生命危害不大。

2. 肉毒症：咽喉阻闭，发声不扬，饭食不能下咽，肢疲无力，目眩，视物模糊。本病甚为严重，必须及时急救，否则很快恶化而亡。如仅有呕吐而不出现其他症状，脉象亦无变化者，则为不救之兆。

治　疗

配合毒等症，首先用下方收敛之，以防毒之扩散。

收敛方药：白芥子、甘草、白草乌、黄牛干血、骨碎补、肉豆蔻、金色诃子研末，用冷开水送服，然后接服下列丸药。

辟毒丸：水银、硫黄、"素木"、"化若赛保"、"化若嘎保"、红草乌、马钱子、白草乌、诃子、垂果蒜芥、孔雀翎（日光下以凸镜烧灰）、骨碎补、食用蔓菁子、"赛乃亥"、"玉沟香"、白犀角、麝香、牛黄、石灰华、红花、丁香、肉豆蔻、草果、小豆蔻研末，用石榴子煎汁制丸，如豌豆大，按患者之消化情况用开水送服，或同服五味石榴散。

如本病出现杂风时，宜以按摩及涂擦油脂等法治之，并内服羊蹄骨汤，能使病情缓解。若经上列各种方法治疗后，神志清楚，食欲转佳者，则为病情好转之征。

本病与痰结合时，食欲不振，疲乏无力，颈项强直，神志不清，右乳房部及短肋处疼痛，嘈杂便干。宜用下方攻痰破积。

处方：藏木香、悬钩子茎、干姜、芫荽子、荜拨、石榴子、余甘子、光明盐、红花、木藤蓼研末内服。

本病与胆相结合时，毒降于胃则胃中胀满疼痛；毒播于皮肤则指甲等处发黄，治宜下方。

处方：藏獐牙菜、印度獐牙菜、珊瑚刺皮、止泻木子、波棱瓜子、木鳖子、红花、伞根虎耳草研末，在中午与半夜用温开水送服。

本病与风相结合时，由于风性轻飏而遍布全身，能与任何疾病相互结合为患，尤以中毒症为甚。临证表现为心肺不舒，头昏眩晕，欲行动而神志不安，胃脘胀满而鸣声特甚，二便灰白，大小肠机能失调，以上均为风病之象。治宜羊蹄骨一块，加木藤蓼、大白蒜、诃子、白草乌等研末，用开水送服。

一切中毒之病，如降于脏腑，不论其在任何部位，均以下方治之。

处方：红花、紫檀香、红耳鼠兔粪膏、诃子、唐古特青蓝研末内服，本方为通治各种中毒之总方。如药后仍不见效，另将白草乌、楤藤子、獐牙菜研末内服。

此外，如毒降于肝时，可在"如通"放血治之有效。心跳不舒，宜白檀香、冰片、红花、石灰华、肉豆蔻加白糖研末内服，并以猪头肉及骨煎汁，加阿魏、肉豆蔻、野兔心等，多次饮服，最后则以吐法及泻法肃清余邪。

毒在上部，宜用吐法，将囊吾、蘑苓草二味共研末，用山羊乳两捧（约200毫升）制成乳酪，清晨鸡鸣时服下，穿暖衣服，卧于床上，使在太阳未升时引起呕吐。如药后不能呕吐时，再以清水一捧（约100毫升）加面粉略煮，于将熟未沸时服下，可能达到使毒借呕吐而排出体外之效果。为了抑制风势，故以面粉作糊治疗。

毒降下部，应以泻法治之。用泻法时之先行药及善后调理法可参照泻治总法。

泻药方：蓖麻子、"都尔吉"、"莞布"、"西日堪札"、神黄豆、长嘴诃子尖、瑞香狼毒、大戟、白草乌、藏黄连共研细末，制丸如湿豌豆大，黎明时服三丸，天明后服两丸，按病情增减服用量。本方能使一切毒物自便中泻除。此外，如服药时引起呕吐而不泄泻者，可用石子冷敷喉部，另以肉类焚焦熏鼻、冷水喷激面部。

中毒症初起时，可将山羊或牦牛或猪的鲜血，最好为红色雄黄牛颈部之鲜血，趁温服下，可以控制毒素扩救，不致蔓延全身，同时多饮开水，沐浴。忌食沙棘果膏及毛叶木瓜等酸性食物。

此外，可根据病情进行适当加减。中毒症大便不利者加角蒿；小便不利加驴蹄、冬葵子、"曲卜尔"、鸬鹚羽毛（燎）；口鼻发干加高山龙胆；胃部胀满加黄花杜鹃叶；身体麻木加黄葵子；咽喉阻塞加胆矾。

本病虽为热证，但不宜服用冰片，虽为寒证，但不宜食用酒肉。凡咽喉闭阻，不能进食者死。食物以青稞粥、大米粥、热糌粑为宜。

此外将三红汤加麝香、熊胆内服可治一切中毒症。

有毒肉类鉴别法：肉类如含有毒质，经烧煮以后颜色很红，味亦不香，但一般无虫，如发现有虫，即是黑头虫，此为有毒之征。

肉毒症初起时，将珊瑚刺皮与裂萼蔷薇皮研末，用活山羊血或猪血送服，可使肉毒收敛，不致扩散。

又方：骨碎补、"果差"、珊瑚刺皮、无茎芥研末，用灶心土送服，主治新久肉毒症，服之均效。

又方：内服未经霜之水柏枝，或白草乌，或高山龙胆花及根，均有制毒作用。

肉毒引起咽喉阻闭者，以扁叶珊瑚盘、高山龙胆花，白草乌为一剂（约四分）、麝香、硼砂各一剂，用白糖调和内服。

又方：镰形棘豆、水柏枝、石灰华、甘草研末内服。

又方：姜黄煎汤内服，能治肉类中毒。

又方：蘑菇、碱花、青盐之用量依次递减半数（即 4∶2∶1）研末，用开水送服，其有克制肉毒之作用，功如甘露。

总之，化毒治疗法与配合毒同。肉病可按总治法治疗，一切中毒症都要服敛杀和泻下之药。

此外，中毒症之大药方参见《医方四续》。

第九十一章　狂犬毒

病因病机

狂犬病为原毒之一。狗疯狂之特点为耳聋不闻声，目瞑不能视，口角流涎，张嘴低头，尾巴拖垂，埋首乱跑。人若被疯狗咬伤，遂致发生狂犬毒。

症　　状

狂犬毒初期：被咬之伤口发肿，色呈紫黑，形状难看，有花斑且凹凸不平，形如犬鼻，流黑色之血，或不流血，状若竹管。用水洗涤后，如滴以牛奶即顺流而下，不能附着于疮部，即为有毒之确证。

狂犬毒发作期：头痛面赤，恶寒战栗，全身有蚁行感，不欲近人，身体不愿别人接触，入水如涉沼泽，自觉舌头和鼻子有变长之感。

狂犬毒成熟期：心中不舒，眼脉发黑，无名指甲根部变青，神志疯狂，昏厥不省，见镜子或见水则生恐惧，瞪目直视，牙齿发黄，舌长发黑，吐黑色之涎液，小便红赤而不转变，大便发黑，作犬吠声，见人作欲咬状，坐式如犬。如有上列症状者，当可确诊为狂犬毒。

本病应注意不可使患者近水或照镜，不使闻犬声，也不许有涉及狗的谈论。

治　　疗

诃子、"隆恩"、麝香、安息香、香鼬肉研末内服。服药之同时将伤口之恶血用吸角吸去，然后用麝香与花椒研末涂敷，并在附近之脉道放血，接服下方：

红花、麝香、大戟研细末制成丸剂内服。本方能治一切动物咬伤及一切中毒病。

又方：虎肉焙干研碎，多次撒于伤口，另服虎肉汤，能防止狂犬病之发作。本方妇女忌用，据传服后致不孕。

如伤口较大，可先用酥油涂敷，以小铁片烧热烙烫，然后用麝香、白草乌、姜黄、珊瑚刺皮、茜草、屋梁吊挂烟灰等研末，用酥油调敷。

内服方：马钱子（文火略煨）三分，斑蝥一个，雄黄、龙骨各三分，共研细末，用酒糟汁一杯送下，日服一至三次。

又方：牛黄、诃子、喜马拉雅紫茉莉根、山莨菪、红花、小豆蔻、草木樨研细末，内服。

为使余毒不再为患，可在第六椎艾灸，并以霹雳露散泻下。

如狂犬毒内渗，不能清除时，其先行与善后调理皆按《医方四续》之五业治疗法处理。

泻下方：斑蝥、螃蟹壳、胡椒、干姜、荜拨、滑石、巴豆、"都尔吉"、冬葵子、亚大黄、大戟研末内服。本方具有利尿和泻便双重作用，如药后吐出物及泻出物状如犬形者，则是毒已外泄之征。但本方峻利力猛，毒出即止，不可多服，以免泻利过甚。

服上方后，再以麝香、安息香、金色诃子、马附蝉①研细末，连服数天，再取膻中艾灸，然后再用下方。

麝香、红花、肉豆蔻、牛黄、白块糖研末，用酒送服。本方有敛毒而然后杀毒之作用，可以制伏狂犬之毒。

又方：豹肉研末，撒布伤口，治狗咬伤颇为有效，特别是对狂犬毒症，效如甘露。

又方：狼肉熬汤服之亦有效。

---

① 马附蝉：即马前肢内侧的黑斑点。

第九十二章　旱獭毒（鼠疫）及蛇毒等

旱獭毒（鼠疫）

旱獭患病后能传播疾病，如误食有病旱獭之肉，即发以短肋疼痛为特征的传染病。

预　　防

清晨空腹服大蒜酒，可以避免传染本病。

治　　疗

九黑散：安息香、黑草乌、自然硫、阿魏、麝香、雄黄、镰形棘豆、羌活、野赤芍、山羊毛（烧焦）研末，用诃子汤送服。

本方主治旱獭毒，对疠病及炭疽病亦效，药后必须多次发汗。

蛇　　毒

被蛇咬伤中毒后，应立即饮服凉水，并在伤口以麦粒大之蕲艾灸治。或用骆驼乳或其他乳类所制之酪浆洗净伤口亦有效，并在附近之脉道放血。

防蛇法：麝香、硫黄研末拌和湿驼粪，撒于帐房四周，蛇不敢近。据说焚烧白芸香则易招致蛇来。

山岚瘴气

高山地带以及石山之中，有土气瘴毒，一经为毒所中，即发生头昏眩晕，呼吸困难，恶心空呕，甚至昏倒等症。

预　　防

大蒜捣碎入酥油中煎，每日清晨涂抹口腔及鼻孔，可以避免中毒。本品不宜内服，恐将引起呼吸障碍。

治　　疗

血盛者在臂脉放血，内服十六味杜鹃散。接服野牛或黑纹青牦牛之血粉一包。

无论人马，为瘴毒所中可焚酥油糌粑熏鼻来解。或用牛黄焚烟熏之亦可。或以萝卜干或蔓菁干煎汤内服亦有效。

小虫咬伤

较小之虫类咬伤，用酪浆等酸性物涂擦有效。

第九十三章 梅 毒

症 状

梅毒一名大疮，蒙古族称为"腾布"。

本病主要发生于男女之阴器部，呈多样凹凸不平形状，或成结节，患部肤色变赤，刺痛而颤动。梅毒亦可发生于头部及躯体各处，使头发脱落。当病势发展至严重阶段，男阴器溃烂破裂，口鼻腐烂。

治 疗

汉医处方如下：

轻粉、红粉、丹粉、朱砂各五分，冰片一分，共研细粉，撒于疮上。如流脓液，可用粉末干撒；如不流脓，以大红枣七枚，煮熟后剥去外皮，取枣肉与水银一钱，与上方用唾液拌成糊状，涂敷。

以上轻粉、红粉和丹粉三种药物名为汉医名称，藏医似无此药名。

此外，亦可先以山羊血涂擦患部、用麝香水洗净，然后用下列方剂外敷。

外敷方：儿茶、槟榔炭各二钱，胆矾、麝香各五分，共研细粉，用患者本人唾液湿润后以渡鸦羽毛涂敷。

又方：麝香、白芸香、草决明、黄葵子、白草乌、安息香、红花、大黄研末，涂敷患处。本方对麻风病及疔痫亦有效。

在刚剥下之山羊皮上涂以山羊血，趁温包扎患部，同时再服食山羊肉和血，可以制服疮毒，免致毒邪蔓延扩散，但其他食物均能引起患部发痒而使病加剧。鱼肉、鸡蛋、猪肉等三物对本病有害，禁忌服食。

内服方：大黄、水银（制）、冰片、槐米、朱砂、雄黄研末，早晨及中午用酒送服，晚上睡前以花椒水送服。连服三四天。

又方：水银、硼砂、硫黄、明矾、火硝、朱砂用昇汞法炼制，然后再加儿茶、槟榔，用枣泥制成丸药，用母山羊鲜血送服。

又方：牛黄、熊胆、犀角、蟾酥（酒中浸泡三天）、羚牛角、珍珠、麝香、冰片、沉香各三钱，朱砂、雄黄、硼砂、琥珀、血竭、没药各一钱，共研细粉，以人乳为丸，用凉开水送服，解梅毒有效。

另外，本病可在"如通"及大肠脉放血，如病情严重时，宜以霹雳露散加"都尔吉"、巴豆、"果差"等，共研细末，用开水送服。此后可在硫黄温泉中沐浴。

饮食宜忌：本病之食物以肉及蔬菜为宜，饮料宜淡茶，忌食豆类及豆粉，当病情严重时，除稀饭等流汁外，其他食物均应禁忌。

第九十四章　麻风病

病因病机

1.内因：体内黄水增盛。

2.外因：饮食不节，起居失常。

由于以上之内外因素，以致机体内部之风、胆、痰机能紊乱，黑黄水遍布全身，遂成麻风病。

症　　状

面容憔悴，皮肤失润，时而破裂，时而粗糙，或灼热，或寒凉，肌肉闪动，皮肤发痒，搔破后则流黄水黏液，如牛皮癣状，斑片驳蚀，浮肿而有结节疹疱，头发和眉毛脱落，肝胃部疼痛，两眼红赤，成三角形，鼻塞不利，发音嘶哑，骨、髓及一切器官均感不适，皮肤片片变色，油滑不沾水湿。最后患部形成圆眼疮，破溃腐烂，甚至四肢脱落。

饮食及护理：本病患者所接触过之食物及衣被等均能传染，必须慎重处理。

饮食方面，须忌乳制品类白食、甜食和青盐及日久腐败发霉等食物，而以陈旧粮食、新鲜面饭和肉干为宜。

起居护理方面，对于房事、剧烈劳动以及白天睡眠均应禁忌。

治　　疗

1.外治药

麻花艽花为主药，黑草乌、野赤芍、水菖蒲、硫黄、大戟、"都尔吉"、川木香、镰形棘豆、熏倒牛、白芥子、珊瑚刺皮、雄黄、止泻木子、亚大黄、瑞香狼毒、焦角、屋梁吊挂烟灰、白芸香、草决明、黄葵子、短尾铁线莲，上药共研，以黄牛尿调成糊状涂擦，在日光下晒干，治麻风病有效。

2. 内服药

诃子、毛诃子、余甘子、黑草乌、龙骨、旧松儿石、文官木、黄葵子、草决明、麝香、荜拨研末，加安息香、牛黄，制成药丸，如豌豆大，第一天服一丸，以后逐日递加一丸，服至九丸后每日服九丸。本方专治麻风病。

又方：文官木、"奴木巴"、木藤蓼、"巴多拉"、苍耳子煎汤内服。本方能制伏黄水，治疗麻风。

又方：以生长于阴坡之麻花艽花为主药，加诃子、白芸香、草决明、黄葵子、水银、白糖研末，每次服一勺，连服一至两月，药后若见大便泄泻，即已发挥药效。

此外尚有麻风酥油丸，可参考其他典籍，此处从略。

凡有脉道增盛充血者，即于该处脉管放血，亦可在患部附近多次放血。五种硫黄温泉浴对本病有利。

第九十五章 "木尔克"病

病因及症状

"木尔克"为寄生于脑脉中之一种虫，危害人体，在日光等之照射下，稍一蠢动，患者即发病昏倒，不省人事。

治　疗

七味信筒子散：信筒子、安息香、水菖蒲、麝香、阿魏、紫铆、马尿泡研末，口服及鼻吸。

第九十六章 癫狂和痫症

癫 狂

病因病机

因心气虚衰，情志不和，忧愁抑郁，思虑过度及饮食起居失于常度，引起风、胆、痰的机能紊乱，意识之通道致阻碍，出现意识颠倒，神志散乱，思维能力丧失等症，发为癫狂之病。

症 状

1. 为风所转化者：症见肌肉干瘦，咯吐泡沫状痰涎，目珠红赤，哭泣，奔走，说话喋喋不休。多在食物消化时病情发作。

2. 为胆所转化者：易于愤怒打人，恶热喜凉，眼及小便均作黄色，视物时眼前呈现火花与星光。

3. 为痰所转化者：症见恶心呕吐，沉默寡言，困倦嗜睡，不思饮食，鼻及口腔分泌物增多。

4. 为风、胆、痰混合者：呈现上列之一切症状。

5. 为毒者：全身皮肤色泽干憔不华，神志错乱，体弱无力。

6. 为精神刺激而致者：心中不舒，一经感触即行发病。

治 疗

一、概述

各种类型之癫狂均宜用综合疗法治疗，如涂擦按摩、温浴、引吐、攻下及放血疗法等。

内服药以快乐酥油丸为通治总方。

快乐酥油丸方：将诃子、毛诃子、余甘子、广酸枣、姜黄、珊瑚刺皮、油松、手掌参、丁香、草木樨、川木香、"达才"、唐古特青蓝、木棉花丝、黄花杜鹃花、神黄豆、茜草、石榴子、信筒子、草果、短尾铁线莲、五脉绿绒蒿、白檀香、圆柏叶研末，以陈酥油为丸。本方为强壮滋养剂，有益肾壮阳作用，主治不育症及癫狂等症。

或用草乌酥油丸内服，方药及配制可参阅《后补续》。

二、分证治疗

1. 为风所转化者：诃子、胡椒、荜拨、干姜、小米辣、芫荽子、蛇床子、紫硇砂、光明盐、红块糖研末内服，并在风穴艾灸。饮食宜肉类及酒类。

2. 为胆所转化者：獐牙菜、藏木香、川木香、西伯利亚紫堇、藏黄连、红花、余甘子研末内服，并在心脉放血，继服獐牙菜酥油丸。食物以羊肉等为宜。

3. 为痰所转化者：摩苓草、干姜、无患子研末加黄牛乳调服引吐，并用针灸疗法。饮食以具有刺激性之粗食为宜。

4. 风、胆、痰混合为病者：适用以上之各种疗法。

5. 因毒致病者："化若赛保"、白草乌、红草乌、"则力"、骨碎补、姜黄研末，水泛为丸内服。

6. 因精神刺激致病者：以温语劝慰等方法治疗。

痫　症

症　状

一、概述

发病前患者头昏，心悸而迷惘，腹胀，自汗，体弱无力，骨中疼痛，涕唾淋漓。发作后突然昏扑，切齿磨牙，四肢抽搐，口吐泡沫，有进入暗室之感。

本病易于误诊为"木尔克"病，应予鉴别。

二、症候分类

1. 为风所转化者：四肢发颤，强直，频频发作，好发于食物消化后。

2. 为胆所转化者：颜面发黄，口干而渴，好发于食物消化时。

3. 为痰所转化者：关节强硬，痰涎特多。

4. 为毒所转化者：一般症状不明显，神志错乱。

治　疗

1. 外治法

（1）雕鸮、渡鸦、秃鹫、蛇、犬、猴、马等之屎及尿、羽毛等类，焚烟熏之。

（2）黄色之黄牛胆汁滴鼻。

（3）风穴艾灸。

2. 内治法

水菖蒲、川木香研末，以陈酥油及蜂蜜调和内服。

痫症之分证治疗与癫狂相同。

关于癫狂、痫症之治疗，总体来说，应着眼于血胆结合为患，以清泄邪热为原则，否则终难收效。

第九十七章　风、胆、痰合并病和
不消化中毒病及杂病

风、胆、痰合并病

一、血与风合并病

1. 症状：身发血分之热，脉搏呈现风象，各风穴均感刺痛，耳中轰鸣，如得滋腻及热性食物能显现暂时缓解之假象。

2. 治疗：本病宜用四味藏木香汤、八味沉香散、十五味沉香散、十七味沉香散、三十五味沉香散等清空虚热之品治疗。至于治血药物，须诊断明确后才可应用。此外，并可进食少量新鲜之营养食物。

二、风与胆合并病

1. 症状：脉象空虚，重按坚实，头痛，肌肤发黄，尤其是在风值令的夏季、傍晚和天明时，病情更剧。

2. 治疗：峨眉蔷薇花膏、波棱瓜子、蜂蜜、酥油熔化后调入上药，长期服用，对本病有特效。

三、痰与风合并病

1. 症状：恶寒战栗，头昏眩晕，有时呕吐，脉搏虽不显病象但无规律，小便发紫，"垢亚"和浮皮呈灰色。

2. 治疗：宜用四火法长期治疗。

四、痰与胆合并病

1. 症状：头痛，饮食不进，有时腹胀欲泻，脉象轻取不显、重按则紧，小便灰黄、蒸气较小、胆味甚浓。本病系因服食滋腻厚味及热性食物过多所致。

2. 治疗：宜用五味金色诃子散、七味金色诃子散、十味黑冰散等。

以上方剂，主治寒性胆病，对本病最为有效。如仍不效时，宜用《千万舍利论》中的石灰方剂治之。

不消化中毒症

病因及症状

本病系因不消化中毒而与骚热合并为病所致，其发病部位为肝胃及背部（同时作痛），如"郎脱"症般绞痛，尤以受寒及饱食后为甚，得温较安，欲吐而不能吐，欲泻而不得泻，当泄泻以后，则感腹中较舒。

引起本病的原因为食物中毒。腐败变质之肉类，流产之畜肉及山羊与猪肉等性重而寒之食物均能导致本病发生。就其临床表现而论，在现象上多为风痰之寒证征象，而血胆之热潜伏于深部隐蔽不显，因而形成合并病、混合病，发生于肝脾与大肠等处。

治　疗

本病之治疗以祛除其掩盖之帷幕为首要急务。处方如下：

1. 干姜、荜拨、胡椒、各种盐类、石榴子、肉桂、小豆蔻、草果、白块糖研末，用灰盐及芒硝汤送服，每晚一剂，连服数日。本方之主要作用是去其闭幕，故在初服时感觉腹中较舒，继而由于风痰之寒势过甚，故服药后利弊不显著，最后则药力助长深伏的血胆之热而滋生弊害，此时必须立即停服，改用敛杀围剿的药和泻剂治之。

2. 收敛方："玉沟香"、骨碎补、水柏枝、珊瑚刺皮加麝香、金色诃子、藏青果煎汁温服，连服数日。或用一味"素木"汤亦可。

服上列药剂后，如肝区及胃部发生刺痛时，是为已达收敛之效果，即服珍宝丸七粒兜杀之，然后即以下方泻之。

3. 泻下方：长嘴诃子尖、巴豆（去毒）各七枚研末，另以神黄豆七枚浸泡酒中，取浸出液与药粉拌和，制丸如湿豌豆大，按泻治法内服。

服泻剂后，即用大小石灰华安宁散及五味石榴散恢复胃火。如有局部沉重或轻度刺痛时，可在该处放血。如骨节、大筋及筋等处发生阵痛，可行五味甘露浴法和蒸汽浴法。

寒　证

症　状

寒证之性质沉重如土，脉搏迟慢，一息二至、三至或四至，一息四至为轻寒，三至为深寒，二至为极寒属不治之症。反之，如脉搏至数快而紧，是为热证之象，脉象空虚，则为夹风之征，此皆诊脉之要，必须掌握。此外，寒证之小便质清而作灰白色，泡沫大，一般均表现为胃腹作胀、消化力减弱。

治　疗

寒证之病因和起居饮食，大致与痰病相似，治疗宜以温热之法，忌用寒凉之法。

1. 内服药

（1）三味光明盐汤：光明盐、诃子、干姜。

（2）五姜汤：紫硇砂、白硇砂、荜拨、胡椒、青盐、干姜。

以上两方可任选一方煎汁内服，同时配服四味石榴散以益胃火。

四味石榴散：石榴子、肉桂、小豆蔻、荜拨研末，用前方汤药送服。

此外，开水送服小寒水石灰药，对本病疗效显著，可以配合应用。

2. 饮食及护理

本病宜麦面、牦牛肉、大蒜、酥油等热性食物。居室须干燥温暖，用猞猁皮、狼皮或熊皮缠缚腰部，并制为褥垫，对病最为相宜。

又方：将日轮护养散用红块糖调牛奶送服。本方对各种水肿病及遗精滑精，小便不利，腰肾部疼痛，尿道刺痛，寒性泄泻，黄水病，寒性肿疡等一切寒性疾患均有良效，但须用该病相应之药剂配合治疗。

本病如用以上诸法无效者，为寒邪深伏于内，不易外达之故，在特殊之情况下，可采用"寒证热药不效凉治之"之秘诀，在寒证经用热药无效时，也可使患者入冷水中，促其发颤，出水以后，用肉汤发汗，亦能收效。

血　病

病　因

血病患者之素质多为血与胆偏盛之体，发病的诱因是过食辛热、酸味或腐败变质之食物，或于春秋季节时在烈日下沉睡，或被马摔伤，或自高处坠下，或过度之剧烈劳动等，均能骚血而引发血病。

症　状

血病之脉象浮大粗壮、高突而滑；小便红赤、蒸气甚大、"垢亚"浓稠，病程稍久则小便转变为紫红色、有朱砂样之沉淀物；肌肤及痰唾均作黄色；目赤灼热而流泪；上半身刺痛；脉管增盛发麻，放出之血呈铁锈色。

当血病经过一定时间以后，则发为疔痈、垢甲、丹毒、麻风、黄水等疾病，并作呻吟或喘逆。本病不论发生于肝或发生于脾，其患部必经常发热，有沉重感。

治　疗

血病可分为新病和旧病两种。治疗之法，须从饮食、起居、药物与外治四个方面配合进行。

1. 饮食方面

宜稀粥、豆子、大米汤菜，黄羊、石羊、黄牛等之新鲜肉，雪水、乳酪、酪浆等饮料。

2. 起居方面

居处须凉爽，以草木茂盛、傍水面湖之处和月光下等为宜。

3. 药物方面

诃子、毛诃子、余甘子、藏黄连、西伯利亚紫堇、翼首草、矮紫堇等共研，用余甘子煎汤送服。本方能将血收敛而迅速解热。

以上方药加白檀香、紫檀香、石灰华、红花、獐牙菜共研细末，用白糖调服。如热甚者加冰片，热在上部者用九味牛黄散，热降下部者用十味诃子散，上下部通用药为八主散加紫草、紫草茸、茜草用文官木煎汁送服。

4. 外治方面

外治用汗法、水喷激法及冷石敷法等，并根据血所降入之部位进行放血。如用各种疗法无效时，亦可用泻下法治疗。

　　此外，血病与痰风合并发病者，宜以四味藏木香汤或以沉香方剂等按病情选用内服。

　　如陈旧之瘀血渗着于脉者，宜先用利尿法，继用温泉浴，或以余甘子、鬼箭锦鸡儿煎汤内服，并内服血骚普消散等血病方药。

第九十八章 瘰疬、圆眼疮和疮痈

瘰 疬

症 状

瘰疬发于耳下颈部，一般的症状是，在其先发之瘰疬溃破未愈时，另一个又接连发生，以后逐渐蔓延，最后将整个颈部围绕。

瘰疬以先发者愈复后另生新者为轻症，前者未愈接连发生者为重症而难治，如两耳下对称发生，前者未愈后者又起，最后在喉部和颈部两侧及枕骨窝等处蔓延累累如串珠者，难以治愈，如耳下发出核桃般的肿块，坚硬难以溃破，前者尚未破溃而旁侧又发，逐渐蔓延发展，终致颈项转动受阻者称为骨痈鼠疮。

治 疗

1.内治法

猫肉、山羊脂、花椒共研细末，长期内服，对各种类型瘰疬均有效。

此外，十八味水银散、十五味芸鹏散、大鹏散对本病亦有效，可以选服。

又方：内服松香方剂治瘰疬有良效。

2.外治法

（1）未溃方：用人乳调敷患部。

（2）已溃方：猫头骨、雌贝齿灰、香鼬肉、"赛麻"、雄黄等研末制成药栓，纳入疮内。

圆 眼 疮

症　状

圆眼疮为炭疽类毒疮，可发生于机体各处，无一定部位。

本病初起，其状与炭疽近似，经过一段时间后，边缘四周突起，中心下陷，溃脓流水，逐渐向深部腐蚀塌陷。

圆眼疮由于发生之部位不同，类别甚多，概括言之，可分为凶险和不凶险两类。

本病发于头巅者为头顶疽，疮口面大，脓水多，疼痛不甚，虽病期较长，但不甚凶险。

圆眼疮发于第一至第三颈椎之间者为对口疽，如不破溃，危险尚不大，如疮部穿破，将于七至十日内死，属于凶险类之症。如发生于第四、五颈椎至第一脊椎之间者，称断头疮，极为险恶，当其穿破后，三至五日死。

发于枕骨窝左右侧者为偏对口疽，当溃破以后，经过一个时期能自然愈合。

瘩背疮发于第一椎至十五椎之间，初起时如被拔火罐后之状，焮红高突，以后则逐渐溃烂，状如蜂窝，流脓水，疮口向深处下陷。本病如任其自行发展，不加治疗，或生或死，三十至四十天内可以判明。

发于脊柱两侧及胸部、肋部、尾闾骨以及颧颊等处者，疮的面积虽大，但不经治疗亦易自愈。

圆眼疮发生于口腔两侧和舌之上下等处者，疮虽小而疼痛甚，但病期较短。

毒疹发于手指及足趾关节间，必须及时治疗，迁延日久将有指趾脱落之虑。

人面疮为圆眼疮类之毒疮，发于肘、膝关节，可致四肢拘挛，应及早治疗。

疔痈类外科疾病，不论属于何种类型，如脓液黄稠、疼痛剧烈者治疗较易，反之，如流脓清稀、患部不痛者则难以治疗。

治　疗

圆眼疮初起未溃时，宜用内服药消散平息。

处方：矮白蓝翠雀、白草乌、川黄连、木藤蓼、藏黄连、草乌绒、麝香、安息香、镰形棘豆、山莨菪膏煎汁，连续服用多次。如药后患处不能消散，肿块难以平息，用下方泻剂泻之。

泻剂方：大戟、"都尔吉"、大黄、亚大黄煎汤内服。

服泻剂后如仍不见效，可用峻剂霹雳露散泻下，或以二十五味青鹏散治之亦可。此外，关于本病之治疗可参考《秘诀宝源论》^①所示。

疮　痈

疮痈的发生，无一定之部位。一般来说，发生于肘、膝和肩关节者最为凶险。如发病于肩关节而波及腋下肉核溃烂者，或发病于膝关节而波及鼠蹊沟肉核溃烂者，均不治。

治　疗

本病之属于疬症形成肿块者，可用热油脂等涂敷患部，用布包扎，当热汽消失后，再换敷，促使其迅速化脓，待疮口溃破后，将雄黄、海螺灰、硫黄、胆矾、槟榔炭、麝香等研极细末填入疮内，本方有除疬解毒、排脓祛腐之功效，并将珠角石、石燕、象皮、象肉、狗舌、滑石研极细末敷于疮口，能生肌敛口。

---

① 《秘诀宝源论》藏文木刻版，共363页，盟卓诺慕汉著，该书为处方专集。

第九十九章　老年补养法

1. 补养方剂

赤金箔（制）、石缝中银精石（去毒）、山谷中整块石中红黄色土、寒水石（制）、茅膏菜、黄精、天冬、手掌参研细末，加蜂蜜、白糖、红块糖、酥油调和，制丸如鹿粪大，每天服一丸，长期服用，有祛病延年之效。

2. 增加热力法

水菖蒲研细，与陈酥油调和，遍涂全身，能增生热力。

第一〇〇章　汤药方剂

1. 五味铁屑汤

方药：铁屑（诃子汁制）、珊瑚刺中皮、诃子、余甘子、毛诃子。

功能：清肝热。

主治：各种眼病。

制法及服法：煎汤凉服。

2. 四味无茎芥汤

方药：无茎芥、甘草、紫草茸、大株红景天。

功能：镇咳祛痰。

主治：血热肺刺痛，咳嗽痰多。

制法及服法：煎汤凉服。

3. 四味止泻木汤

方药：止泻木子、白草乌、大株红景天、木通。

功能：清热止泻，除大小肠及胃腑之热。

主治：各种泄泻，对肠刺痛下利（痢疾）有特效。

4. 三果汤

方药：诃子、余甘子、毛诃子。

功能：使新病成熟，旧病消除。

主治：一切瘟疫病，骚热病。

5. 四味藏木香汤

方药：藏木香一两、悬钩子茎五钱、木藤蓼一两、野姜三钱五分。

功能：能促使瘟热成熟，有收敛和击杀邪毒之功。

主治：灰痰症、紫痰病、空虚热、瘟热及血刺痛等症。

注：本方加马钱子（制）一枚，治哮喘咳逆。

6. 七珍汤

方药：四味藏木香汤加三果汤。

功能：使瘟热成熟，有收敛病邪，聚而击杀之功能，亦能使热病之轻症返回，清肃余邪。

主治：瘟热病及一般热病。

注：本方加无茎芥、甘草、高山龙胆花、白檀香，名肺骚普清散，为治肺病骚热之特效药。

7. 五味石榴汤

方药：石榴子、荜拨、干姜。

功能：温胃散寒，镇逆降气。

主治：寒证泄泻、呃逆呕吐、腹胀嗳气及脾胃有寒等症。

制法及服法：上药三味研细煎汁，加炒米、蜂蜜内服。

8. 润僵汤

方药：诃子、毛诃子、余甘子、獐牙菜、木藤蓼。

功能：清热凉血。

主治：血热、心热等症。

注：本方加文官木、安息香、治黄水病及痹证。

9. 四味诃子汤

方药：诃子、紫草茸、山矾叶、茜草。

功能：清热降火。

主治：肾热刺痛、大小肠之热等症。

10. 四味骨碎补汤

方药：骨碎补、诃子、白草乌、硼砂（后下）。

功能：清热解毒。

主治：治配合毒，疗肉类中毒。

11. 四味"布胁泽"汤

方药："布胁泽"、木香、藏木香、西伯利亚紫堇。

功能：清热，止痛。

主治：由紫痰病引起之疼痛。

服法：煎汤凉服。

12. 三味米泔饮

方药：米泔水、"布胁泽"、蜂蜜。

功能：和胃镇逆

主治：治各种呕吐。

制法及服法：将淘大米后滤出之米泔水入无油脂之洁净锅内，加"布胁泽"及蜂蜜共煎，取汁内服。

13. 二味黄葵汤

方药：黄葵子、白草乌。

功能：清热解毒，和胃镇逆。

主治：治中毒性之呕吐。

14. 三味红花汤

方药：红花、熊胆、紫草茸。

功能：清热凉血，活血止血。

主治：治由于血热引起之吐血症。

15. 五味茉莉汤

方药：喜马拉雅紫茉莉根、珊瑚刺中皮、木藤蓼、诃子、白芸香（后下）各二钱。

功能：消热，燥湿。

主治：皮肤色素改变之黄水病及皮肤病。

16. 三味石榴汤

方药：石榴子、苋蒿、蜂蜜（后下）。

功能：益胃火，增食欲。

主治：食欲不振，消化不良。

17. 茜草汤、高山龙胆汤

方药：茜草或高山龙胆花一味煎汤。

功能：茜草汤治天花引起之吐血及便血。高山龙胆花治痘毒入喉、咽喉闭塞。两方均能治疗黑天花症，疗效较好。

18. 红耳鼠兔粪汤

方药：红耳鼠兔粪膏。

功能：祛风化湿，清热利尿。

主治：垢甲病，尿闭症。

19. 砂硇汤

方药：白硇砂。

功能：利尿通淋。

主治：小便不利，尿路闭塞。

20. 石灰汤

方药：白石灰。

功能：温中逐湿。

主治：胃寒痰症。

21. 干姜汤

方药：干姜。

功能：温胃火，助消化。

主治：脾胃虚寒，消化不良。

22. 三味黑矾汤

方药：黑矾、山矾叶、诃子。

功能：清热凉血。

主治：治口中之血证和刺痛。

制法及服法：煎汤凉服及含服。

23. 五味白草乌汤

方药：白草乌、甘草、高山龙胆花、石灰华及白糖（后下）。

功能：清热解毒。

主治：失音症，咽喉干涩灼痛。

24. 五味红耳鼠兔粪汤

方药：红耳鼠兔粪膏、木通、西伯利亚紫堇、红花、熊胆。

功能：凉肝清热。

主治：肝热病。

制法及服法：前三味先煎，取汁去渣，再入红花、熊胆略煮即可口服。

25. 三味蒺藜汤

方药：蒺藜、冬葵子、螃蟹壳。

功能：利尿通淋。

主治：尿闭不利。

26. 三味茉莉汤

方药：喜马拉雅紫茉莉根、黄精、蒺藜。

功能：清子宫之热。

主治：赤白带下，月经先期，经行腹痛。

27. 四味獐牙菜汤

方药：獐牙菜、藏黄连、余甘子、西伯利亚紫堇。

功能：清热凉血，能分解血中之精华与糟粕。

主治：治血热症、骚热症。

28. 四味文官木汤

方药：文官木、诃子、麻花艽花、珊瑚刺皮。

功能：消热，燥湿。

主治：治黄水热症。

29. 四味獐牙菜饮

方药：獐牙菜、苍耳子、肉豆蔻、余甘子。

功能：清肝胆之热，退黄疸。

主治：胆病、黄疸病及由于胆热窜胃所致之刺痛。

30. 解瘟獐牙菜汤

方药：獐牙菜、木藤蓼、波棱瓜子、苍耳子。

功能：除瘟疫，清热毒。

主治：瘟热昏迷。

31. 四味光明盐汤（一名四等汤）。

方药：干姜、光明盐、诃子、荜拨。

功能：温中散寒、益胃健脾。

主治：体寒、胃寒、食物不化以及由于脾胃虚寒所致之药力不能吸收等症。

第一〇一章　散　　剂

1. 八味沉香散

方药：黑沉香五钱，肉豆蔻四钱，广酸枣六钱，石灰华三钱，白芸香二钱，川木香、诃子各四钱，木棉花丝三钱。

功能：清心开窍，宁神定志，活血舒肝。

主治：扩散伤热，骚热，心绞痛，癫狂症，哑结症，肝、胁、乳房等处刺痛等症。

2. 十一味维命散

方药：前方八味沉香散加丁香五钱、野牛心五钱、阿魏三钱。

功能：清心热，安心风。

主治：一切内外诸风，治维命风最为有效。

3. 宁神散

方药：槟榔一钱，沉香、肉豆蔻、丁香、川木香、广酸枣、阿魏、黑草乌、胡椒、荜拨、干姜、紫硇砂各五分，野兔心一钱。

功能：安神定志，镇心抑风。

主治：治一切风病，风入命脉，发为心风、癫狂、哑结等症。

制法及服法：共研细末，红块糖送服。

4. 十七味沉香散

方药：沉香四钱，木藤蓼一钱五分，诃子、余甘子、毛诃子各一钱，马钱子（制）三钱，鞑箭菊七分，洋刀豆五分，川木香一钱，丁香、肉豆蔻各二钱，安息香一钱，萝卜干一钱五分，黑草乌三钱，野兔心二钱，广酸枣一两五钱，野牛心一钱。

功能：抑风活血，清肾宁心。

主治：风血并病，头痛，项强，坏血降于肾脏，肾脏劳伤病上播，由于维命风、上行风机能紊乱所引起之各种疾病。

5. 六白能消散

方药：诃子五钱、大黄八钱、光明盐五钱、藏木香五钱、野姜九钱、碱花五钱。

功能：消食导滞，理风和胃。

主治：食物中毒症，积食不化，"郎脱"症，下泄风逆行，因痰风所致之喘逆诸病。

附注：

（1）本方加沙棘果膏、"泽差"、鬼臼果、朱砂、蛇肉、白硇砂、羚牛角、公绵羊角等，主治一切妇女病及妇血病。

（2）本方加烧盐为主药，再加"泽差"、朱砂、芒硝主治妇女风病。

（3）本方加食用蔓菁硬膏、蚓果芥、扁叶珊瑚盘、垂果蒜芥治肉类中毒症。

（4）本方加马钱子（制）、沉香、鞑箭菊、诃子、毛诃子、余甘子治痰病及因风血引起之喘逆等症。

6. 安置精华散

方药：石榴子八钱、肉桂一钱、小豆蔻一钱、荜拨一钱、红花八钱。

功能：温胃益火，化滞除湿，温通脉道，使精华得以正常转化畅行。

主治：寒热合并症，脾胃虚弱，由于痰湿阻于脉道、食物不能转化精华等症。

7. 日轮护养散

方药：石榴子一两，肉桂一钱，小豆蔻五钱，荜拨四钱，红花、冬葵子、天冬各三钱，迷果芹四钱，黄精三钱，喜马拉雅紫茉莉根三钱，蒺藜三钱。

功能：温养胃火，健脾燥湿，疏通水道，温肾补阳，安置精华复位。

主治：脾胃虚弱，饮食不化精华，痞瘤积聚，灰白浮肿，下落浮肿，全身水肿，肾阳衰微，精稀，遗精，小便不利、尿道刺痛，肾腰疼痛，妇风症，寒性腹泻，风寒腹胀，全身发痒，皮肤疱疹，寒性水肿病、寒性虫症、寒湿痹症等一切寒病。

制法及服法：共研细末，蜂蜜为引，内服。

8. 八瓣莲散

方药：石榴子一两六钱、肉桂二钱、小豆蔻三钱、荜拨四钱、黑冰片三钱、波棱瓜子三钱、金色诃子三钱、峨眉蔷薇花二钱。

功能：健脾温胃，除痰化湿。

主治：灰痰病，紫痰病，痰、胆合病，胃瘟病，风、胆、痰混合病，黄痰病。

附注：本方加寒水石（锻），治喉部阻塞症有效。

9. 石榴普益散

方药：石榴子八钱、肉桂三钱、小豆蔻三钱、荜拨四钱、红花二钱、蒌蒌二钱、唐古特青蓝一钱、藏黄连一钱、翼首草一钱、獐牙菜二钱、沙棘果膏三钱、芒果核一钱、蒲桃一钱、大托叶云实一钱、芫荽子一钱、川木香一钱五分、寒水石（锻）五钱、金腰子一钱、干姜四钱、红耳鼠兔粪膏四钱、胡椒三钱以白块糖为引。

功能：益胃火，除痰湿，能治妇女病而不碍血胆功能。

主治：①灰痰病，紫痰病，风痰病，胃火式微症，小便不利；②妇血病等妇女疾病。

10. 能安均宁散

方药：寒水石（锻）二两，石灰华一钱八分，红花二钱，丁香、肉豆蔻、小豆蔻、草果、干姜、荜拨、胡椒各一钱，黄花杜鹃花四钱，钙质结核七钱，肉桂三钱，萝卜炭、藏木香、芜荽子、沙棘果膏各二钱。

功能：温运脾胃，除痰化湿。

主治：一切痰病之合并病及混合病。

11. 四味石榴散

方药：石榴子一两，荜拨一钱，光明盐、小豆蔻各二钱。

功能：健胃化痰。

主治：胃火式微，各种疾病引起的食欲不振等病。

12. 六味木瓜散

方药：毛叶木瓜一两，芜荽子、野姜、余甘子各五分，藏木香二钱，川木香五分。

功能：清化胆热而不碍寒痰。

主治：胆病。

附注：四味石榴散加六味木瓜散即为十味石榴散，主治痰病及血、胆病及一切合并症。

13. 白甘露丸

方药：石灰（制）二两，野姜、紫硇砂、沙棘果膏各一钱，荜拨二钱。

功能：健脾温胃，消积导泄，利水化湿。

主治：①剑突痰病，胃部痞瘤，铁垢痰病；②灰色浮肿，下落浮肿，全身水肿；③寒性虫症，"郎脱"症。

制法：共研细末，水调为丸。

14. 大等火散

方药：以青盐为主药，加诃子、毛诃子、余甘子、胡椒、荜拨、干姜、白芸香、草决明、黄葵子、山羊角、绵羊角、黄牛角、文官木、肉桂、柏木、白硇砂、光明盐、"杰年差"、紫硇砂、短尾铁线莲、小米辣、巴豆、大戟、"西日堪札"、野赤芍、瑞香狼毒、信筒子、紫铆、天仙子、"布胁泽"和珍珠盐等各种盐类之"相杰年差"。

功能：温阳逐寒，健脾化湿，利水化痰。

主治：①加石榴子内服，治一切痰病；②加红块糖内服，治寒性水肿；③白酒送服，治寒风偏盛；④开水送服，治一切寒性痞瘤，内痈，食积不消，寒性脓疡，下部浮肿，灰色浮肿，各种寒性黄水病等。总之，本方之温阳益火作用，与元阳真火等同，对任何寒性疾病均有较好疗效。

制法：上药共研细末，入新瓷锅中，加酒以文火熬煮，不时搅动，成稀糊状时，装入小口瓷罐中，密封瓶口，再用黏土封固，在日光下晒干后，置烈火中猛烧多时，烧后药末呈紫色，味辛，以发出虹光者为上品。如药的四周作烟黄色者，是尚未制透之现象，必须重新再烧，待完全制透后研细，遂成灰药。

15. 六白散

方药：碱花三钱，寒水石（制）一钱，秃鹫粪、胡兀鹫粪各五分，藏木香、野姜各一钱，制硼砂五分，光明盐一钱。

功能：益胃火，助消化，退黄疸，化痰浊，祛障翳，补肾脏。

主治：胃火衰退，食欲不振，嘈杂吐酸，食不知味，目生障翳，肾脏虚寒，目及皮肤发黄，对一切风胆病及灰痰、紫痰等病均有疗效。

制法及服法：共研细末，开水送服。

16. 十味黑冰散

方药：石榴子八钱、肉桂九分、小豆蔻四钱、荜拨二钱、诃子四钱、波棱瓜子五钱、光明盐三钱、止泻木子五钱、熊胆一钱、黑冰片一两。

功能：温中散寒，消食破积。

主治：各种风病，食积不消，痰痞瘤，一切胆病合并其他寒证之病。

17. 十味豆蔻散

方药：小豆蔻一两，干姜八钱，光明盐、荜拨各五钱，麝香一分，螃蟹壳一钱，冬葵子四钱，芒果核、蒲桃、大托叶云实各三钱，白块糖为引。

功能：温肾祛寒，利水通淋。

主治：肾寒证，石淋，尿闭，肾腰疼痛，白带过多等。

18. 十味诃子散

方药：诃子、红花、小豆蔻、红耳鼠兔粪膏各二钱，獐牙菜一钱，洋刀豆三钱，山矾叶、茜草、紫草茸、圆柏叶各二钱，白糖为引。

功能：活血化瘀，壮腰益肾，清热凉血。

主治：肾脏扩散伤热，腰部疼痛，下肢瘫痪，小便不利及一切肾热等症。

附注：十八味诃子散，即由本方加芒果核、蒲桃、大托叶云实各二钱，溪中碎云母、螃蟹壳、冬葵子各一钱，麝香五分，黑草乌四钱所组成。主治肾脉劳伤而热邪散布症、下部热散布症和妇血病引起之腰痛病以及黄水病，痹病关节痛，紫痰入于肾脏等病。

19. 十三味菥蓂散

方药：菥蓂一两，芒果核、蒲桃、大托叶云实各五钱，紫草茸、茜草、山矾叶各四钱，圆柏叶、诃子各二钱五分，波棱瓜子一钱，小豆蔻、洋刀豆各五钱，西伯利亚紫堇三钱，白块糖为引。

功能：作用于受伤肾脏，能清热止痛。

主治：肾扩散伤热，肾风，寒性或热性之肾病，睾丸肿大等症。

20. 十三味白草乌散

方药：白草乌一两，波棱瓜子八钱，麻花艽花、獐牙菜、西伯利亚紫堇、苦菜各五钱，藏黄连四钱，珊瑚刺中皮五钱，角茴香四钱，金腰子五钱，牛黄五钱，红花七钱，止泻木子一两二钱，另加红耳鼠兔粪膏适量。

功能：清热解毒，凉肝利胆。

主治：胆热证。

21. 五味金色诃子散

方药：金色诃子一两三钱二分、石榴子三钱二分、波棱瓜子一钱四分、红耳鼠兔粪膏三钱七分、黑冰片一两三分。

功能：清胃肠之热，疗肝胆之火，兼消食导滞。

主治：胃及小肠之胆病和风病，消化障碍，巩膜发黄等症。

22. 八味獐牙菜散

方药：獐牙菜、波棱瓜子、白草乌、川木香、苦菜、藏黄连、角茴香、珊瑚刺皮，白糖为引。

功能：清肝胆，退黄疸。

主治：胆热，眼黄，溲黄及全身黄疸。

23. 九味牛黄散

方药：牛黄、红花、五脉绿绒蒿、木通、獐牙菜、红耳鼠兔粪膏、川木香、西伯利亚紫堇、波棱瓜子，白糖为引。

功能：清肝火，凉血热。

主治：肝劳伤，肝热，肝脏坏血增盛；紫痰增盛。

24. 九味鼠兔粪散

方药：红耳鼠兔粪膏、麝香、红花、小豆蔻、熊胆、白草乌、唐古特青蓝、诃子、大株红景天、白糖各等份。

功能：活血凉血，清热解毒。

主治：胃中血热，胆热病。

25. 七味胆散

方药：熊胆一钱、波棱瓜子五钱、止泻木子六钱、香附四钱、白草乌五钱、木通四钱、矮紫堇三钱，白糖为引。

功能：清热解毒，消积导滞。

主治：大小肠伤热，因血胆所致之热证下利。

26. 六味甘草散

方药：甘草、大米、毛叶木瓜、信筒子、苋蒿、芫荽子。

功能：和胃降逆。

主治：呕吐。

附注：热证呕吐加白糖，凉开水送服；寒证呕吐加红块糖，热开水送服。

27. 诀要清凉散

方药：白檀香、紫檀香各一钱四分，牛黄五分，小豆蔻、石灰华各一钱，沉香八分，五脉绿绒蒿、波棱瓜子、诃子各二钱五分，草果、丁香各五钱，红花、肉豆蔻、荜拨各七分，钙质结核三钱一分，麝香、獐牙菜各七分，止泻木子一钱三分，川木香、余甘子各一钱六分，白草乌一钱七分，石榴子一钱八分，寒水石适量。

功能：清热解毒，凉血热，化痰湿。

主治：瘟病之热入于脉道症，肝脾之坏血增盛症，中毒症，紫痰病、热势亢盛之合并症与混合症，热痰病及热病。

制法：先将寒水石煅制研细，研时频频加入犏牛乳，研后使自然阴干备用，然后将上列药物共研极细末，用时加寒水石拌和内服。

28. 十二味破血散

方药：石榴子一两、肉桂五分、小豆蔻四钱、荜拨一钱、川木香一钱五分、余甘子三分、大黄一钱、天冬一钱五分、迷果芹一钱五分、喜马拉雅茉莉根二钱、碱花一钱、诃子二钱五分、沙棘果膏适量。

功能：温经祛寒，活血行瘀，攻坚散结。

主治：紫痰病隐伏及卷结症，肝、胃、大小肠四脏之妇科痞瘤症，小便癃闭症，寒性腰痛症寒病所致之崩漏下血症等。

29. 二十五味大汤散

方药：红花、诃子各五钱，毛诃子、余甘子各三钱，獐牙菜二钱，藏黄连三钱，麻花艽花、白草乌、芜菁子、波棱瓜子、五脉绿绒蒿、唐古特青蓝、短尾铁线莲或水柏枝[①]各二钱，藏木香叶、白花藏木香根、紫菀花、西伯利亚紫堇、角茴香各一钱，石榴子一两，小豆蔻、毛叶瓜各七钱，红耳鼠兔粪膏五钱，骨碎补六钱，猪血粉八钱，乌奴龙胆二钱。

功能：敛热毒，除痰热而不生风，开胃消食，平衡风、胆、痰之偏颇。

主治：毒症、紫痰及陈旧热之散布，痰浊内阻，胆痰合病，食物不化，风、胆、痰之机能紊乱症等。

30. 六味木香散

方药：川木香二钱五分，余甘子一钱五分，石榴子、西伯利亚紫堇各一钱，小豆蔻、荜拨各七分，白糖适量。

---

① 方上在攻痞瘤症时用短尾铁线莲，敛毒用水柏枝。

功能：和中理风，镇呕降逆，化结止痛。

主治：紫痰交杂症，"郎脱"症，胃脘刺痛及呕吐嗳气等症。

附注:本方加马尿泡、信筒子、诃子各一钱,牛黄一钱五分,是为十味木香散,专治"郎脱"症和防"郎脱"症。

31. 十三味牛黄散

方药:熊胆、余甘子、红花、西伯利亚紫堇、无茎芥、甘草、犀角、紫草、紫草茸、茜草、藏黄连、牛黄、红耳鼠兔粪膏各等份。

功能：凉血止血。

主治：吐血，便血，月经不调，崩漏不止，九窍出血等症。

32. 十二味石榴散

方药：石榴子、肉豆蔻、小豆蔻、草果、肉桂、干姜、荜拨、黑种草子、诃子、光明盐、红花、紫硇砂，红块糖为引。

功能：温中散寒，理风宽肠。

主治：大肠风，肠鸣腹胀。

服法：用热开水送服。

附注：肛门疼痛、大便闭塞者，可用灌肠法。

33. 战胜紫痰散（又名二十一味寒水石散）

方药：寒水石一两七分，石榴子一两，小豆蔻五钱七分，荜拨五钱，藏木香三钱，芫荽子、五脉绿绒蒿、毛叶木瓜各四钱，沙棘果膏一两，唐古特青蓝三钱，余甘子、诃子各七钱，波棱瓜子五钱，西伯利亚紫堇四钱，止泻木子三钱，白草乌七钱，牛黄五钱，紫檀香八钱，獐牙菜五钱，川木香八钱，红耳鼠兔粪膏一两。

加减法：本方可根据病情寒热和血胆之偏盛征象，倍加该症的对治药剂量（例如寒证则将石榴子之量加为二两）。

功能：健脾化湿，理风和中，为制服紫痰混合症之要药。

主治：嘈杂吐酸，呕吐紫草茸色血液，胸背疼痛，关节酸痛，血、胆降于胃中，胃脘刺痛，紫痰增盛，隐伏之紫痰被扰而急性发作，渗着滞留于本部（即痰的部位）与他部（即风、血等的部位）之陈旧性疾病等。

34. 八味红花止血散

方药：红花、熊胆各一钱，豌豆花（红）八钱，紫檀香七钱，朱砂、波棱瓜子各五钱，短穗兔耳草、"布胁泽"各七钱。

加减法：本方可加对治药作为药引内服。

功能：敛脉止血。

主治：紫痰病上部吐血咳血、下部便血，外伤出血，衄血及各种出血。

35.十味龙胆散（又名热喉阻散）

方药：高山龙胆花、石灰华、红花、丁香、秦皮、诃子、甘草、藏黄连、矮紫堇、红耳鼠兔粪膏之剂量自上而下依次递减。

功能：清热解毒，活血化瘀，攻坚破积。

主治：热痰阻喉，食道扭转，声音嘶哑等症。

36.寒喉阻散

方药：旧砖块、大托叶云实、四味石榴散、信筒子、海螺灰、川木香、各种鸟类喉管（以尽可能找到为度）、光明盐、白硇砂、紫硇砂、贝齿灰、陈天灵盖、秃鹫粪、马钱子、藏木香。

功能：温化寒痰，攻坚破积。

主治：寒痰喉部阻塞，特别对寒性胃扭转更有良效。

制法及服法：上药共研细末，秦皮汤送服。

37.十六味杜鹃散

方药：黄花杜鹃花、石榴子、荜拨、肉桂、小豆蔻、红花、川木香、丁香、沉香、肉豆蔻、广酸枣、白葡萄、石灰华、甘草、大株红景天、螃蟹壳。

功能：能使风、胆、痰之机能平衡，逐水化湿，和中理风，祛风邪，开肺气，消食积。

主治：风、胆、痰机能紊乱，杂风，气喘，黄水病，下肢水肿，食积不化，"郎脱"症，胃腹胀满，寒热交杂病，风痰上逆之头昏眩晕，语言不利，高山病等症。

38.十三味狮鬣散

方药：川木香二钱五分，余甘子、石榴子、五脉绿绒蒿、矮紫堇、西伯利亚紫堇、胡兀鹫粪、信筒子、唐古特青蓝花各一钱，荜拨、干姜、芜菁子、小豆蔻各七分。

功能：清热凉血，健脾和胃，消食驱虫。

主治：紫痰病，血病，胆病，痰病，胃病，"郎脱"症，虫病，食积，妇女病等。

39.二十五味冰片散

方药：冰片六分，石灰华二钱，红花九分，丁香八分，肉豆蔻九分，小豆蔻一钱九分，草果一钱七分，沉香一钱，白檀香一钱三分，紫檀香一钱三分，五脉绿绒蒿一钱一分，木棉花瓣、木棉花丝各二钱三分，香旱芹八分，川木香、甘草各一钱八分，甘松一钱六分，木通一钱、"曲生代冒"一钱二分，"布胁泽"二钱三分，红石花四钱八分，花苜蓿一钱，诃子二钱八分，毛诃子一钱四分，余甘子一钱七分，白糖为引。

功能：消热解毒，疗疮疡，除伏热。

主治：凡五脏六腑及皮、肉、骨、脉之热，以及扩散劳伤热、骚热、瘟热、毒热等一切新旧热病，垢甲病、痹病和疮疡丹毒、内痈脓血等，尤其是对陈旧性热病播散者能根治。

附注：上方主治单纯热证，如夹有寒证者，去诃子、毛诃子、余甘子，加胡椒、荜拨、干姜。

40. 血骚普清散

方药：寒水石、紫草一两七钱，藏木香二两六分，牛黄二钱九分，余甘子七钱，西伯利亚紫堇三钱，石灰华二钱一分，甘草一钱。

功能：清热，凉血，解毒。

主治：血热症以及必须放血而又禁忌放血者。

41. 八主散

方药：牛黄、白檀香、石灰华、红花、獐牙菜、西伯利亚紫堇、藏黄连、白草乌。

加减法：本方可将受病脏腑所主药物倍加剂量（如腑热盛者倍加牛黄、脏热盛者倍加白檀香等），如热势过盛者，另加冰片。

功能：清热解毒。

主治：通治脏腑热病，对肝、肺、血、胆之热，以及骚热、瘟热等新旧热病均有卓效。

制法及服法：共研细末，加白糖四倍调和内服。

42. 七味诃子散

方药：诃子、丁香、波棱瓜子、甘松、木棉花丝、荜拨、草果，白糖为引。

功能：理脾。

主治：脾脏外伤，脾扩散伤热，脾胃胀痛。

43. 十味芸香散

方药：白芸香七钱，草决明、黄葵子各三钱，川木香二钱，西伯利亚紫堇、诃子各一钱，毛诃子三钱，余甘子一钱，木藤蓼二钱，红耳鼠兔粪膏五钱。

功能：祛风燥湿。

主治：垢甲病，湿痹病，黄水所致之皮肤疾病。

44. 七味石灰华散

方药：石灰华、红花、丁香或小豆蔻（病在上部用丁香，病在下部用小豆蔻）、五脉绿绒蒿、石榴子、荜拨、肉桂加四倍白糖。

功能：调和寒热，健脾开胃。

主治：寒热失调，脾胃不和。

附注：本方又名小石灰华安宁散，加葡萄、甘草为中石灰华安宁散，主治除旧性肺病；加檀香、牛黄，则为大石灰华安宁散，主治隐伏热及陈旧性热病。

45. 三味石灰华散（原名三臣散）

方药：石灰华、红花、牛黄，白糖为引。

功能：清热。

主治：小儿肺热及一切热病。

46. 六味丁香散

方药：丁香、石灰华、甘草、高山龙胆花、川木香、诃子加白糖调和，用"茶绒"汤送服。

功能：清肺热，开声音。

主治：肺病，咽喉干燥，喑哑不扬。

47. 九味"代冒"散

方药："曲生代冒"、石灰华、红花、小豆蔻、木通、五脉绿绒蒿、石花、大株红景天、荜拨加白糖调和。

功能：调和寒热，化痰浊。

主治：六腑寒热错杂，黄痰，清紫痰。

48. 猛鹏散

方药：诃子一两二钱、川木香三钱、水菖蒲二钱、麝香一钱、黑草乌一两二钱。

功能：清解热毒，祛风逐湿，杀虫制疠。

主治：轻重虫病，疠病刺痛，白喉、炭疽，特别是对黄水病及麻风病有良效。

制法：共研细末，安息香水泛为丸，即成五味青鹏丸。

附注：

（1）本方加安息香、阿魏、硫黄各二钱，名为八味草乌散，主治炭疽等一切疠病。

（2）本方加红珊瑚一钱五分，珍珠一钱八分，丁香、肉豆蔻各一钱，沉香二钱，禹粮土一钱五分，磁石一钱，甘草二钱，朱砂八分为衣，即成十三味青鹏散，主治白脉病、中风病、麻风病等诸药久治不效者，均有卓效。

49. 九味青鹏散

方药：黑草乌三钱七分，诃子、藏木香各二钱，安息香一钱七分，翼首草三钱，大株红景天、藏黄连各二钱七分，无茎芥二钱六分，镰形棘豆三钱四分。

功能：清热解毒，利肺止咳。

主治：瘟热病，骚热病，疠热病，尤其是对风寒侵肺致喉痛咳嗽者有良效。

50. 总平金刚丸

方药：黑草乌、白硇砂各一钱，骨碎补、圆柏叶、甘松各二钱，麝香三分，红花二钱，牛黄、熊胆各三分，朱砂八分为衣。

功能：清热解毒，祛风燥湿，杀虫疗疮，通便利尿，理血调经，促使热病成熟，收敛陈旧热及播散之热。

主治：热邪入骨，隐热、增盛热，白喉，扩散伤热，炭疽及急刺痛。此外，对天花、痢疾、"亚玛"虫病亦效，尤其是对妇女病和大便秘结、小便不通、黄水病、湿痹、中风、麻风及一切热病均有良效。

51. 十二味翼首散

方药：翼首草一钱九分，白草乌、镰形棘豆各一钱三分，黑草乌叶、角茴香各二钱四分，石灰华、红花各一钱，牛黄八分，白檀香一钱，红耳鼠兔粪膏一钱七分，麝香七分，安息香一钱七分。

功能：清热，解毒，除疠。

主治：对疠热及瘟病之势盛病剧者有极效。

52. 万益散

方药：山莨菪五钱，山羊血、紫草茸各三钱，龙骨七钱，獐牙菜、陈天灵盖各三钱，茜草五钱，信筒子四钱。

功能：杀虫除疠。

主治：头虫，疠病，白脉病等与风相集结而不能确诊之一切疾病。

53. 七味女英散

方药：黑草乌、诃子各五钱，藏木香三钱，麝香一钱，独头蒜（烧炭存性）二钱，水银一两，硫黄五钱。

功能：清热解毒，祛风燥湿，杀虫止痛。

主治：专治血虫、"亚玛"类之一切虫病，疮疡肿块，炭疽，垢甲病，疠病刺痛，新旧热及隐热病、黄水病、湿痹病、"刚巴"病、中风病、黄疸病。

54. 二十九味羌活散

方药：羌活三钱，黑草乌五钱，草乌绒二钱，黑草乌叶一钱，黑冰片、黑蒿膏各三钱，"奴木巴"二钱，獐牙菜、白檀香、牛黄各三钱，石灰华二钱，红花一钱，大株红景天三钱，"德哇"二钱，红耳鼠兔粪膏、白草乌各三钱，角茴香二钱，麝香五分，安息香、镰形棘豆、沉香各三钱，野牛心、水菖蒲、硫黄各一钱，刺绿绒蒿、熏倒牛各二钱，丁香、波棱瓜子各三钱，木藤蓼五钱。

功能：清热解毒，能控制毒邪播散；敛而扑杀，最为有效。

主治：尼泊尔病，痢疾，白喉，炭疽，天花，胆热窜入脉道之疠病，疠、热、风三邪错杂之疾病等，均有良效。

55. 十三味红花诀要散

方药：陈天灵盖、龙骨、獐牙菜、红花、金腰子、鞑箭菊、草乌绒、白草乌、熊胆、钙质结核、波棱瓜子、马尿泡、石花。

功能：凉血清热，杀虫镇痛。

主治：血胆引起之头痛，黑白"亚玛"头痛及一切热性脑部疾病。

56. 三味冰片散

方药：冰片、石灰华（水浸）。

加减法：骚热加白檀香，瘟热加白草乌。

功能：清热，解毒，除瘟。

主治：增盛热，骚热及瘟热亢盛，有药到病除之效。

服法：白糖调和，雪水送服。

57. 六味寒水石散

方药：寒水石、石榴子、小豆蔻、荜拨、藏木香、红花加白糖调和。

功能：温中和胃。

主治：由于痰病所致之嘈杂吐酸。

58. 大黄药散

方药：牛黄、石灰华各三钱二分，红花一钱七分，白檀香二钱一分，红耳鼠兔粪膏三钱八分，白草乌二钱七分，麝香一分，安息香一钱六分，镰形棘豆四钱九分，草乌绒一钱一分，黑草乌三钱一分。

加减法：使病平息者加羌活七钱四分，使病泻出者加大戟七钱四分。

功能：消热解毒，辟瘟除疬，消黄疸，疗湿热。

主治：三黑绕病，尼泊尔病，黄目瘟，昏厥瘟以及眩晕瘟病，血胆病入于脉道等疾病，特别是热与疬之合并病，不论其已成熟或未成熟，或原因不明之严重疾病，本方治之均有效。

59. 肺热普清散

方药：石灰华五钱八分，牛黄一钱五分，红花一钱八分，白檀香、紫檀香各一钱五分，大株红景天四钱八分。

加减法：以上药为主方，疬热加麝香七分、安息香一钱、草乌绒二钱四分、诃子五钱九分；肺热病加川木香三钱一分、朱砂五钱五分、甘草三钱三分、无茎芥三钱二分；风热合并之山滩际阶段加沉香三钱三分，肉豆蔻、木藤蓼、独头蒜炭各三钱。

功能：清肺泄热，祛风杀疬。

主治：小儿肺热，对疬热、风热等病亦有良效。

60. 十五味龙胆散

方药：高山龙胆花三钱，沉香八分，广酸枣一钱，肉豆蔻一钱，石灰华一钱八分，白檀香五分，诃子、川木香各一钱二分，毛诃子五分，无茎芥一钱一分，余甘子三钱五分，木藤蓼一钱一分，丁香六分，西伯利亚紫堇一钱三分，甘草一钱八分。

功能：解表清热，宣肺平喘。

主治：外感之热侵袭咽喉，呼吸喘急，痰风上腾，剧烈刺痛，对热痰病更有良效。

61. 十三味鼠兔青鹏散

方药：红耳鼠兔粪膏二钱三分、麝香五分、红花六分、小豆蔻九分、熊胆五分、白草乌一钱、唐古特青蓝四钱九分、诃子二钱、大株红景天二钱四分、黑草乌三钱、川木香四钱、水菖蒲七分、黑冰片六钱。

功能：清热凉血，杀疠镇痛。

主治：六腑之血胆病及胃反症，疠虫降于肠胃之刺痛症，效如甘露。

62. 七味红花散

方药：红花、石灰华、牛黄和四味止泻木汤。

功能：清大小肠热。

主治：肠热，腑热。

63. 七味秘方

方药：野牛心、麝香、姜黄、亚大黄、大戟、瑞香狼毒、"都尔吉"。

功能：清热，解毒，除疠。

主治：婴儿喉闭及一切疠病。

64. 草乌酥油丸

方药：上等黑草乌（如麝粪大者一粒，童便浸泡一夜）、白硇砂、肉豆蔻、诃子。

功能：镇静息风，清热化痰。

主治：疯狂病，喘逆，喉部阻塞病。

制法：前三味各等份，诃子为黑草乌量之七倍，共研细末，用陈酥油、芝麻油及牛乳调和，另加适量之肉豆蔻等热性药物配和为丸，如胡椒大。

用法：本药可外用涂擦全身，或纳入肛门作轻导泻剂。亦可内服。

65. 月光宝鹏散

方药：黑草乌八钱，麝香七分，川木香三钱，诃子（去核）四钱，水菖蒲一钱九分，石灰华一钱二分，红花二钱，丁香八分，小豆蔻二钱，草果一钱，白芸香一钱五分，草决明、黄葵子各一钱八分，肉豆蔻、溪中碎云母各一钱，白硇砂一钱九分，螃蟹壳九分，安息香二钱，牛黄一钱，硫黄五钱一分，水银九钱。

功能：清热解毒，祛风燥湿，杀疠除瘟。

主治：麻风，中风，白喉，炭疽，疫疠脓水及黄水病，特别对"亚玛"肿病有良效。

66. 怒铜散

方药：红铜灰、犀角、鹿角、白檀香、紫檀香、蓝石草、甘肃蚤缀、麻花艽花、石灰华、熊胆、甘草、织锦煅、黑蒿、贝齿灰。

功能：清肺化痰。

主治：肺脓，肺肿。

67. 二十五味犀角散（加味）

方药：犀角、鹿角各一钱，肉豆蔻、丁香、小豆蔻各五分，石灰华三分，草果七分，红花六分，川木香一钱，白檀香、紫檀香、木棉花瓣、木棉花丝各五分，羚牛角、草决明各一分，黄葵子、香旱芹各五分，五脉绿绒蒿六分，西伯利亚紫堇二分，牛黄七分，大株红景天一钱，诃子（去核）一钱一分，余甘子八分，毛诃子一钱一分，沙棘果膏一钱二分，紫草（黄牛乳煮，煅存性）一两，绵参五钱，红铜灰三钱六分。

功能：解表清热，宣肺化痰，燥湿。

主治：新旧肺病，感冒风热，骚热症，对肺脓肿有特效。

制法及服法：共研细末，温黄牛乳送服。

68. 七味葡萄散（一）

方药：白葡萄、石灰华、红花、甘草、香附、肉桂、石榴子。

功能：止咳平喘。

主治：肺病，老年哮喘。

69. 七味葡萄散（二）

方药：诃子、"布胁泽"、大株红景天、麻花艽花、木藤蓼、贝母、白葡萄。

功能：清肺化痰。

主治：紫痰播散于肺引起的痰中带血。

70. 五味沙棘散

方药：沙棘果膏、甘草、白葡萄、余甘子、川木香加白糖为引。

加减法：寒盛加荜拨、紫草茸。

功能：清肺止咳，排脓血，泄热毒。

主治：肺部陈热、隐热、骚热，咳嗽痰多，咳吐脓血等症。

71. 四味青盐散

方药：肉豆蔻、干姜各五分，花椒三分，炒青盐一钱。

功能：温肺，化痰，止咳。

主治：风寒咳嗽。

72. 龙衣散

方药：蛇蜕（烧存性），朱砂。

功能：明目去翳。

主治：眼障。

制法及用法：共研极细末，点眼。

73. 六锐散

方药：诃子、红花、西伯利亚紫堇各三钱，川木香、安息香、麝香各一钱五分。

功能：清热凉血，明目去翳。

主治：由于血、胆、疠所致之头痛病，兼治目生障翳等眼病。

74. 十五味木贼草散

方药：寒水石四钱，石灰华、红花、丁香、诃子、毛诃子、余甘子、甘草、铁蛇、木贼草各一钱，黄蒿二钱，五脉绿绒蒿五分，红耳鼠兔粪膏三钱，铁屑二钱八分，矛头石三钱。

功能：养目精，疗眼病。

主治：一切眼部疾病。

75. 十五味大黄散

方药：大黄八钱，藏木香二钱，寒水石五钱，诃子、碱花各三钱，朱砂、迷果芹各一钱，红花、干姜、石灰华、肉豆蔻、小豆蔻、草果各一钱，丁香五钱，硼砂八钱。

功能：祛风，清胆，化湿，消食，调经化瘀。

主治：新旧风、胆疾病，食物不化，特别对妇女闭经及产后胎衣不下等有良效。

76. 大盐散

方药：火硝及白硇砂等各种盐类和螃蟹壳、溪中碎云母、冬葵子、小豆蔻、麝香、胡椒、荜拨、干姜、芒果核、蒲桃、大托叶云实、白芸香、田螺壳。

功能：利尿通淋。

主治：小便癃闭。

制法及服法：共研细末，白糖及酒送服。

77. 十七味沙棘散

方药：沙棘果膏五钱，光明盐、白硇砂、诃子、喜马拉雅紫茉莉根、芒硝、"泽差"各一钱，大黄四钱，寒水石一钱，红耳鼠兔粪膏二钱，干姜四钱，溪中碎云母一钱，石榴子四钱，滑石、硼砂、红花、鬼臼果各一钱。

功能：活血调经，攻坚破瘀。

主治：妇血症降于胃、肝、肾，特别是对症瘕痞块有极效。

78. 催生散

方药：鼯鼠肉、木贼草、骨碎补各等份。

功能：催生，下胎衣。

主治：难产，胎衣不下。

服法：酒送服。

79. 下胎衣方

方药：旱獭脑骨（煅灰）、冬葵子、荜拨各等份。

功能：下胎衣。

主治：胎衣不下。

服法：酒送服。

80. 十一味寒水石散

方药：寒水石五钱，藏木香、野姜、犀角、川木香各一钱，诃子、碱花、大黄、光明盐、沙棘果膏各三钱，蛇肉一钱五分。

功能：活血调经。

主治：胎衣不下，妇女病引起之胃、肝、胸胁和腰部刺痛以及妇血、妇风病等，尤其是对月经不调、经行先期、月经淋漓不止等症均有良效。

服法：红块糖调服。

81. 奇效普摧丸

方药：大戟、"都尔吉"各三钱，巴豆二钱，大黄五钱，碱花、黑草乌各二钱，诃子四钱，川木香二钱，水菖蒲一钱，麝香五分，安息香、红耳鼠兔粪膏各二钱。

功能：清热解毒，消积燥湿，除毒疗疮。

主治：紫痰病，食积不化，血、胆、瘟、骚热病，黑天花，白喉，疔痈，炭疽，脓疱疮，丹毒，皮肤黄水疮等。

制法及服法：共研细末，用蜂蜜或白块糖及犏牛乳拌和为丸，如鼠兔粪大，每服十一丸。

82. 十四味羌活散（原名缄口散）

方药：羌活二钱，麝香五分，硫黄一钱，安息香、水菖蒲、黑草乌各二钱，大黄五钱，大戟一两，雄黄一钱，诃子、川木香各二钱，黑矾五分，姜黄二钱，红耳鼠兔粪膏八钱。

功能：除疠，泻下。

主治：一切疠病，对刺痛病具有特效。

制法及服法：共研细末，以红耳鼠兔粪膏水调为丸，如鼠兔粪大，每次七至十九丸。

83. "刚巴"双泻丸

方药："都尔吉"、大戟硬膏各一勺，蓖麻子、碱花、白矾各一勺，滑石、甘草、红花、荜拨、白硇砂各半勺，上等斑蝥十七个（下等者用二十一个）。

服本方后如出现腹痛等反应时，可用小石子烧热在醇酒中淬，趁温进行热敷，并保持身体温暖，不使受寒，同时饮服新鲜之加温薄酒，以助药力。

本方药力较烈，用时应加注意。

功能：攻下，能将存在于脉络、骨髓中之陈旧性"刚巴"病排除。

主治："刚巴"病。

制法及服法：上药共研细末，制丸如鲜豌豆大。开始服九至十一丸，开水送下，泻便二三次后，才能有利尿作用。此后剂量减至五至七丸，须待消化吸收后，才可继续用药。

84. 九秘散

方药：寒水石六钱，红矛头石、麝香、熊胆、牛黄、安息香、钙质结核、蛙背石各一钱，朱砂三钱。

功能：活血展筋，接骨疗疮。

主治：骨碎、骨折和肌、肤、脉等一切外伤。

85. 强力小剂散（八厘散）

方药：大黄、"都尔吉"各五钱，硼砂、松香、没药、骨碎补各二钱，血竭五钱。

功能：活血止血，接骨疗伤。

主治：足部外伤出血（凉开水送服），"郎脱"症（热开水送服），跌打损伤（酒送服），紫瘢病（白块糖送服），中毒症（山羊肉汤送服），头部出血（凉开水送服），利刃外伤（胃弱者以开水、胃强者凉水送服），其他各部外伤（按情况用适当药物送服）。

86. "那诺"三味丸

方药：金色诃子、黑草乌、荜拨。

功能：祛风，逐湿，散寒。

主治：寒性黄水病及痰风等症。

制法及服法：共研细末，制丸如鼠兔粪大，每服二至四丸。

87. 三味麻风散

方药：金色诃子、硫黄、安息香各等份。

功能：逐风，杀虫，燥湿。

主治：各种类型麻风病。

88. 三味炭疽散

方药：金色诃子、水菖蒲、麝香。

功能：解毒，疗疮。

主治：炭疽，白喉。

89. 驱虫散

方药：金色诃子、信筒子、马蔺子。

功能：杀虫。

主治：虫病。

90. 皮肤病敷药方

方药：三岁黑色雄驴血为主药加倍，此外有诃子、毛诃子、余甘子、文官木、白芸香、草决明、黄葵子、黑草乌、水菖蒲、川木香、麝香、木藤蓼、安息香。

功能：清热松风，消肿止痛。

主治：关节肿痛，灼热作痛。经验证明，不论肿处肤色或青或红，敷药一次即见效。

制法及用法：共研细末，用水调和，如刀背股厚涂敷患都。

91. 十二味天仙子散

方药：天仙子、红花、黑草乌、自然硫、川木香、水菖蒲、诃子、毛诃子、麝香、阿魏、沉香、马尿泡子。

功能：杀虫，抑风。

主治："亚玛"虫性头痛。抑风用鲜肉汁送服。

制法及服法：共研细末，融酥油送服。

附注："亚玛"虫性头痛，为黄水被风鼓动所致，如以滋腻之品治疗，虽有抑风作用，但不能排除黑黄水；如以灸法治之，虽可阻止锐利之病势，但不能全面控制"亚玛"虫的流窜，如以放血法治疗，虽可暂时缓解其疼痛，但不能根除疼痛，唯有十二味天仙子为治疗"亚玛"病之珍品。

92. 芥子膏

方药：白芥子油、白芸香、硼砂（制）、蛙背石、矛头石、钙质结核、寒水石等各种矿物药、瓦苇、亚大黄、镰形棘豆、石灰华。

功能：清热解毒，去腐疗疮，生肌收口。

主治：新旧创伤，各种疮疡，疬病，黄水疮，疖痈，特别是对脓疱疮、烧伤、烫伤疗效更为显著。

制法及用法：先将白芥子油与白芸香调成软膏，然后把各种矿石研末，调入膏中，敷贴患部。

93. 砒汞膏

方药：水银（制）、红信石、巴豆、胆矾各等份。

功能：化湿止痒。

主治：疥癣及皮肤作痒等各种皮肤病。

制法及用法：共研细末，调成软膏，敷于剑突之上一寸许。

94. 药物中毒散

方药：土茯苓、银花、大株红景天、唐古特金莲花、甘草、诃子。

加减法：疬盛加安息香，黄水盛加文官木，血盛加余甘子，并按证情酌加药引。

功能：解毒。

主治：药物中毒。

95. 消翳散

方药：①石决明（煅），研极细粉末点眼；②野兔胆汁点眼。

功能：去障翳，明目。

主治：眼生障翳。

96. 止血散

方药：藏木香、大黄、槐角、鬼箭锦鸡儿。

功能：止血。

主治：鼻衄，胃出血。

97.梅毒汤

方药：①甘草三钱、土茯苓七钱、银花三钱。

功能：清热解毒。

主治：无其他合并症之单纯性梅毒。

附注：煎汤内服，三十剂为一疗程，服药一个疗程可望痊愈。

方药：②诃子、土茯苓、银花、甘草、黄芩、黄柏、川黄连各等份。

功能：清热解毒。

主治：梅毒之夹有合并症或久治难以收效者。

制法及服法：共研细末，煎汤与上列三味方药同服，约五十剂有效。

98.梅毒

外敷药：红粉、轻粉、红信石、龙骨、冰片各等份共研细末，敷于患部。

饮食及起居：除黄牛肉及羊肉外，凡油腻、乳类、甜食及麦粉等均禁忌服食，并在百日内禁绝房事。

99.十四味蒺藜丸

方药：黄精、天冬各三钱，迷果芹五钱，喜马拉雅紫茉莉根、蒺藜各三钱。

以上五味共研细末，入牛乳中煎煮，待浓稠适度，加入红块糖、白糖、牛乳、蜂蜜等，制成软膏备用。

溪中碎云母一钱，冬葵子二钱五分，芒果核、蒲桃、大托叶云实各一钱，石榴子一两，小豆蔻五钱六分，槟榔、蒺藜各五钱。

上药九味共研细末，与上列软膏拌和搅匀，待稠黏后制丸如豌豆大。

功能：温肾去寒。

主治：寒风入于肾脏，以及下部之寒性疾病，颇有良效。

服法：以本丸四粒装入羊肾，用白线扎紧，入锅煮熟，汤中加入酪浆少许，过滤取汁，将羊肾切碎入汁略煮，连汤温服。

100.五味硇砂膏

方药：白硇砂、蜂蜜、陈酥油、贲蒿、猪骨髓各等份。

功能：明目。

主治：目力减退，视物不清。

制法及用法：先将硇砂溶于水中，加入蜂蜜，待融化后，再加入陈酥油，然后另加贲蒿粉、猪骨髓，搅匀略煮即成软膏。用药时患者于晚上临睡前先以温水洗净脚后跟部，再以牛乳拭洗，然后将药膏涂擦。

101."砂惹"止淋五鹏散

方药：诃子、黑草乌各五钱，水菖蒲三钱，川木香五钱，麝香二分，蜀葵花、洋刀豆各三钱五分，石决明、安息香、山矾叶各二钱四分，紫草茸四钱四分，茜草一钱，红花、熊胆各一钱二分，京墨一钱，小豆蔻五钱，朱砂三钱。

功能：解毒除疠，利尿止淋。

主治：肾脏寒热诸症，虫"郎脱"症及各种疠瘟，特别对淋病颇有良效，即使不能根治，必可改善症状。

102. 七味茉莉散

方药：喜马拉雅紫茉莉根六钱，火硝五钱，沙棘果膏、大黄各三钱，蛇肉二钱，野姜、碱花各少许。

功能：活血破瘀。

主治：妇血病，妇风病，子宫痞瘤病等。

103. 紫药酒

方药：诃子、广酸枣、洋刀豆、大枣（去核）各一两，白糖、红块糖、白葡萄各五钱，三岁羊肉（去骨）一只，黄牛酪浆三十斤，上等白酒二十斤。

加减法：本方可根据病情酌加下列药物：

胆病加余甘子，肝病加红花，心病加肉豆蔻，命脉加丁香，肾病加小豆蔻，脾病加草果，痰病加黄花杜鹃花，胃病加石榴子，胃中寒风加肉桂，寒病加荜拨，妇女血症加沙棘果膏，陈热与毒热加甘松，痰、胆、黄水病加毛诃子，痰、寒证加胡椒。

上列药物，用泉水共煮，取汁注入坛中即可。或有将药物包于羊肉中后置于酪浆内者，亦有将药平铺于羊肉上者，均无不可。

功能：逐寒，祛风。

主治：一切寒证与风合病。

制法及用法：取陶瓷坛一个，装入酪浆和白酒，将整只羊之肉依次排列放入坛中，然后把坛口盖严。按病情之轻重适当服用，一般以一两左右为宜。

104. 十一味山莨菪散

方药：山莨菪、水菖蒲、硫黄、黑草乌、川木香、阿魏、姜黄、雄黄、安息香、瑞香狼毒、麝香。

功能：祛风杀虫，退翳明目。

主治：黑"亚玛"头痛，视物不清，目生障翳或眼部溃烂。

制法及用法：共研细末，土蓝布包卷，燃点熏鼻。

105. 寒水石灰药

方药：寒水石一两、硫黄五钱、荜拨三钱。

功能：温中化痰，散淤破结。

主治：紫痰病，食道阻塞痰症。

制法及用法：将上列三味药物共置陶瓷坛中，入火中连续煨烧三昼夜，然后按病情酌加相应之药，共研细末，服时用白糖送下。

本方加入第一胎之胎盘一个，治喉部阻塞等痰病。再加毛叶木瓜、沙棘果膏、芜荽子、藏木香各等份，共烧炭存性，为战胜紫痰诀要散，其治疗效果与上药相同。

106. 水肿方

方药：余甘子、冬葵子、螃蟹壳、蒺藜各等份。

功能：利水消肿。

主治：一切水肿病。但对八处水区全部水肿者无效。

制法及服法：共研细，煎汤代茶，服两三天后，晚间服八味云母散一次。此后需常服八味云母散。

107. 十五味鸡肉散

方药：诃子、毛诃子、余甘子各三钱，寒水石、肉桂、光明盐、荜拨、藏木香、白萝卜、胡萝卜、胡椒、姜黄、香附、干姜各二钱。

功能：益胃火，强体力，平衡风、胆、痰机能。

主治：虚损、胃弱。

制法及服法：上药共研细末，用鸡一只，烧熟后鸡肉可以佐餐，饭后以鸡汁送服药粉。

108. 十五味黑药散

方药：寒水石二两，青盐二钱（两味烧炭存性），短尾铁线莲、黄花杜鹃叶各二两（两味烧炭存性），肉豆蔻、芜荽子、胡椒、干姜、白草乌、萝卜、荜拨各五分，白硇砂、紫硇砂各如豌豆大者一粒，火硝一勺，藏木香如羊粪大者一枚。

功能：健脾益胃，理风和中。

主治：紫痰病吐血，肝胃不和，嗳气，久泻，胃中毒症，铁垢痰，胃出血及各种慢性胃病。

制法：共研细末，药粉呈碧空青天色。

109. 八味云母散

方药：溪中碎云母、小豆蔻各三钱，冬葵子、白硇砂各五钱，螃蟹壳、喜马拉雅紫茉莉根各四钱，蒺藜二钱，田螺壳（烧炭）量为上列药物之总和。

功能：利水消肿，通淋燥湿。

主治：寒性与热性尿闭症，水肿病。

110. "刚巴"病方

方药：四味藏木香汤一剂，唐古特青蓝三剂。

功能：清热解毒。

主治："刚巴"病。

服法：以上诸药共煎，过滤，冷却后送服裂萼蔷薇子粉三剂（包）。

111. 壮阳方（一）

方药：三岁之山羊睾丸，入牛乳中煮，使牛乳充分吸收于睾丸中，加黑、白芝麻及白糖调服。

功能：补肾壮阳。

主治：肾亏，阳痿。

112. 壮阳方（二）

方药：三岁山羊睾丸，制如上法，另加荜拨、余甘子共煮，用白糖、蜂蜜、酥油调成软膏，服后另饮牛乳。

功能及主治如上。

第一〇二章　三剂丸及软膏

一、三剂丸（等份丸）

方药：白硇砂、光明盐、"杰年差"、紫硇砂、"则不如差"、角盐、肉桂、"泽差"、灰盐等一剂（包），干姜、荜拨、胡椒一剂（包），诃子、毛诃子、余甘子一剂（包）。

制法及服法：以上三剂各等份，调和为丸，用红块糖为引内服。

功能：破瘀化滞，软坚消积。

主治：剑突痞瘤、子宫瘤、血痞瘤。

二、软膏

软膏配制法：配制软膏可先将药物研成极细粉末，然后根据病情需要，加入相应配料制成胶状软膏。

蜂蜜配制软膏时，须将蜂蜜加温炼至滴水成珠方可，然后投入药粉调拌搅匀。如用红块糖者，须加水煎至水分散失才可投入药粉。如以酥油者，须待酥油熬透去除泡沫及杂质后才能使用。当拌和药粉时，热度不宜过高，以免影响药力。服药时间，以黎明时为宜。

酥油配制软膏，热证须用黄牛或山羊酥油，寒证宜用犏牛或牦牛酥油，服用剂量不宜过多，因酥油脂肪多，免致消化不良。

1.四凉膏

方药：石灰华、红花、丁香、小豆蔻、白檀香、紫檀香、川木香。

制法：共研细末，用蜂蜜或新酥油调成软膏。

功能：清肺。

主治：小儿肺部疾患。

2.獐牙菜膏

方药：獐牙菜、波棱瓜子、白草乌、藏木香、荜拨、木通。

制法：共研细末，用蜂蜜调和，制成软膏。

功能：清热解毒，理肺和胃，解酒精毒。

主治：①由于胆热所致之各种肺部疾病；②因伤酒所致之呕吐胆汁及头痛等症。

3. 三红膏

方药：诃子、紫草茸、茜草、上等紫草、石灰华、红花、丁香、沿沟草、甘草、大株红景天。

制法：共研细末，用白糖、新酥油、蜂蜜调成软膏。

功能：清肺化痰，排脓止血。

主治：肺部腐烂，咯吐脓血。

4. 三凉膏

方药：石灰华、红花、丁香、诃子、小豆蔻。

制法：共研细末，用新鲜酥油调成软膏。

功能：清热明目，解毒。

主治：视物不清，对陈热、浊热及中毒症亦有效用。

5. 藏木香膏

方药：藏木香、川木香、野姜、诃子、毛诃子、余甘子、大株红景天、荜拨。

制法：共研细末，用蜂蜜调成软膏。

功能：清肺化痰，降逆平喘。

主治：哮喘病、痰风病等肺部疾患。

第一〇三章 酥油丸

一、药油炼制法

方药：诃子三十枚，毛诃子、余甘子各二十五枚，黄精、天冬、迷果芹、喜马拉雅紫茉莉根、蒺藜各一两，手掌参一两五钱，石榴五个，干姜五钱，荜拨一两一钱五分，胡椒一两，寒水石三两，红耳鼠兔粪膏二两，小豆蔻、黄草乌各五钱，丛生亚菊、柏子、麻黄、黄花杜鹃花各一两。

捣碎以上诸药，用清水三罐煎煮，干去三分之二后，去渣取汁，澄清，以融化之酥油十两、生黄牛乳一罐，再置于文火上熬，熬时用干山柳梗经常搅动，以免烧焦，约干去水分十分之一时，再加融化之酥油四斤（热证用黄牛或山羊酥油，寒热相兼用犏牛酥油，寒证用牦牛或绵羊酥油）复熬，水分完全蒸发馨尽（置药油于火上，如无嗤嗤之声者，是水分已完全消失之征）再用纱布滤清即成纯净药油，盛于陶器中备用。滤出之渣滓，亦有补益作用，可供一般体弱者服食。

二、炼糖法

红块糖一斤半、蜂蜜一小瓶加水一大瓢混合搅匀，置文火上熬，俟水分蒸发，试之滴水成珠后，待糖汁稍冷，以双手将糖一再地反复拉扯，成为固体，干后研细备用。

三、炼蜜法

蜂蜜一斤加水一小瓢，如上法炼煎、拉扯，干后研细。另取白糖二斤研细备用。

附加药：诃子（去核）三钱五分，毛诃子（去核）二钱五分，余甘子一钱五分，干姜、荜拨、胡椒各一钱，红硇砂、光明盐各二钱，手掌参三钱，石榴子五钱，肉桂、石灰华、丁香、小豆蔻、草果各二钱，红花五钱，肉豆蔻三钱研末。

制法及服法：上列附加药物与药油、白糖、精炼红糖、精炼蜂蜜等混合调匀，制成丸药，如拇指大，贮藏于洁净固密瓷器中，自农历十月起至次年一至二月，每晚服用一粒。

功能：补气血，强筋骨，养心安神，补虚益损。

主治：心悸失眠，脾胃不和，老年虚弱，经络不利，肢体强直，以及脏腑内外、躯体上下一切虚损不足等症。

附注：本方是《后补续》中的"巴三"酥油丸，适用于病后体虚不易恢复者，宜用于风、痰之症，血、胆病禁忌服用。

本方应按量服用，如服食过量，易引起血、胆亢盛，必须注意。若服药后出现消化障碍时，以四味光明盐汤治疗。

第一〇四章　灰药和硬膏

一、灰药

1. 小寒水石灰药

方药：诃子、硼砂、光明盐、荜拨、白草乌各等份，寒水石量为上药之两倍，硫黄如羊粪大一粒。

制法及服法：将以上药物装入坚固之陶器中，药物约占容器之三分之二，使保持三分之一的空隙，封固瓶口不使泄气，置烈火上猛烧，待硫黄气味消失时，即是炼熟之征，然后加白糖将灰药研为细粉，内服。

功能：消食除积，和胃祛痰，解矿物毒。

主治：剑突痰，铁垢痰，紫痰痞瘤，矿石中毒，珍宝中毒，痰胆合病，食积不化及一切寒性与热性胃病。

2. 中寒水石灰药

方药：即小寒水石灰药加石灰华、红花、丁香、小豆蔻、肉豆蔻、草果、白硇砂、唐古特青蓝。

制法：如上。

主治：严重食积不化病及并发热症者。

3. 大寒水石灰药

方药：干姜、荜拨、胡椒、短尾铁线莲、小米辣、诃子、白硇砂、光明盐、灰盐、紫硇砂、"泽差"、火硝、青盐、贝齿、秃鹫喉、水獭骨、水鸟骨、鱼骨各等份，寒水石量为上列各药总量之两倍，硫黄量如羊粪大者二枚。

制法：如上。

主治：寒性痞瘤。

4. 红铜灰药

方药：红铜、硼砂、硫黄。

制法：先将红铜多次烧软，反复捶打至薄如蝉翼，浸于薄酒中约两小时，除去锈垢，然后与硼砂、硫黄同时装入陶罐内密封罐口，置烈火上猛烧，待烧至陶罐发红、罐底发白时，则已炼熟，如火力不猛，或硼砂、硫黄过少可致灰药不成，必须多加硼砂、硫黄重烧。

功能：除风，燥湿，去毒。

主治：麻风病，中毒症，体内之脓血症。

5. 朱砂灰药

方药：朱砂。

制法：将朱砂粉末装入有盖陶器小罐中，密封罐口不使泄气，置烈火上烧，罐盖上须频频涂水，保持湿润，烧至罐底发灰色时，则灰已烧熟，即可停火，待冷却后将盖揭开，上层为水银，底部为灰药。

功能：治疮痈，去腐拔毒。

主治：一切痒疮疖痈，治腐肌败肉最为有效。

6. 猛制突水石

功能：攻积破坚，去腐除痰。

主治：白喉，剑突痞块，铁垢痰等。

制法：将寒水石置于炭火中，烧至呈白色时，取出投入酒或酪浆内淬之，以杀其烈性，寒水石经淬后裂解成粉末状，如有芥子般之细颗粒，是尚未烧透之征，不堪内服。

烧、焖制法：

（1）统制法：本法适用于鹿角、海螺壳、贝齿及天灵盖等贝类和骨质等药物，此类之药，可直接置于炭火上进行烧制，至药物烧至呈白色时，即为烧制成熟。

（2）焖制法：本法适用于短尾铁线莲、高原毛莨、草玉梅子、织锦缎、黑蒿、独头蒜、黑草乌、野猪粪、鸟羽等品。制时将药物放入铁锅内，上覆陶器盖严，不使气味外逸，然后加火烧燃，但不能烧成焦枯。

以上之药品，大多具有使黄水及脓液干燥之作用。

二、硬膏

1. 胆膏

方药：熊、猪、黄牛、牦牛、旱獭等各种动物胆，麻黄、紫草茸、瓦苇。

制法：将上药制成硬膏，然后加入红花调和。

功能：止血。

主治：吐血、便血、鼻衄、肺部出血及子宫出血等各种血症。

2. 沙棘果膏

制法：将沙棘果入锅加水煮熟，然后装入布袋，去渣取汁，熬成硬膏，徐徐搅拌不使焦枯。

功能：清肺化痰，活血破瘀。

主治：肺部疾病，痰症、血痞瘤等症。

3. 珊瑚刺膏

制法：将珊瑚刺刮去外皮，取中层皮入锅煎煮，去渣取汁，熬成硬膏。

功能：消炎，明目。

主治：一切眼部疾病。

4. 泻下膏

方药："柳尔吉"、大戟、"莞布"、泽漆、大黄、西伯利亚蓼、巴豆、神黄豆、"西日堪札"、长嘴诃子尖。

制法：加水共煮，制成硬膏。

功能：通便逐水，为泻下之峻剂。

主治：腹水。

附注：以上各种硬膏，制作时须先将药物洗刷干净后打碎入锅煎煮，去渣取汁，澄清，再三过滤，然后放入洁净之陶锅收膏，频频搅动不使烧焦。俟熬成糊状现出黑色气泡时，取药汁滴于石上而能凝固者，即成。

第一〇五章 泻下法

一、术前诊察

1. 泻下法适应证

瘟病已经成熟者，骚热及热病已成熟而亢盛者，中毒症已经敛杀者和患六腑之热病，食积不化，痞瘤肿块，灰色浮肿，水肿，紫痰病，黄水病，麻风，垢甲病，湿痹，虫病，眼病朦胧症，陈旧性疮疡者等。不论发病部位属内属外，均宜用泻下法治疗，尤其是对胆病，疗效更为显著。

2. 泻下法禁忌证

（1）冬季不宜用泻下法。

（2）凡身体衰弱，老年，孕妇，风病，胃火衰退，肛门疾病，下泄风上逆者，呕吐，以及外伤由于子弹等异物留于体内所致之疼痛等，均禁用本法。

3. 施行泻下法之时机

（1）疾病已届成熟阶段者。

（2）病邪已敛入胃中者。

（3）痞瘤已被攻破者。

（4）陈旧性疾病已被引发者。

（5）病势正当亢盛期者。

凡具备以上条件之各种疾病，可进行泻下，否则不可滥用本法。

在施用泻下法时，必须细致观察疾病之变化，适时适病，有的放矢，若泻之过早，则不能清除病根，失之过迟，致使病情嚣张亢盛，因此必须掌握时机，不失时宜。

4. 可泻与不可泻

是否进行泻下须以患者体力能否胜任为依据，若久病体力衰弱、饮食不进、脉象无力，或脉象数疾、脉来间歇，均忌用本法。

或问何故不应泻？我们的回答是，患者之生命寄于病，如用缓泻法，非但不能疗病，反致引起病势，损伤脾胃，饮食不进；若用峻剂泻下，则有生命与疾病同归于尽之虑。当此应泻而不能泻之情况下，唯以轻导泻与"奴日哈"灌肠交替施用，既可祛病而无伤机体，最为相宜。

二、泻下方法

1.泻下先行

（1）远先行：在进行泻法前，须作术前准备，称为"先行"。

非突发性之疾病，先行药宜用汤剂与散剂，以使播散之病邪收敛和聚集；黏滞与积着之病邪，应先予攻而破之；瘟热未成熟者，用四味藏木香汤促使成熟；胆热未成熟者，用三味獐牙菜汤促使成熟；血热未成熟者，宜三果汤等促使成熟；毒邪散布者，用大唇马先蒿花、裂萼蔷薇皮、珊瑚刺皮、猪血、食用蔓菁膏等共研细末内服，使毒收敛。紫痰病散布于上部者，用白芥子、珊瑚刺皮、大黄煎汤内服收敛之，散布于下部者，用硼砂、紫草茸、茜草、山矾叶煎汤内服收敛之，散布于全身者，用猪血、藏木香、芫荽子、沙棘果膏、白糖共研细末内服收敛之。黄水病散布者，宜用文官木、珊瑚刺皮煎汤内服收敛之。胆病散布而食物不消者，用珊瑚刺皮煎汤内服收敛之。

以上诸症，经用上列药物收敛后，如症状表现为眼睑及面容㿠白，小便赤色，神志昏沉，饮食不进及口渴等，是病已收敛，此时即可应用泻下法。

血痞瘤新发者宜先用放血疗法泄其血热。若病期较久者，用炒盐、火硝、秃鹫粪、沙棘果膏、"泽差"、芒硝研末，长期服用，使其破散，然后以泻下法治之。

胆痞瘤：黑冰片、石榴子、波棱瓜子加白糖研末，内服，待攻破后再以泻法治之。

剑突痞瘤：烧盐、猛制寒水石、光明盐、秃鹫粪研末，内服，攻破后泻之。

石痞瘤：火硝、秃鹫粪、烧盐研末，内服，攻破后泻之。

虫痞瘤：秃鹫粪、烧盐、白硇砂、信筒子、紫铆研末，内服，攻破后泻之。

脉痞瘤：甘草、大株红景天、沿沟草、秃鹫粪、白硇砂研末，内服，攻破后泻之。

此外，如为陈旧性之热渗着者，应先予剥离之；隐热伏于寒之下者，宜先引而发之；病未成熟者，应先促使成熟，然后分别用泻下法治之。

（2）近先行：用泻法前，经以远先行使病邪收敛、破散、剥离、引发及成熟后，复以近先行将患者躯体洗涤、摩擦之，其目的在于压抑风势，不使杂风飏起。

近先行首先用丛生亚菊水温洗全身，再以油脂（热证用新酥油，寒证用植物油）除腹部外行全身涂擦按摩。如风盛及腹部坚硬者，宜内服融酥油，口噙长嘴诃子尖，然后进行轻导泻，即可使风息灭而引发胆、痰。

总之，风为泻下疗法之敌，故应首先使之驯服，临证必须注意。

（3）急先行：在进行泻下法前一天，服食小麦、豌豆、青菜及陈鱼肉、陈猪肉和酸酒、牛乳等与病不利之食物，以激发病势。服泻药之前晚，饮服不加调料、油脂之荨麻汤，以引发病势，使胃腹柔软，并可压抑风势。

2. 泻下正行

（1）方药

①清道

清道汤：用长嘴诃子尖、大黄、西伯利亚蓼、光明盐、荜拨煎汤，半夜时温服。

服上药后，能泻者为软腹，肠鸣者为中腹，无任何反应者为硬腹。根据腹之软硬程度，以决定服用泻药之剂量，如为硬腹而剂量过小，不仅不能达到泻下之目的，反致不良后果。如软腹而服量过大，则泄泻不止，损伤正精。因此，为了诊察病情，必须以清道汤侦察之。其次是本方有软腹作用，服泻药后不致引起呕吐而能泻下，并有防止锐利泻药产生刺激之作用，且有辅助作用。

②正行方

四味勇猛舵手丸：长嘴诃子尖（略煨）、巴豆（去皮、心，麦粉包裹，置热灰中煨，待麦粉熟即成）、"西日堪札"（热酥油中浸）、"都尔吉"（去皮、筋，拌入青稞中炒熟即可）。

以上四味，各等份，共研细末，水和为丸如一粒半之萝卜子大，酌情内服。本方药性锐利猛烈，适用于体壮邪实之一切疾病。

十味舵手膏：大戟、"都尔吉"、诃子、大黄、"莞布"、泽漆、"西日堪札"、巴豆、蓖麻子、神黄豆。

以上十味，加水熬成硬膏内服。本方药性温和，药力不疾不徐，服后无呕吐等反应，亦不致引起风动，无伤正精元气，治剑突痞瘤不发生疼痛，因此对于泻治之禁忌证，冬季、孕妇、老年及体虚患者，即使在旅行中，根据疾病之轻重及患者体力之强弱，适当地掌握剂量，亦可应用本方进行治疗。

③加减法：以上列猛泻和柔泻两方为基本方药，然后按照疾病之具体情况，辅以下列药物，化裁活用。

泻治一切肺病：前方加硼砂、甘草、白葡萄、甘肃蚤缀。

泻治一切肾病：前方加冬葵子、小豆蔻、短尾铁线莲。

泻治一切胃病：前方加藏木香、光明盐、荜拨。

泻治一切胆病：前方加獐牙菜、波棱瓜子、止泻木子。

泻治大小肠病：前方加叉分蓼、茜草、紫硇砂。

泻治上部一切脉病：前方加大株红景天、熊胆、冬葵子。

泻治下部一切脉病：前方加白硇砂、螃蟹壳、小豆蔻。

泻治一切眼病：前方加木贼草、诃子、铁垢。

泻治一切热性疾病：前方加冰片、白檀香、牛黄。

泻治一切寒性疾病：前方加荜拨、光明盐、胡椒。

泻治寒热交错疾病：前方加诃子、毛诃子、余甘子。

泻治一切黄水病：前方加白芸香、草决明、黄葵子。

泻治一切中毒症：前方加"穹代尔"、骨碎补、白草乌。

泻治一切紫痰病：前方加毛叶木瓜、芫荽子、藏木香。

泻治一切痞瘤病：前方加短尾铁线莲、草玉梅子、水菖蒲。

泻治一切水肿病：前方加白花油麻藤子、"莞布"、花斑蝥。

泻治一切呕吐病：前方加"奴木巴"、白硇砂、肉豆蔻。

泻治逆风上行及大小肠作鸣：前方加肉豆蔻、荜拨、胡椒。

泻治一切虫病：前方加信筒子、花椒、紫铆。

泻治垢甲病：前方加红花、短尾铁线莲、黄葵子。

泻治一切肌肉、骨骼、脉道疖痈：前方加川木香、硫黄、白硇砂。

泻治一切子宫疾病：前方加喜马拉雅紫茉莉根、鬼臼果、芒硝。

前方加喜马拉雅紫茉莉根，孕妇服泻剂不致引起流产。加西伯利亚蓼，服泻剂后不致发生呕吐反应。加水银（疠病及黄水病用热制法炮制，其他多数疾病，特别是陈旧性疾病均用寒制法）、海螺灰，白硇砂，能使药后不致引起呕吐而能迅速泻下。

其他疾病之泻下专方：

泻治白喉、炭疽、痢疾、"郎脱"症、急刺痛等病方：大戟、亚大黄、瑞香狼毒。

泻治紫痰病引起之热病方："都尔吉"、藏黄连、硼砂、沙棘果膏。

泻治中毒症方：诃子、珊瑚刺皮、黄葵子、高山龙胆、短穗兔耳草、神黄豆、大黄共煎汁加"都尔吉"粉冲服。

泻治肉中毒方："都尔吉"、藏黄连、紫草茸、硼砂、贝齿（煅）、麝香共研细末，水制为丸。

泻治不消化病初起，瘟病，尤其是作为肝胃疾病之泻下方：大黄、长嘴诃子各一两，冬葵子、甘草、光明盐、荜拨各五钱煎汤内服。

垢甲病、湿痹、黄水病、浊热、陈旧热等病邪渗附不祛方：长嘴诃子尖、毛诃子、余甘子、大黄、"都尔吉"、白芸香煎汤内服，连服数剂。

（2）服药方法

泻下药剂，可分为汤、散、丸和油质丸四种。对于年老与体弱之患者，以汤剂为宜，因能适当地掌握服用量。体质壮实而病势亢盛者，以散剂为宜。有呕吐症状者，以丸剂最宜。如患者腹部坚实并有呕吐者，用泻剂制成酥油丸，不使病人觉察为何药的情况下，连续服用，再三泻之。对于服药过久而厌服药物者，可用少量之食物与药物掺和服用。

服泻药后，用冷水漱口，并含少量甜味食品，不说话，不平卧，宜采蹲坐姿势，可使矢气通利，嘱咐病人之注意力集中于大便下泻。

（3）催泻

服泻药两三次后，患者自觉胸满消失时，一般疾病可频服开水，以助泻下，但不可过迟过早，如饮开水过早，恐致引起呕吐，饮之过迟，病邪不能排出，因此必须把握时机。

如病属风盛者，宜用骨汁汤催泻；体弱者用红块糖汤催泻；热邪成熟而亢盛者，用雪水催泻；黄水病及陈旧热病用文官木汤催泻。如泄泻不甚，宜用长嘴诃子尖汤催泻。此外，可根据疾病性质，给予特殊药物催泻，而以光明盐汤为各种疾病最理想之催泻剂。

（4）泻下反应之处理

服泻剂泄泻后，如患者由于身体虚弱而致神志不清、频频空呕者，是生风之象，可用油脂做全身涂抹按摩，并以酥油或红块糖燃火烟熏，内服骨汁汤抑制风邪。

（5）泻下之疗效标准

服泻药后，可依泻出物之排泄次数、数量及大便颜色三方面去观察及衡量疗效。

①泄泻次数：上等三十次，中等二十次，下等十次。

②泻出物数量：上等为三升（一升为二捧，约一市斤），中等为二升，下等为一升。

③便色：色青而清稀如水者为上等，浑浊如痰者为中等，色如胆汁者为下等。

以上为三种泻出物对疾病疗效之一般标准，至于应否予以继续催泻，必须依据患者之病情和体力进行，如病人体质强壮而病邪未尽者，应继续反复刺激催泻，如病邪未除而正精已受损耗者，应即停止催泻，以免发生变故，如病邪已祛，尽泻清水者，不论病者体力强弱如何，应服药止泻。

（6）镇逆法

当应用泻下法时，某些病者可能出现各种反应，此时必须采取适当措施进行抢救，是谓镇逆法。

镇逆之法，计分镇呕逆、找分散、导迟泻、止泻利过度、维护生命等五种。

①镇呕逆：服泻下药后，患者作呕吐者，可用冷石块在颈下天突穴进行冷敷，并使鼻嗅香气及揪拉头顶之发，再以冷水喷激面部，按压两肩，不使患者身体摇摆晃动。

发生呕吐之原因有如下几种：药物刺激太甚；泻药服量过多；未抑制风；疾病所致；患者厌弃服药；胃中不和，饮食不进；说话过多；服药后进行活动等。

由于药物刺激所致者：采药必须及时（秋季），炮制必须合法。

由于服药量过多者：适当减少剂量，增加服药次数，定时给药，使药力相继不辍。

未经抑制风者：应按照先行法中所述，在服泻下药前做好抑风事宜。

由于疾病所致者：用西伯利亚蓼镇吐，最为有效。

由于患者对药物厌弃及胃中不和饮食不进引起呕吐者：可在病人不知不觉中给予。

此外，患者服泻药后，嘱其不可讲话、活动，应取蹲坐姿势促使泄泻。

②找分散：服泻药后不吐不泻，无任何反应者，其原因不外乎药分散与病分散两种。

药分散是服泻药后无任何感觉，不吐不泻，其原因为药力不足或药量过轻之故，应即调整药力，增加用量，重复给服；病分散是服药以后，药物被胃吸收，不能充分发挥作用，只能引起轻微疼痛，温服少量之酸酒即可。

③导迟泻：服泻药后迟迟不作泄泻，如胃部胀满坚硬者，宜在胃部用温敷法，然后令病人轻轻活动。如无效，改用"奴日哈"灌肠导泻，以金腰子与"莞布"两物等分研碎煎汁内服，药后可能发生吐泻，可将胃中病邪驱除无遗。

④止泻利过度：服泻下药后而泄泻不止者，计有因寒、因热、药力滞留及病口开放等四种原因所致。

热证：热证泄泻不止，大便呈金黄色，奇臭，脉及尿均现热象，可在两肘及小腿部用冷水喷激，并以矮紫堇汁（星光下汲取之水浸泡）内服，即见效。

寒证：寒证泄泻不止，大便清稀如水，无臭，宜用肥肉汤或融酥油中加五味子及肉桂止泻。

药力滞留：宜服光明盐煎汤。

病口开放：本病不需用药止泻，只宜培补正精，但对胆脉开放所致者，及时用汤药章所载之四味止泻木汤加熊胆止泻。

以上四种泄泻过度之饮食调护，以大米或青稞稀粥或新鲜肉汤为宜，并调入兽骨或兽皮之胶及五味子、葫芦子、橡实、锁阳、车前子等，少量频服，并应禁忌各种饮料及茶水。

⑤维护生命：用泻下药后，如病情剧变，必须进行抢救，此时应注意五种情况：零散之风未行压制；药不对症，以致发生刺痛；服镇吐药太过，而使泻药逸入肺脉；药物激起虫怒，转变为"郎脱"症；生命寄于病，病泻出而命随之而去。

零散之风鼓动：患者服药后全身不适，恶心空呕，体力虚惫，神志昏迷或昏乱，此为零散风煽动所致，可用酥油、肉类等物焚烟熏之，并以油脂涂擦按摩，再服骨汁汤以抑风。如用诸法治之无效者，可灸各风穴并停止泻下。

药不对症：由于诊断与治疗之错误，不掌握应泻与不应泻之时机，药与病相背而驰之刺痛者，此时须细致分析其寒热属性，治以温凉药剂。

热证刺痛：藏木香、川木香煎汤凉服，并用石块冷敷，此外再以适宜之散剂内服。

寒证刺痛：内服四味光明盐汤，外用油渣饼温敷。

镇吐太过：服泻下药后，出现剧烈咳嗽，上半身刺痛者为服用镇吐药物太过之故，致使泻药逸入肺脉，宜做使肺中泻药排出之吐法及放血疗法，内服适宜之散剂及能吸干肺脓之药物。

虫怒：由于服泻药而触动体内寄生虫蠢动而引起腹部剧痛之"郎脱"症者，宜用驱虫剂杀虫。

生命寄于病：体弱之患者，由于不能承受猛烈之泻下剂，即使病邪尚未祛除，亦当中止泻下，不容疏忽，如继续泄泻，病虽去而生命亦将随之而逝。

3. 善后调理

应用泻下法治疗后，可根据病情之寒热属性，按照一般寒性病或热性病之饮食宜忌行常规处理。

五、护养和善后

凡素发虚弱或病后或食欲不佳者，热邪易于侵入和胃的病症，如咳嗽、喘、积聚等等有病灶的病症，须慎地地行使治疗以善后法。据悉，或有者病患，均利六淫所致等病症，热、湿等，应行以之善后法。

引吐之法善后，施其本应以营于此，以热论之，亦需慎行上所有食，后从病性而行吐法者，后于护养者A，应更多利用胃火，如热病症所者，与从热所病者之胃火，缓吐而可能转化为寒者，则来应之时间须慎迟诸火，须循缓缓次第行行进行善后病症，于吐泻失之根本，小便、口感、汗等等，亦可正常而无急之恙。

一、吐法适应范围

凡属食积不化，剑突痞瘤，铁垢痰，中毒症，"郎脱"症及血、胆降于胃，头部疾病，饮食不进，虫上逸至口而复返于腹中，灰痰和紫痰降于胃中等症，均可用引吐法治疗。

二、吐法禁忌证

对于正精虚弱和小便癃闭、眼病障翳、寄生虫病、痔瘘、肉类中毒症严重者，以及老人、小儿与风病之患者，皆不宜施行引吐法。

三、先行

引吐法之远先行与近先行，皆与泻下法相同。但对急性之暂时食物积滞，或因饮食不当所致之痰、胆偏盛而郁结于不消化之位（胃），或常食油脂而腹中有油脂者，可不必作先行法。

四、正行

1. 方药

（1）引吐主方：囊吾、摩苓草、"都尔吉"。

以上三味须采自沙土地区，于春季发苗茁壮时掘取，配以水菖蒲、光明盐、荜拨。

（2）加减法：食物不化者加干姜，有风加无患子，有胆加木鳖子，痞块积聚加短尾铁线莲，中毒症加白草乌，内部有脓及坏血者加短穗兔耳草，肺部疾病加甘草。此外，其他之疾病如必须用吐法者，可酌加各病相应之药品。

2. 服法

服引吐药之时间以黎明为宜，服药后即行漱口，不可讲话，不使受寒，采蹲坐姿势。

服药后欲呕吐时，不可即行吐出，宜抑制回吞数次，然后方可吐出，使病邪得以全部清除。但回吞一般以三次为宜，不可过甚，否则将有病邪下陷之弊。

3. 催激法

以引吐方煎汤与温开水交错内服，然后用鸽子羽毛等或手指探喉（以不伤及咽喉为度）引吐，吐剂之用量，应根据患者体质之强弱与病情之轻重而定。吐势之强弱决定于催激之程度。

4.呕吐效果标准

呕吐次数以八次为上等、六次为中等、四次为下等。吐出物之量上等为二升、中等为一升、下等为半升。吐出物之色以水样液为上等、胆样液为中等、痰样液为下等。

5.镇逆法

当引吐时，由于呕吐过剧或药力太过，以致引起杂风飘扬，胆汁逸失，紫痰海及肺脉决渍以及药的精华窜入于目等各种反应症候，可用如下之措施处理。

（1）杂风飘扬：证见头痛，空呕，神志昏迷，治宜急以油脂按摩，并将动物脂肪、肉类、红块糖等燃烟熏之，再以踝骨汤内服以斡旋之。

（2）胆汁逸失：主要表现为呕吐黄色之液汁，治宜以獐牙菜、波棱瓜子、止泻木子、红花、苦菜、熊胆、紫草茸、茜草、山矾叶煎汤内服。或用石榴子、熊胆、红花各等份共研细末内服亦可。并在胆脉"霞仁"放血。

（3）紫痰海决渍：引吐时呕出血液、胆汁及烟色状液，宜以亚大黄叶、水底石、铧犁进行冷敷。或将亚大黄叶、山矾叶水煮后外敷。内服芫荽子、红花、石灰华、熊胆、"布胁泽"研末制成之散剂，用冷开水送下。

（4）肺脉决渍：呕吐血液，急用熊胆、朱砂、豌豆花、大黄、白糖研末加紫草茸煎汁之品，冷却后送服。同时再以一○二章所载治肺腐烂出血之三红膏内服止血。

（5）药物精华窜入目：呕吐时头痛，两眼发赤，是药物之精华窜入目所致，治宜在鼻尖、额脉放血，同时在面部用水喷激。

五、止吐及善后调理

引吐法之善后与泻下法基本相同。此外，另用安息香、香附、新酥油焚烟熏之，并饮服光明盐水，以清除引吐剂之药物余力。

六、效果

以上为引吐之治疗方法，如行之恰当，术后神志清朗，躯体轻快，食欲良好，口味香郁，鼻涕及痰液等排泄物清洁不浊，具有显明之效果。

第一〇七章　鼻药疗法

用药物制成鼻药，注入鼻腔，通过鼻黏膜吸收，达到治疗之效果，即为鼻药疗法。
鼻药分消散鼻药与排除鼻药两种，分述于下。

一、消散鼻药

1. 适应范围

鼻为脑之户，因此对头部及锁骨以上之各种疾病，以鼻药治疗，最为有效。

2. 禁忌证

凡瘟病初起，外部创伤，以及酒醉，食油脂类后，均禁用本法。

3. 消散鼻药方

（1）红花、融酥油、白糖方适用于头部风血交杂病、阵发性头部刺痛。

（2）甘草、余甘子、白糖、融酥油方适用于耳病、眼病、腮部疾病及脑病。

（3）萝卜汁治头部及耳部疾病。

（4）新酥油汁适用于锁骨以上一切风病。

4. 用法

清晨或晚上，患者仰卧，颈下垫高，使头部下垂，将鼻药滴入鼻中五至七滴，稍卧片刻，即可起立行动，但应禁忌烟熏及风吹。

二、排除鼻药

1. 适应范围

感冒历时较久而渗入鼻中者和热病、白喉、炭疽等逆于上部碉堡（即脑）者；以及目赤、麻风和颜面部之黄水病者，头部裂伤散于脉道而致黄水下降者等均适用于本法。

2. 禁忌证

凡属风病所致之头晕、眼朦胧症、倒睫、齿病流脓血者等均禁用本法。

3. 排除鼻药方

姜黄、珊瑚刺根、光明盐、斑蝥、神黄豆、甘草、"都尔吉"、光梗丝石竹、白芸香研极细末，用山羊乳拌和，装入细竹管中备用。

4. 用法

先以油脂涂擦患者头部，并在额部用炒热之青稞进行温敷，然后令患者擤净鼻涕，清洁鼻腔，仰卧床上，缓慢地将鼻药吹入鼻中（七滴），稍后以温水漱口。如药物流入上腭，即须用口中呼气堵回，不使进入喉中。药后静卧约数一百数字的时间即可。

用药时如药物难达病所，可将烟叶粉及光梗丝石竹吹入鼻腔（少许）。如药后鼻中疼痛、作痒及鼻涕增多者，可使病人起坐，擤净鼻涕，不久可能有黄水和脓液排出。此后则须多饮开水以清洗咽喉及鼻腔，并以白芸香、新酥油焚烟熏之。

5. 镇逆法

在进行鼻药疗法时，如出现鼻衄等反应者，可用凉水冷敷头额部，内服止血剂，选用艾灸和放血等法。如发生目赤而头额刺痛，是药力未达病所之故，可取鼻脉、额脉及舌下脉等处放血，然后再用冷水喷激头部。

第一〇八章　轻导泻及"奴日哈"灌肠

将药物粉末加入油脂或肉汤制成胶状液注入肛门内灌肠，用以治疗腹部以下之疾病，使病邪从大便排出，即为轻导泻及"奴日哈"灌肠疗法。

轻导泻

一、轻导泻法适应范围

消化不良（大便如糌粑），精液耗竭，月经过多，大小肠及腰肾部寒盛，体力减退，下部虫病和一切风病，均宜用本法治疗。

二、轻导泻禁忌证

水肿及下落浮肿，饮食不思，中毒症，肝脏及大小肠腑热，肥胖过度，以及消化不良而寒痰增盛等病，均不宜施用本法。

三、轻导泻方药

川木香、荜拨、河畔柏树叶、光明盐、诃子研细末，根据疾病之需要，加入适当之液汁，分别制成如下之灌肠药剂。

1.柔导泻方：上列药末加入肥羊肉汤、牦牛乳、融酥油，用于治单纯性风病。

2.洗导泻方：上列药物中加"都尔吉"，用水生动物如鱼、蛙、蝌蚪等之肉汤，以黄牛乳及其酥油掺和灌肠，用以治风胆合并病。

3.洗柔泻方：上列药物中再加无患子，用生活于干滩上之动物肉汤，以山羊肉及其酥油掺和灌肠，用以治风痰合并病。

轻导泻方以配合酥油为上等制剂，配合肉汤为中等制剂，配合乳汁为下等制剂。肉汤之辅助为乳汁，乳汁之辅助为酥油，用时相互配合，必须注意。

加减法：轻导泻方中，用以治疗单纯风病者宜加阿魏、紫硇砂。风痰并病者加干姜，荜拨。风胆并病者加木藤蓼、麻花艽花。痞瘤病加硼砂，虫病加信筒子，胃肠胀满加川木香。

四、用法

灌肠之剂量以一捧为上等量、一握为中等量、半握为下等量。药物之温度须适宜，以如刚挤下牛乳之温为佳。灌肠时将药液装入羊的胃或膀胱制成之灌肠器，在其口部扎缚一根八指长的导管，导管之一端须尖而光滑，涂以油脂，另一端宜宽大。

灌肠时病人取俯卧位，抬高臀部，肛门口涂以润滑油脂，先将灌肠器中空气挤出，然后把导管插入肛门，深度三至四指，再频频挤压灌肠器，用各种角度使药液射向肠道之上下左右，挤压药液时不必挤尽，可遗留少许，灌肠完毕，即将导管拔出，在腹部用手揉拧，如感有泻意，须尽量忍耐，待不能忍时，可泄泻数次，然后提起两足，摇动身体，拍击足心，促使继续泄泻。

用柔导泻方进行导泻，一般在日落时灌肠，黄昏即可泄泻，如逾时不泻，可再以"奴日哈"灌肠法引导。对风势偏盛、胃火较甚者，可连续施用本法数次，如非风盛热甚者，只需以温水灌肠催泻几次即可。

五、轻导泻之优缺点

轻导泻之优点，能抑制风势，引发渗入之痰胆外达，但如用之过度，有使胃火衰败、食欲不振之弊。

六、镇逆法

交替施用轻导泻与"奴日哈"灌肠法，无副作用而能将一切疾病引出，故对正精亏损及久病不愈者，用轻导泻一次、"奴日哈"两次之比例灌肠，即使反复进行亦无害身体。

"奴日哈"灌肠

一、"奴日哈"灌肠法适应范围

应用本法之适应证，可分为总治与分治两个方面。

1. 总治：下部为利器所伤，"郎脱"症，虫病，早期痞瘤病，陈旧性瘟病，下部热症，大便干燥，小便不通，胃腹作胀。

2. 分治：对病势较盛者，应以锐利方灌肠有效，但如属小便失禁、热性泄泻和难以治疗之瘟病，以及垢甲病、下落浮肿、精液耗损等疾病，则以温和方治之为宜。

二、"奴日哈"灌肠禁忌证

凡脱肛、洞泻、热病（初期）、遗精及胃火不足等病，均不宜使用本法。

三、"奴日哈"灌肠方药

本法分为中和、锐利、温和三方。

中和方："都尔吉"、光梗丝石竹、碱花、酒曲、花斑蝥、屋梁吊挂烟灰研末，与酒坛中之沉渣调和。

加减法：利器创伤，前方加动物胆，"郎脱"症加短尾铁线莲，下部热证加大黄，腹胀加角蒿，虫病加白蒜，寒证加荜拨。

锐利方：即前方按病情加味后，再加入狼毒。

温和方：诃子、山矾叶、茜草、麻花艽花、"都尔吉"、大黄研末，用黄牛之乳及其尿调和。

四、用法

剂量视病情酌定，或半升，或四握，或两握。温度如刚挤下之牛乳，并加少量之植物油。

施用之方法与轻导泻同，当导管拔出以后，须立即用布将肛门堵塞，以免药液漏出。灌肠后如有欲泻之感者，须强忍片刻，使药液在肠内滞留，否则药力难达病所，但亦不可强忍太过，太过则足以引起腹中疼痛与上逆呕恶，一般以强忍二至三次后即可排便。排出物如糊状而含有片状者，是药已中病之征，如稀薄之水样便者，为药未中病，应再次灌肠。

灌肠完毕，可饮服光明盐水，以清除遗留药力，在一昼夜中不宜进食，能使下部一切病邪排出。

第一〇九章　泻脉法（利尿法）

一切排除法（排除法系指吐、泻、轻导泻、"奴日哈"及应用鼻药等治法，其作用为药物使病邪随吐泻物排出体外）之镇逆法为利尿法。

一、利尿先行

利尿以前，先以诃子、毛诃子、余甘子加入疾病之对治药（各等份），煎汁于夜间内服，然后用八味雪蛙散：雪蛙、螃蟹壳、小豆蔻、冬葵子、蒲桃、溪中碎云母、洋刀豆、"扎库休"以红块糖为引将脉道洗涤干净，再以甘松等酥油调和涂擦全身，尤其是百会、外阴包皮及各关节处，继则饮服花椒、冬葵子汤，使脉口开放。

二、利尿清道法

清道方药：小豆蔻、螃蟹壳、"扎库休"（如无此药，可用"库休子托"代）、冬葵子研末，热证以白糖为引，寒证以红块糖送服，以便于在用正行药后迅速攻破疾病，然后接服引发药，骚扰引发病邪。

三、引发方药

白硇砂、丁香、螃蟹壳、朱砂、冬葵子研末以红糖或白糖为引。

四、利尿法正行

1.野姜一两，斑蝥两只（斑蝥以红花斑蝥在秋季用刀杀死者为佳，黄花自死者为劣，其毒在硬壳下白色翅面上，服后痛甚，必须拔去，然后在炒热之青稞中略加炮制即可。但斑蝥之头足必须齐全，否则影响疗效与作用），巴豆一钱，肉豆蔻、诃子、白硇砂各少许，共研细末，用红块糖调制为丸，如小豌豆大，每服六至七丸。

主治：脉病，跌打损伤，外伤破溃，以及内部脓液和瘀血停滞。

2.羚牛角、鼯鼠骨、鬼臼果、白硇砂、溪中碎云母、螃蟹壳、小豆蔻、牛蒡子、朱砂研末，以水为丸。

主治：脉病。

以上两方，可任选一种，若病在心、肺、肝、脾、肾，或患中毒症、黄水病等，应适当加入豌豆大之对治药，借以使药力引达病所，或配服引发药亦可。

3. 霹雳露散（《诀要续补编》黄水章利尿方）

水银一两四钱、硫黄一钱一分、花斑蝥一钱四分、白硇砂四钱五分、"都尔吉"七钱、骨碎补一钱二分、麝香二分、甘松八钱、红花五分、圆柏叶一钱研末，以水为丸，如豌豆大。历经考验，本方作泻脉利尿剂颇有良效。

五、用法及服法

服利尿剂前之傍晚，用冬葵叶作菜佐餐，初更时进行清道，夜半服引发药，黎明时可服利尿药丸，并根据病情之寒热属性，配药引送服。大约太阳升起时，一般即可判知药力中病与否，若未中病，可追服少量药丸，如已中病，在首次服下药丸已经消化吸收后，继服第二次，二次药消化后，再服第三次，依次继续服用，以助长和持续药效，但服用剂量须依次递减，如第一次为九丸，二次为七丸，三次以后则每次服五丸，可以免致因斑蝥中毒而引起疼痛与疾病疼痛并发症候。

服利尿药后，如出现身体发麻，患部疼痛，少腹部灼热，阴部灼痛发痒作胀，病邪之分泌物自阴部点滴淋漓而出者，即药已中病之征，此时可频用薄酒一再催激，如热势较盛，可将薄酒改为淡茶或酪水，如为深重之久病，须用引发药以催激法轮流进行。如药后发生疼痛者，可将小石子炒热，趁温酒淬热敷痛部。体寒而黄水滞留不下者，痛楚甚而病难出者，非催激法则不能外达者，行利尿泻脉时必须特别注意保暖与催激之法。

行利尿泻脉时，用器皿承于下，使前后阴之排出物盛于其中，如排泄物中发现有黄色和紫色之脓血，以及茸毛状与细小颗粒状等各种杂质者，是为病邪已尽，即可停服利尿药，续服催激药数次，肃清余邪。

六、镇逆法

在服用利尿泻脉方后，由于泻利而致不良反应者，应立即采取相应措施，进行镇逆。镇逆之法，计有镇呕吐、找分散、导滞留、镇刺痛、通阻塞、止泻下等六种。

1. 镇呕吐、找分散：可参照泻下法章所载治法处理。

2. 导滞留：病邪滞留、胃脘满阻者，宜外治（热敷及按摩），多次饮服开水。

3. 镇刺痛：少腹及前阴部位疼痛甚剧者，治宜外用炒热石子酒淬热敷。如用热敷法无效，是为黄水滞留之故，可用白硇砂、螃蟹壳、荜拨共研细末，以酒送服。如药后仍无效，则是斑蝥炮制不善而刺激太过所致，用蝗虫头三个加"曲卜尔"、白草乌研末，以酒送服。如药后再不收效，则为风病，宜陈旧骨头煎汤，去渣取汁，熬入稀饭服食，当能收效止痛。

4. 通阻塞：小便不通，一般多因尿道为精液、茸毛、瘀血、沙石等阻塞，可用手揉搓阴茎，然后如挤牛奶似的向外挤压。或以白硇砂、川木香、水菖蒲、胡椒等煎汁，用导管注入膀胱即效。

5. 止泻下：药后泻下不止者，如患者体质强壮，可任其自止，不必治疗；体质虚弱者，用紫草茸煎汤加熊胆内服。

七、善后调理

1.饮食方面，寒较甚者，宜服温和之新酒，食肥羊肉汤、热糌粑等食物，开始饮食不可过多，以后逐日递增食量。热较盛者，宜服尕里巴（犏牛所产之牛）之肥肉汤、久沸之凉开水、淡味面粥、热糌粑等食品。

2.起居方面，不可受寒，避免过劳，适当散步，利尿后半月内须注意饮食起居。

八、优点

除淋浊、遗精等与性机能有关疾病应予禁用外，对于妇女不孕症或产后不再受孕，死胎不下，子宫痞瘤，妇血症散布等妇科病，以及血、胆和配合毒病，陈旧性热病，垢甲病，湿痹，疠痈，皮肤瘙痒症，头部外伤所致之毒邪播散于内脉，陈旧疮疤，"索日亚"，水肿，脉痞瘤，黄水增盛症，肾病引起之燕芒症，麻风，脉伤等各种疾病，均适用本法。特别是病邪入脉，泻脉利尿为最理想之对症治疗方法。

从泻脉药物作用而言，斑蝥为引导脉中黄水之主药；白硇砂与螃蟹壳能使脉道开放，驱邪外出；红花软化脉道；朱砂有分解精华与糟粕之作用，可将病邪分解外出；硼砂有收敛疾病范围之功；滑石主使药力引向病所深处。以上诸药，各有专攻，可根据疾病随证选用。

概而言之，同时使用泻下法与利尿泻脉法最为有效。

第一一〇章　放血疗法

在一定部位的脉道，将血管切开或穿破，通过手术放血使病血引出体外达到治疗目的，是为放血疗法。

一、适应范围

1. 放血疗法适应证：放血疗法多适用于热性疾病。如扩散伤热、骚热、瘟病、疖肿、疮疡、垢甲病、"索日亚"、丹毒、黄水、麻风等热证，或由于血、胆所转化而宜于放血的疾病。

2. 放血疗法禁忌证：凡属正精耗竭、孕妇、产后、灰色浮肿、胃火衰败等虚寒性疾病，以及由于灰痰及风所转化的疾病和十二岁以下的小儿，七十岁以上老人，和有呕吐、泄泻的病者，均禁用放血疗法。

概而言之，凡由风痰转化的疾病，均应禁忌放血。但上述各种适应证如属病血与正血尚未分解者，瘟热与热病未成熟者，空虚热和未经杀毒的中毒症、疠热者，正精耗竭者，其临床表现虽为热证，亦不宜用放血疗法。反之，虽属风病、痰病，若与血、胆结合并发者，则亦应予以放血治疗。此外，在一些狭隘的部位，和脉结、要害部位，也不宜应用放血疗法。

二、放血时机

进行放血疗法，应根据疾病的不同情况，在病程的早期、中期和后期去治疗。

1. 早期放血：早期放血是指在疾病发病开始即宜于放血者。如血降于内而侵及脏腑时，鼻衄或子宫出血不止时，以及亢盛热和骚热等热性疾病，起病急骤，不循常规发展，必须在疾病开始时即以放血治疗。

2. 中期放血：在疾病的中期，恶寒停止，刺痛急剧，血脉亢盛或表现为沉重而发麻时，宜于中期行放血治疗。

3. 后期放血：凡血及胆病散布，病血散布于脉道，或因不当之饮食引发的余热病等，宜于后期行放血治疗。

放血时机，应按病情适时进行，如过早则将生风，且能引热播散；过迟则将导致病血扩散脉道，不能清除余邪，尤其是对热势强盛者，放血过迟，则将使脉道及五脏化脓，而有腐烂之虑。

4. 病血与正血的鉴别：病血与正血是否已经分解的征象，可从口腔、鼻腔和肛门三处之血去诊察。正血血色鲜红，而病血则不然。如不出现病血和正血相混杂迹象时，即为已达放血时机，否则，必须用汤药以分解之。

三、放血法

1. 先行（术前准备）

（1）远先行：在行放血疗法前，首先应给予汤药，使病血和正血分解。服药分解的时间，一般有于放血前晚进行的，这是不适合的，因为病血和正血虽在一昼夜中能够分解，但不可能成熟，因此最好是五天前，其次是三天前服药分解，使之成熟。

分解药的通用方为由诃子、余甘子、毛诃子组成的三果汤；风热的分解药为木藤蓼汤；痰血分解药为木藤蓼和藏木香汤；寒热交杂症及混合症的分解药为余甘子；血胆分解药为木通与木藤蓼。引导病血出脉者宜用荜拨；促使迅速成熟者，则以木藤蓼汤为最佳。至于分解成熟的时间，与上述相同。

若不用汤药分解而逐行放血者，必将导致正血流失而病血不出，且将生风，造成余热不除而遗病为患。

（2）近先行：当放血之前，令患者烤火或曝晒太阳以温暖躯体，不使受凉，并准备手术器械及适当长度的扁形绳子、羊毛、净水等工具备用。

2. 正行

正行的步骤可分为鼓脉、进刀、选位、察血象、控制血量及镇逆。

（1）鼓脉

①头部眉以上之脉，有额脉向左右分枝的金戟、银戟二脉；颈后有二枕骨脉；头顶有囟门脉、枕辫脉。以上诸脉放血，可用细扁绳子在眉上绕枕骨扎住，并以小木棒在颈后绞紧。

②两小尖脉放血，从放血的脉至另一侧腋下用细绳扎住，然后以小木棒绞紧。

③胸脉放血，用细绳围绕颈部，在颈后将绳子交叉、拉紧。

④眼脉、齿脉、耳脉、鼻脉等放血，于锁骨以上的颈部，用细绳围绕，在前面打结绞紧。

⑤舌脉放血，用绫绸缠缚的竹钳夹住舌体，舌向上卷，使血管暴露。

⑥臂脉放血，于羊尾肌下用细绳扎紧。

⑦羊尾肌以下，手腕以上的"阿锁"、六头、冈脉、"如通"、胆脉"霞仁"、痰脉"霞仁"、黄水"霞仁"等诸脉放血，可在肘窝向上三指许扎缚。

⑧上肢末端的"觉公"、细小脉、（有六支）、背脉、六合、细尖脉、左右四手指中脉以及肺肝合脉、肝胆合脉、肺心合脉等诸脉放血，可在手腕上部扎缚。

⑨二大脉放血，在膝部向上一直指（约四横指）处扎缚。

⑩二大脉以下的腘窝脉、笼头脉、踹端脉等诸脉放血，可在扎靴带处略向上扎缚。

⑪位于再以下的大肠脉、胫面脉、镫脉、鱼弯脉、小肠脉等诸脉放血，应在踝骨上部扎缚。

⑫下腔（腹部）的胃角脉放血，用细绳自腹部绕第十椎围扎，如左侧放血，在右侧肋部以木棒绞紧；右侧放血，则在左侧肋部绞紧。

⑬男阴部的边脉放血，在放血一侧阴囊的根部连同腿股围扎，于髋骨上方绞紧。

此外，任何部位在施行放血手术时，须衬以羊毛、棉絮的鼓脉垫子，皮肤不使褶皱，使脉管显露。绳子两端拉扯缠缚时，用力要均匀使松紧度相等。如扎缚不善，则下刀不能中的；若皮肤褶皱，血管曲折，则血不能出。脉管鼓张后，用手指在脉管部揉擦，使脉管怒张，则进刀易中，若不循法进行，于扎缚后即行施术，势必造成举刀难中之弊。

（2）进刀

放血时首先使脉管固定平直，不令皱褶，以左手拇指压迫血管，同时将拇指稍向后退，使脉管紧而直，不致发生移动。进刀之部位，通常在扎缚而脉管鼓起以下三指之处。

进刀的方法是，大脉管宜用直划法，小脉管宜用斜切法，微细血管宜用横断法，要害部位的脉管则用复切法。放血疗法以泄出血气为益，因此切口宜稍宽大，过小则创口发肿作胀，而致血气不能外出，因此务使脉管与皮肤切口相等。在骨部的脉管，宜用斧刃刀，把脉管固定不使滑动，然后将斧刃刀对准脉管，以手指弹击斧背，剖裂脉管放血。

（3）选位

据《理论续》所载，宜于放血的脉位计七十七处，但《诀要续》则于此数上另加十三处，而《青琉璃论》中，则除此数外，尚有宜放血的多处部位。

按《理论续》中之七十七处放血部位，分布在头部、颈部者二十一处，上肢者三十四处，下肢者十八处，躯干者四处。

①头部及颈部之放血部位：囟门脉、鼻尖脉、胸脉共三处。耳前后四树脉，枕骨脉、枕辫脉、戟脉（金戟和银戟）共六处。舌脉、眼脉、齿脉、小尖脉为八处，共计二十一处。

以上的脉位，可从两眉之间的印堂起，直达枕骨窝（风府）打一直线，再自两耳轮上部或耳孔沿头巅画一横线，二线相交之处为百会，沿直线自发际向上四横指处为囟门。鼻脉在鼻尖正中。胸脉在气管之中间。四树脉在耳后一寸者为外树，耳前一寸为内树，内外树的四脉直行向上。枕骨脉在枕骨窝的直线左右旁开各一寸向上三指处。枕辫脉是鬓角上方的动脉。戟脉在额正中的两侧，向右分者为金戟，向左分者为银戟。两舌脉位于舌体下部，眼脉与眉尖遥对的颞颥陷中动脉。齿脉是自颊部循向发际之动脉。气管左右各一寸为似尖脉，从似尖脉向外半指处为黑尖脉，从黑尖脉再向外半指处为小尖脉，如将耳垂向上牵引时，其脉即随之而上，从颈的下部向上四指处为放血的部位。

②上肢放血部位：计有臂脉、冈脉、六头、"诺嘎"、"如通"、肺心合脉、肺肝合脉、肝胆合脉、痰脉"霞仁"、胆脉"霞仁"、黄水"霞仁"、六合、"觉公"、无名指背脉，以上十四脉各一对，再加细小脉六支，共计三十四个放血部位。

肾脉的部位在内肘窝循臂前（内侧）略偏外侧向上运行的脉管的尖端，即自肩关节下方四指称为羊尾肌的肌缝略下之处。"诺嘎"为自肘窝内侧略斜向上外行之脉。自臂脉向下循行的脉管正中处，即是六头脉。由肘窝与观脉相连的脉，向下循行至腕外侧者为肺心合脉。"如通"脉自精弓穴（肘弯部如弓状，故名）之内侧弯向手背拇指方向斜行，而后折向小指方向，放血的部位则取精弓的下端四指之处。位于"如通"的略向下方处为冈脉的尖端，从精弓方向出发与"如通"相连之脉向下三指处为肺肝合脉。在"如通"的腕外侧，向手背食指方向循行的脉，即在手腕中部略上处为六合脉。六合脉的正中略下处为肝胆合脉。肺肝合脉流向小指方向之脉道有胆脉"霞仁"。从肘窝尺侧出发之脉分为二支，于手腕下的正中向尺侧循行，向内的一支尖端为黄水"霞仁"，外面一支为痰脉"霞仁"，两脉相互对峙。在肺肝合脉的内侧，有细小胆脉，六合脉的外侧有细小背脉，这支脉出现于拇指根部内侧者为"觉公"脉。

③下肢放血部位：计有足大脉、腘脉、笼头脉、腨端脉、鱼弯脉、胫面脉、大肠脉、镫脉、小肠脉各一对，共十八脉。

足大脉自脐部略下处出现，在大腿部分为两支运行，一支从大腿面向髋骨外侧循行，另一支则经鼠蹊沟内侧，向膝部内侧循行，足大脉以后者一支为是。腘脉为腿弯略近外侧呈弯曲斜行的脉。笼头脉自髋骨外侧出发，沿胫骨部之内侧向下运行，在膝关节下约四指之处。腨端脉位于足后跟无垢之处向上五指的大筋之中。鱼弯脉从髋骨内侧向鱼肌下方运行，在厚鱼肌略下处与胆脉"霞仁"的末端会合，鱼弯脉自鱼肌内侧略呈弯曲地通过内踝至足跟运行。在其略向下的肌肉浅薄处大筋与筋中间为腨端脉。胫面脉系笼头脉的支流，在胫骨面正中的内侧。大肠脉自大腿外侧沿胫骨向外踝运行，放血部位为外踝关节略上处。镫脉从足心正中的前面出发，向足背方向运行。小肠脉在内踝前下方及足心内侧有许多小脉管连接处，即是其中向上发出三支脉的正中一支。

④躯干放血部位：躯干脉有四，计胃角脉和男阴边脉各一对。胃角脉自前腋窝下四指处出发，向剑突方向运行，至乳头下附近分为两支，一支斜刺接剑突，名红铜肺脉；另一支向脐部运行，即是胃角脉。男阴边脉则在男阴左右两侧。

此外，另加之十三脉为头部的两齿脉、两耳脉，手上每一指缝间各一脉，共八处，连同短尾脉，合前总共九十脉。其他尚有可放血之脉计有一百四十二处之多，此处不作详述。

（4）辨证配穴

①颈项强直难以转动者，宜在枕骨脉放血。放血后须用灸法防护。

②由于痰、胆所致之头痛症，或饮酒及发热引起之头痛，及额部刺痛、囟门部沉重、目垂难支等症，宜取金戟、银戟放血。

③目赤、障翳发展迅速者，取眼脉放血。

④鼻腔疾病，宜取鼻尖放血。耳病则在耳脉放血。心热症、口干、语謇等症，取舌脉放血。齿、眼、鼻、颊部各种疾病，均宜在枕辫脉放血。此外，齿病亦宜任选齿脉、小尖

脉、臂脉三者之一进行放血。

⑤肺病咳嗽、心热昏狂、气息喘急、语言难出等症，宜胸脉放血。

⑥凡脑虫病，逆血侵脏，骚热病，增盛热，肺劳伤，齿病血热亢盛，以及一切肿疡、疗痈等症，宜在小尖脉放血。

⑦上体刺痛，肺热，头痛等病，宜在臂脉放血。

⑧因肺热所致之上体沉重，气息短促，急刺痛等，宜在六头及冈脉放血。

⑨肺、心、横膈膜及胸背同时作痛等脏腑的共同疾病，宜在"诺嘎"脉放血。心肺血盛者，宜取肺心合脉放血。

⑩目黄身重，饮食不进，宜在胆脉"霞仁"和细小胆脉二处放血。肝、脾、横膈膜等扩散伤热，骚热及刺痛症，以及紫痰病，热痞瘤之类，宜在"如通"脉放血。

⑪语言謇涩，慢性咳嗽，宜在冈脉放血。上体、胃、肝、横膈膜疼痛，腋下刺痛等，宜肺肝合脉放血。

⑫血、胆之病宜刺肝胆合脉；肝、胃之血病，则刺背脉、六合；大小肠为利器所伤，以及睾丸肿大，下体沉重和痔疮、子宫病等，均宜取足大脉放血。

⑬脊椎强直，角弓反张，髋腰阵痛，子宫出血等病，宜刺腘脉放血。脾脏受伤，脓疱疮，陷蚀癣，胆病，黄水病，下落作肿等病，宜刺笼头脉放血。

⑭肾脏受伤及利器所伤，以致腰及下肢不能支持，足跛行，胫骨疼痛如裂，髋眼部刺痛，肾"索日亚"，子宫大出血等病，宜刺腨端脉放血。

⑮下体为利器所伤，"郎脱"症，子宫出血，小便闭阻，宜刺大肠脉放血。

⑯小肠血亢盛，头病降于心脏，心病屡治不愈等，宜刺小肠脉放血。

⑰足心及足背肿胀发热，黄水病等，宜刺胫面脉、镫脉放血。

以上列举了全身各部疾病的放血脉位。简言之，凡上部疾病，一般多宜取小尖脉及冈脉放血；中部疾病，一般多宜取"诺嘎"、"如通"脉放血；下部疾病宜取大肠脉、腨端脉放血；上体疾病，宜刺冈脉、六头脉等放血；乳及胸部疾病，宜刺"诺嘎"、"如通"放血。

至于脏腑热病，取脉各有所宜，如心脏热症宜取"诺嘎"、舌脉、胸脉放血；肺热证宜取六头、冈脉、"觉公"放血；肺心合病宜取小尖脉、肺心合脉放血；肝病热证宜取"如通"、冈脉放血；脾病热证宜取笼头脉、无名指背脉放血；胃病热证宜取胃角脉、六合脉放血；胆病热证宜取胆脉"霞仁"、细小脉、金戟等处放血；肾病热证宜取腨端、男阴边脉放血；病在大小肠者宜取大肠脉放血；子宫及骨盆受伤宜取鱼弯放血。

凡热在肌肉者宜取肺肝合脉；热在骨者宜取肾脉腨端；热在皮肤及黄水病取肝胆合脉。

上体剧痛宜取肺脉六头，神志昏沉宜取"如通"，不思饮食宜取痰脉"霞仁"及胆脉"霞仁"进行放血。

上述各种放血疗法，多适用于各类热性疾病，因放血可以根除热证的病源，而寒证则不然，必须用灸法才能根治，故不宜应用放血疗法。但一般放血取脉，应取与发病部位接近之处和增盛的脉管。

除此以外，凡属热势剧烈的疾病，首先宜刺小尖脉，然后刺细小脉，自上而下放血。热势较轻的疾病，则先刺小脉，自下而向上放血。严重疾病，与其过多地在小脉放血，不如取小尖脉或足大脉等一个脉为善，否则，如果不知放血部位，使下部之血向上引升，则将导致正精逸失；使上部之血向下引降，则将导致胃火绝灭。

（5）血象鉴辨

当剖开血管时，应审辨流出的血液，如血质稀薄、色黄，气味浓，血虚不实有白色泡沫，上结黏液、脓及胆汁等者，是病血。如凝结的血上现红黑之花纹者，是正血与病血尚未分解，应先予三果汤后放血。

凡血色黑而粗糙，现红黄色泡沫者为风血；血色黄而稀，有脓味者为胆血；血色淡红，稠而柔滑者为痰血；血色如朱砂和紫草茸汁者，是体内正常血液，以上几种血液点滴不能放失。

（6）控制血量

在病血放尽而正血出现时，须立即停止放血。但为制止五脏的疼痛、血病的刺痛，以及使逆溢之血纳入脉道等三种情况之下，虽是正血，亦可使其流出，不宜止血。若正气虚弱，及有风之人，虽为病血，也应截断血流，不宜多放。如增盛热、骚热引起的刺痛，四肢肿胀等病，应大量放血，以杀病势。

如不属于上列症状，应予多次少量放血。血的泡沫上出现覆有红色血皮者，应立即停止放血。

此外，正精虚衰患者，放出之血状如脓或水样者，应适当控制出血量，不明者视此为脓水而大量放出，将更使正精亏损而转化为难以治疗的水肿病。

（7）镇逆

放血疗法的反应，有如下六种情况：

①血不外出：术后血不外流的原因有躯体寒冷，放血器刃不利，饮食过饱，畏惧惊恐，切口过小，皮肤褶皱，鼓脉后遽而施刀，以及施刀后即行松缚等多种。这些都是造成血不外流之故，如能注意防止，不致发生血流障碍。如刺大脉管而有病血不出者，即将此脉放弃，转向另一大脉借道于清晨放血。

②病血不出：病血不出，为热邪伏于脉道，以致阻障血路，应妥善处理，用引血外出法。

方药：毛诃子、诃子、余甘子、木通、五脉绿绒蒿、木藤蓼、獐牙菜、白草乌、大株红景天、西伯利亚紫堇。

上药煎汤，凉服，并以热糌粑温熨等法使血外循。

又方：诃子、毛诃子、余甘子、白硇砂、丁香、螃蟹壳、硼砂各等份，研末为散，用酒送服，于中午和午夜将汤药及散剂同时服下，并进热性而油腻的食物及酒，促血外行。

③出血不止：放血后血流不止，可在放血之脉流上用凉水喷之，取干净毡片入冷水浸湿敷贴，然后紧紧绑缚。

④创口作肿：创口作肿，用青盐与酥油拌和，另加烧燎的狗毛，在创口敷而摩之。

如不见效，用石花、甘松、香附、茵蒿研末，加热糌粑温熨。

⑤术后昏晕：出血后发生昏晕者宜用烧肉之烟熏治，并饮以热开水，再用凉水喷激面部。

如昏迷严重，用上法无效者，急用其他的动物热鲜血灌服。

⑥术后生风：放血疗法术后生风，即以植物油进行涂擦、按摩，使患者口含红块糖，另服红糖酒、骨汤、肥肉汁等，以压抑风势。

3. 善后调理

放血手术完毕后，把绑缚的带子缓缓松解，以拇指在创口轻轻揉抚，然后用冷石子频频按压，以清洁棉花缠缚包扎。做好创口保护，不使活动过甚。为了免致坏血发生，术后应禁酒三天。

四、放血弊病

放血疗法的进行，必须细致认真，如放血不当，其弊有四：

1. 不及：放血术之下等者，由于出血量太少，以致病血不去，余邪遗留，将发肝痞瘤、紫痰病、麻风、疖痈、"索日亚"等疾病，并使躯体和四肢的黄水转化为脓液。

2. 太过：血液流失过多，以致耗伤正精，引起风势，胃火衰竭，多有转成寒痞瘤、灰色浮肿、水肿病之弊害。

3. 逆行：逆行是指非放血疗法的适应证而误用放血法者，或起居方面逆乱不当者。

4. 过失：过失是手术不当的事故，如施术粗暴刺伤肉座，或误断筋腱，或切断动脉。

五、放血优点

放血疗法被推为各种外治法之首，如应用得当，疗效卓然。因放血疗法能治理脉道疾病，具有制止疼痛，扫除病根，去腐生新，根治脓水，使疮色化浊转鲜的作用，并有令过胖者消减、枯瘦者丰盈之优点。

第一一一章　艾灸疗法

一、艾灸疗法适应范围

凡属消化不良，胃火衰退，灰色浮肿，水肿，痞瘤病，寒性胆病，头面及四肢黄水病，疖痈，炭疽，空虚热，癫狂，痼症，一切脉病，以及热病后之多数疾病均宜。总之，凡是痰、风所转化之一切寒性疾病，尤其是脉病与黄水病等，均适用灸法治疗，效果颇为显著。

二、灸法禁忌证

凡一切属于热性之胆病、血病，各部孔窍（九窍）及男女在脉等，均禁忌艾灸疗法。

在脉位于前后阴之间的会阴部，有三脉并行，中为水脉，右为命脉，左侧即为在脉。此外，在阴毛之间隙上部有一动脉，该处亦不宜艾灸，误灸则阳痿不举，但对老年人、两性人及欲求绝育者，亦可破例灸治。

三、艾绒的采集及制法

作为灸法之蕲艾，以秋季采得者为优。艾叶采集后，须进行反复捶打，使茎断而叶不断，然后搓成艾团。艾团底部平而圆，尖端略小，便于燃点。

四、灸治部位

艾灸取穴，分为依据病人自诉症状部位定穴（阿是穴）和医生根据脏腑经络选穴两类。

1. 病人自诉定穴

依据病人所指疼痛部位，用拇指按压，在其略感舒服而现出压痕处，或脉形闪动和脉管高起之所，即是应行艾灸之部位。

2. 医生选求穴位

（1）背部诸穴

第一椎为风穴：主治疯狂，战栗，心神不安，哑结，夜不安寐，白昼嗜睡，耳聋，舌苔灰白，颈项强直等各种风病。旁开左右各一寸处，连同本穴三处进行灸治，对老年病人有良效。此外，本穴能治渗着于骨之陈旧性热，以及呼吸喘急，动则自汗，背部疼痛，怔忡心悸和食欲不振等，尤其对平息风病，疗效最著。

第二椎胆穴：凡属寒性胆病，宜灸本穴，三口并灸，主治热降于内，瘿病，上体沉重及血胆增盛等症。

第三椎痰穴：凡寒风及肺、心、头部和上体等处痰胆增盛者，宜灸此穴，痰穴三口并灸，能治增盛之痰病及鼻塞不通，口舌干燥等症。

第四椎肺母穴、五椎肺子穴：凡目中流泪和风痰入肺等病，宜灸此穴。灸四椎三口，治食不知味，肺病胸痛，陈旧热病及高热昏迷等症。灸五椎三口，治肺病咯血，瘟病，癫狂，背部刺痛，手足作战及恶心呕吐等症。

第六椎命脉穴、七椎心穴：主治心神不安，战栗，疯狂，昏厥，痰风引起之失眠，健忘，郁怒，烦躁，由于黄水及风入于命脉所致之胸如破裂，饮冷时疼痛等症。六椎三口并灸，主治心悸怔忡，神志不清，以及心包积液而引起心跳，胸脘胀闷，饮食无味等症。七椎三口并灸，主治昏晕跌扑，胸腹沉重，健忘，发疹，头重及风入命脉等症。

第八椎膈穴、九椎肝穴：主治呕吐、嗳气，横膈膜拧痛，遇寒作痛，肝痞瘤，痰风入于肝，血刺痛，肝血外溢，肝萎等症。八椎三口并灸，治短肋疼痛，痰入膈膜，膈膜拧痛等症。九椎三口并灸，治肝如虚悬，呕吐酸水，风病刺痛，腹肿而满，淋浊带血等症。

第十椎胆穴：主治不消化症，目黄，胆痞瘤，呕吐胆汁，不思饮食，经常头痛，胃火衰退等症。十椎三口，一般不常用灸法，仅适用胆病亢盛所致的疾病，如身体沉重，食物不化，腹鸣，大便秘结，"恰亚"黄疸，全身发黄，手发黄斑，口鼻流黄水，脑部痰病，目不能视等症，宜灸此穴有效。

第十一椎脾穴：主治脾胃发胀作鸣，躯体沉重，多寐嗜睡等症。十一椎三口并灸，治腹胀作鸣，面颜枯萎，食物不化，胃腹膨胀等症。

第十二椎胃穴：主治胃火衰微，剑突痰，铁垢痰，胃痞瘤，紫痰病，腰背肌强硬，目眶疼痛，枕骨窝部作痛及久泻等症。十二椎三口并灸，治经常性呕吐反胃等胃部疾病。

第十三椎精府穴：主治遗精滑精，子宫崩漏，子宫痞瘤，心神不安，以及寒风增盛，大小肠胀，大便干燥，不能俯卧或仰卧等症。此外，脐部左右之腹鸣亦宜此穴。十三椎三口并灸，主治一切子宫病和男子肾精病，但若无故施灸，必致肌肉消散。

第十四椎肾穴：主治肾脏寒，"郎脱"症，大小肠及下部痛及寒性滑精等症。十四椎三口并灸，治肾脏寒湿，腰部疼痛，小便不利，男女阴部发肿，体内沉重，阳痿不举，大便洞泄不止等症。

第十五椎脏腑总穴：主治风寒疾病，"恰亚"黄疸，不孕症及脐以下之各种疾患。十五椎三口左右两侧为肾脏，故男性患者不宜施灸。

第十六椎大肠穴：主治大小肠作鸣，腹中痞瘤，矢气频作，男女尿道口灼痛，小便不利以及痔瘘等症。十六椎三口并灸，主治大便秘结，腹胀而痛，肛门松弛泄泻，腰痛，积食胀满，大肠作鸣等症。

第十七椎小肠穴：主治小肠痞瘤，寒风所致的泄泻泡沫状便等小肠疾病。十七椎三口并灸，主治陈热，泄泻黏液状便，肠痞瘤，以及呼吸短促、小便不利等症。

第十八椎膀胱穴：主治膀胱结石及因寒所致之小便不利或失禁，膝部发冷等症。十八椎三口，主治小便失禁，小便灼热，阴茎勃起作肿，以及闭经、绕脐疼痛，产后风入子宫等症。

第十九椎精穴：主治遗精滑精，腰及下部肌肉强硬，不能俯仰，下肢瘫痪和不能跳跃等症。十九椎三口并灸，主治阴部及腰部疼痛，大便干燥，肢强不能行动，呼吸短促，口唇下垂，全身困乏及大便下血等症。

第二十椎下泄风门穴：主治矢气不通，大便闭结或下泻黏液等症。二十椎三口并灸，主治陈热，小便及月经淋漓不止，大便不畅，大便下血，肥胖症等病。

第二十一椎三口穴：主治腰痛，髋骨窝刺痛，大便泄泻，气短促，以及由于风病所致之失语等病。

第二十二椎三口穴：主治陈旧热病，小便和月经淋漓不止，严重之风病。

第二十三椎马眼穴：主治腰部瘫痪，大便泄泻，谵妄等症。

（2）前身诸穴（共二十二穴）

颈下窝天突穴：本穴为命脉与心脏之合穴，主治心绞痛，呃逆，咽喉阻塞等症。

两乳正中黑白际（膻中）穴：主治心神不安，怔忡，抑郁等症。

剑突下一寸为剑突穴，剑突穴下一寸及左右各一寸三口为痞穴，痞穴之下一寸及左右各一寸三口为等火穴。

剑突穴主治剑突痞瘤，痞穴主治胃火衰微，等火穴主治风寒增盛。

脐之左右各一寸为大肠膜，再向左右各一寸为盲肠穴，主治大肠痞瘤，腹胀肠鸣，重症泄泻等症。

脐下一寸左右各一寸三口为小肠上穴，再下一寸之三口为小肠下穴。主治风寒入于小肠及寒性泄泻等症。

小肠下穴之下一寸三口为膀胱穴，主治寒性小便不利或小便失禁等症。

神阙穴：主治不孕症，月经过多，子宫风，子宫肿胀等症。

渡鸦眼穴：位于天突下二寸半许，渡鸦眼三口穴主治血热病，尤其是对呼吸短促者最为有效。

中肺穴：位于渡鸦眼下一寸处，中肺三口穴主治口中有脓腥味，发热，咳嗽吐痰，肺动欲出等症。

小肺穴：位于中肺向下一寸处，主治一切寒热肺病。

剑突尖端三口穴：主治胸胁疼痛胀满，食物不化，多痰涕，以及感冒后囟门部沉重等症。

剑突尖向上一寸及其左右一寸半处三口穴，主治因痰病所致之嘈杂吐酸，食不知味，嗳气，胸胁作胀如有气体充满之感等症。

（3）头部诸穴

后囟、百会、囟门，合称三结门穴，主治因风所致之头晕、昏厥等症。

枕骨左右两处头发盘旋处，主治疯狂、多语、昏厥等症。

承浆穴：由于风瘟所致之失语症。

风市穴：位于两臂垂直中指根处，主治下肢瘫痪。

囟门向后直下，发际向上四横指处，灸之能治脑病、健忘、头晕等症。七横指处，治鼻孔阻塞及鼻涕频多之症。

前额与头发之分界处，灸之可治眼朦胧症及瘟病所致之癫狂症。

从直对眼球的发际向下一寸处，灸之可治沙眼病。

印堂穴：主治目黄、全身黄疸、鼻衄等症。

耳孔外半寸或一横指处，灸之主治口噤不开及肉核病等症。

耳前颧骨处，主治耳聋、噤口及口眼歪斜等症。

自口角斜向上方一寸许，有齿动脉，灸之可治口眼歪斜症。

耳孔前，灸之可治牙痛、耳鸣等症。

（4）其他诸穴

会阴穴：主治战栗，神志癫狂，上身沉重，男阴发肿，遗精以及女子月经淋漓等症。

（5）四肢穴位

肩头凹陷处，灸之能治肩关节疼痛。

锁骨下及腋窝外侧有长皱纹处，灸之能治上身沉重及臂不能动等症。

曲泽穴：主治黄水病。

精弓穴：肘后骨的鸡突，灸之治骨病。

腿弯内侧皱纹下四指许处，灸之可治大筋拘急不伸等症。

五、灸法

灸法计有煮法、烧法、烤法、拟法四种。

1.煮法：以艾炷在选定之穴位上，连灸二十余壮。

适应范围：痈疖，痞瘤等症。

2.烧法：如上法灸十五壮。

适应范围：宜于一般灰痰病及黄水、心风等病。

3.烤法：如前法灸五至七壮。

适应范围：宜于风病、虫病及大小便闭塞不通等病。

4.拟法：艾炷用白豌豆大者一枚灸，惊痛时即移去。

适应范围：宜用于儿童患者。

艾灸对于产后、泻后、脉断复续以后，以及体质虚弱患者有益，但灸之不可过度，否则将引起重大弊害。灸时须随时审察病人耐受情况，不可疏忽大意。

行艾灸时先将艾炷置于选定之穴位上，用火点燃后，病人不得随意乱动。术者频频用嘴吹之，其目的在于不使灰烬四散而烫伤皮肤，同时使火力相继不断，致烤煮迅速。待艾炷经过一定壮数烧煮后，一般即能烧熟。烧熟之征：如灸位在前身而后背略感疼痛，或灸位在后身而前身略感疼痛，并有欲吐之感者。

六、善后调理

灸毕以后，病人可活动数步，当晚不得饮水，以免散失热力。此外，在进食之后，对六腑不可施用灸法。

七、灸法之效用

艾灸能够封闭脉道之要隘，使病邪不致流窜于脉道，制疼痛呻吟，压风飚起扬，使不消化者消化，能攻破痞瘤，除疠痈及老疮腐肉，抑肿疡巅顶，使黄水干涸，守脏腑之门，使胃火增生、神志清明，凡用他法不能治愈之疾患，灸法一般皆可收效。

第一一二章　敷法、涂法和浴法

敷　　法

一、敷法适应证

痰风病，食物不消化，"郎脱"症，黄水病，以及血寒凝结、热刺痛等症。

二、敷法禁忌证

灰色浮肿，黑"恰亚"黄疸，尼泊尔病，麻风，中毒症，黑水肿，肥胖病，痘疹等症。以及才进食后，均不宜用本法治疗。

1. 冷敷法

（1）扩散伤热、骚热及热性刺痛等症，宜用星水（星夜时所取之水）喷激或灌注于动物胃中进行冷敷。

（2）瘟热及骚热之热邪播散和陈旧热等症，宜以星水浇淋。

（3）目为利器所伤而发肿者，羊胃中注入星水冷敷。

（4）由于肉类中毒引起喉闭发热者，将白草乌研细调入雪水注入羊胃中冷敷。

（5）痢疾，将白草乌、山矾叶研末调入星水进行冷敷。

（6）血胆疾病及热性"郎脱"症，用水底冷石冷敷。

（7）热刺痛，以水中冷石或旧犁铁片冷敷。

（8）鼻衄不止，以星水和水潭底的黑泥浆，在前额发际与脑后冷敷枕骨部。

（9）血热齿痛及因风齿龈作肿，用水潭底泥浆冷敷。

（10）垢甲病之患部灼热者，用木藤蓼与水调和进行冷敷。

2. 热敷法

（1）食物不化、"郎脱"症，将青盐炒热装入布包热敷。

（2）利器创伤、瘀血凝结者，用水中小石块烤热后进行热敷。

（3）肝血瘀结，将旧墙上垣衣去泥烘热，与炒青稞拌和热敷。

（4）肾脏寒湿、小便不利者，将干酒糟烘热装入布包热敷。

（5）产后少腹及骶骨等处疼痛，取东向的旱獭洞口土，以酒润湿，加温后热敷。

（6）兼有紫痰之"郎脱"症，用扁叶珊瑚盘、亚大黄叶、山矾叶浸泡煮热后装入布包热敷，能消胃中之毒与陈血。

（7）不消化症的寒性痞瘤，将鸽粪烘热装入布包热敷。

（8）寒证发病时，宜以砖块及陶片置火中烧热外敷。

（9）虫"郎脱"症，将独活之根叶烘热后外敷。肛门蛲虫，将黑蒿烘热外敷。因寒脱肛，将有油脂之布团在火上烘热，待肛门扩张后进行热敷。

（10）风刺痛，用油毡片热敷患部，然后取水中石加温置于油毡上热敷。

（11）腰肾疼痛属于寒性者，用猞猁皮或狼皮包于患部。

（12）胃及大小肠寒，以两手互相摩擦后温熨。

（13）黄水降于关节缝，以酒浸石子，加温后热敷。或将干酒糟、旧墙上垣衣烘热外敷。

（14）寒性尿闭，宜用油渣饼及鸽粪加温后热敷。

（15）空虚热和风刺痛，将陈旧骨头砸碎加酒烘热外敷。

涂　法

一、适应证

皮肤粗糙，精血不足，体力虚衰，年迈衰弱，思虑过度，愁苦不欢，眼目失明，劳累太过，以及失眠等症，特别是一切风病，均宜用油涂疗法；为痘疹及肌肤作肿等皮肤疾病，宜用软膏涂疗法。

二、禁忌证

凡属食物不化，不思饮食，大腿强直，珍宝中毒，以及水肿、痰病等，均不适宜涂治法。

一般涂敷按摩疗法，包括涂、摩、擦三个手术，但亦应根据具体情况而定，不能一概而论。

1.油涂法

（1）心风病红色斑疹及疖痈等症，用野牛的浮油在第六椎、第七椎和手足心等处涂擦按摩，当野牛油干燥以后，须用面粉摩擦，否则将引起其他疾病。

（2）风病失眠，宜用植物油涂治。

（3）黄水病和皮肤瘙痒症，可用马、驴、野驴之油脂涂治。

（4）虱、虮多而重者，用鹿脂涂治。

（5）被狗咬伤，可用犬脂涂治。

（6）牛皮癣，宜将硫黄研细以猪油调和涂治。

（7）风病侵入骨的深处、疼痛彻骨者，将干姜研细以植物油调和外涂。

（8）热证失眠、昼夜不寐者，用麝香与白酥油调和，涂敷头面及全身。

2. 软膏涂法

（1）水菖蒲、黄葵子、诃子、毛诃子、余甘子、木藤蓼、泥皮（干涸沟渠和低洼处，表层泥土经日光曝晒而卷起之土皮）制成软膏涂敷。主治热性皮肤发肿。

（2）屋梁吊挂烟灰、姜黄、珊瑚刺皮、川木香、止泻木子等共研细末，用酪浆调和涂敷，治"且马"、脓疱疮等皮肤病。

（3）白芥子、水菖蒲、光明盐、山矾叶共研细末，用水调和，涂敷面部，主治面蔽症、"且马"、疱疹等面部疾病。

（4）水柏枝、诃子研细，用水调和涂敷，主治中毒症四肢作肿。

（5）黑蛇皮装入瓦坛中密封煅灰，用猪油拌和涂敷，主治肉斑症、牛皮癣等皮肤病。

（6）屋梁吊挂灰、川木香、亚大黄、瑞香狼毒炭、青盐、酒曲共研细末，用陈酥油调和，外敷能治皮肤脱落，并有止痒作用。

此外，涂治之法，尚有延年益寿、诸窍聪明之优点。

浴　　法

一、适应证

四肢强直或挛急，跛踿，疖痈，炭疽，新久疡疮，皮肤发肿，妇女病，肌肉及骨骼之黄水积贮，弓腰驼背等病，特别是一切风病，浴法治疗颇为有效。

二、禁忌证

凡瘟病及骚热，增盛热，灰色浮肿，饮食不进和体虚患者，均不宜应用浴法治疗。

此外，尚有由于身体部位或病位不适于浴者，如眼病，颊骨病，垢甲病患部在两足大趾和两肘弯外侧，以及病在胸腹和睾丸等处者，不宜施行浴法。

三、种类

1. 水浴：水浴疗法，以五种天然温泉治疗相应疾病为最优。其作用是能治疗外散于肌肉，内伏于骨髓之伤热、毒热及陈热等各种热病，并对各类疖痈，陈旧性"索日亚"，一般之脉病，肢体强直或拘急，以及背弓腰曲、肌肉干瘦等陈旧宿疾有根除性效果。

水浴以五种天然温泉为最优，但在不能获得天然温泉情况下，可用五味甘露汤进行温浴。

圆柏叶、黄花杜鹃叶各一份，水柏枝、麻黄各二份，丛生亚菊三份，以上五味为主药，每份之量以一斤以上为佳。

五味甘露浴的制法及用法：将上列药物入锅，加满清水煎煮，约烧至半锅时，取出清汁，药渣锅中再加满清水，重复煎煮，待烧至六分之四时，再次取出药汁，复加满清水煎煮，待剩余三分时，用筛滤去药渣，将三次药汁合并应用。

药浴以七天或二十一天为一疗程，每天入浴。浴时先将药水加热至适当温度，入水浸浴，稍凉时频加热的药水补充，调节水温，须始终保持适宜温度。患部在头部等处，可以用盆舀药水进行浇淋。在药浴过程中，每天需添少量的五味甘露汤，以补充药力。

此外，五味甘露浴中应加入下列药粉：

黄精、天冬、迷果芹、喜马拉雅紫茉莉根、蒺藜各三钱，每日一剂，加入五味甘露汤中。

除此以外，可根据具体病情，再加下列诸方：

上部血盛而致头晕出现胆热者，宜以白檀香、紫檀香、硫黄各三钱研末加入药水中。

由于寒、风之邪而致不消化者，宜以寒水石、野姜、红耳鼠兔粪膏、荜拨各三钱研末加入药水中。

黄水盛者，宜以白芸香、草决明、黄葵子、朱砂、安息香、文官木各二钱五分研末加入药水中。

白脉病严重者，宜以麝粪、望月砂各四钱研末加入药水中。亦可加入羊粪及碱花。

如无必要，以上诸方无须另加。药物剂量大小，须与疾病轻重情况相适应，剂型也不必拘泥为药粉，如能煎成汤剂使用可使浴水清净，更佳。

如加上列方药浴后无效而鼓动风象者，用人、马、狗、驴骨各一两，酒曲二两，好酒十两，加入五味甘露汤中进行药浴，必有良效。

五味甘露汤药效分析：本方用圆柏叶，主治肾病，用黄花杜鹃叶以平骚扰引发之痰邪等病，用水柏枝以清肉毒，以麻黄扑杀窜入脉中血虫而清肝热，丛生亚菊能使血液平衡，兼清黄水而疗关节肿胀。五味配合，具有祛痰化湿、清热解毒、活血化瘀、益肾壮腰等效能，用以治疗四肢僵直或拘挛，胃火衰败，脾血不足，肾脏寒风，外症疡疮以及皮肤疾病等症，颇有良效。

又方：丛生亚菊、碱花、酒曲煎汁温浴，治陈旧老疮作肿、四肢强直及跛跂等症。

蒸汽浴法：先将药物如前法煎汁，倒入浴盆，盆上铺一块棉布，令病人坐于盆上，使药汁汽体上蒸于病人躯体，其作用与入浴并无二致，能获得同样之效果。

2. 缚浴法：将配制或经烧煮后之药物装入布袋中，包扎或放置于病患部位可起到治疗作用的疗法，即是缚浴疗法。缚浴根据病情需要，分为清热缚浴和祛寒缚浴两种。

（1）清热缚浴

①方药：各种谷物粮食磨成细粉，以芝麻油或陈年植物油调和，用布松松包扎，不可

过紧。

主治：头部破裂致病邪散布于脉者。

用法：将患部头发剃尽后把药包置于其上，吸收黄水，留有未尽脓血及黄水，再用吸角吸去。

②方药：麻花艽花研细，用乳酪调和，缚浴。

功用：消热性作肿。

③方药：各种鲜花（毒花不用）煎煮后缚浴。

主治：热病散布于脉道。

（2）祛寒缚浴

①方药：干酒糟、两头尖用酒煎煮后缚浴。

功用：对四肢发肿之疾患，浴后使之化脓。

②药方：鸽粪用酒煎煮后缚浴。

功用：敷于患部，促使化脓。

③方药：各种动物骨头用酒煎煮后缚浴。

主治：关节刺痛。

四、浴法之优点

浴法的热汽能使黄水自毛孔排出，并有祛风消肿和使干瘦的肌肉复归于丰满的作用。

第一一三章　辅药、药引及服法

用药补充

给药不需多种，贵在精当，应在主治方药中酌加辅助药物，或以一两味药组成的汤剂、散剂，用以治疗新病和轻病，亦能获得良好之效果。

例如：热病用木藤蓼、红花；寒病用荜拨、干姜、小米辣；风病用肉豆蔻、阿魏；胆病用獐牙菜；痰病用芫荽子、黄花杜鹃花；瘟病用翼首草、角茴香；疠病用独活、羌活、镰形棘豆、野赤芍；急刺痛及痢疾用鲉箭菊、石灰华、红花、丁香；黄水病用文官木、毛诃子、白芸香；虫病用信筒子、紫铆；血病用余甘子、鬼箭锦鸡儿、草乌绒；胆病等引起之头痛用赫定蒿；眼病用木贼草、铁锈（铁器外覆着的自然腐蚀物）和铁屑；耳病用角蒿、川木香；鼻衄用红花、熊胆、麻黄；舌病用狼舌、白硇砂；喉病用余甘子、沙棘果膏、"茶绒"。

用于治疗脏腑病的如：心病用沉香、广酸枣；肺病用石灰华、白檀香、沙棘果膏、无茎芥；肝病用红花、红耳鼠兔粪膏；脾病用小豆蔻、草果；胃病用石榴子、红耳鼠兔粪膏、石灰、胡兀鹫粪、阿魏、芒硝；食物不化用碱花、皮硝；肾病用槟榔、圆柏叶；精府病用手掌参、天仙子；膀胱病用白硇砂、螃蟹壳；乙状结肠或肛门阻塞病用碱花、大黄；中毒症用诃子、甘草、骨碎补、人参。

对于灰色浮肿，下落浮肿、水肿等病用黄连、西伯利亚蓼、余甘子、白硇砂、光明盐；"刚巴"病、垢甲病、痹病用裂萼蔷薇子、唐古特青蓝；妇女病用鬼臼果、橡实、夏至草；小儿病以红花、甘草、牛黄、石灰华等随症选用；利器外伤用"玉沟香"（或秦皮代）、短穗兔耳草、红花、各种动物胆、麻黄、麝香；疮疡用山茛菪根、羌活。

药　引

单纯热证而不杂有疠虫或合并症者，宜用白糖为引药，寒证则宜红块糖为引，痰病及黄水病宜以蜂蜜为引。

方药制剂中加入药引，犹如汉医之治法，借以引导药力易于进入脉道更好地发挥作用，与以黄酒作为药引之意义相同。

服　法

在通常情况下，热证宜用凉开水送服，寒证宜用热开水或酒送服，合并症与混合症宜用温开水送服，风病宜用骨汁汤送服，胆病宜用獐牙菜汤送服，痰病宜用芫荽子汤送服。

服药时间：中午及午夜略早之时间服药，能杀胆病之热，上午及初更时服药，能培养增生胃火、克服寒痰，黎明及薄暮服药可抑制风势。

药物、饮食相配合应根据疾病状况，计有如下十种：

1. 治疗疾病增盛而病势甚剧者之药物，须在曙光将露、饮食未进前服药。

2. 治疗下泄风等之药物，宜于午餐前服药，药后再进饮食。

3. 治疗等火风等之药物，宜于午饭半饱时服药，药后再继续进食。

4. 治疗遍行风所转化之疾病的药物，宜在晚饭或午饭后即行服药。

5. 治疗维命风所转化之疾病的药物，宜于进餐时吃一口饭、吃一点药，饭与药交杂服食。

6. 治疗上行风之药物，多于食物消化尽后再服药，药消化尽后再进食。

7. 治疗气息喘急和有痰涎等病之药物，无论进食与否，分小剂量一点一点服下。

8. 治疗食欲不振等病之药物，宜与食物混合服用。

9. 治疗呃逆等病之药物，宜在饭前饭后分两次服药，使食物夹在两次药物的中间。

10. 治疗锁骨以上疾病之药物，宜在未进晚餐前，或在晚饭消化后、临睡前服药。

以上十种服药方法，为服药须知，如能依照上法服药，可获良效。

第一一四章　胃的性质、容量和风、胆、痰的部位及其蓄积、发作、平息、药性六味

胃的性质及容量

胃分三种，风胃刚实，胆胃柔软，痰胃介于刚柔之间。食物有轻重之别，食量有饱与半饱之分。因此，饮食入胃，必须适应胃质和容量，配合胃火，食物之消化才能顺利进行。

胃的容量：四分之二为食物所占，四分之一是饮料所居，其余四分之一留作风的部位。当进食以后，应以适量之饮料满足水液需要，有利加速消化，使饮食之营养物质遍布全身。

风、胆、痰的部位及其蓄积、发作和平息

1. 风、胆、痰的存在位置：风的部位在消化部位和髋眼、关节、皮肤及耳朵等处，于消化部位主要存在于大肠。

胆的部位在腹、胃、血、汗、精华、黄水、目、皮肤等处，于消化道主要存在于消化与未消化之间。

痰的部位在胸、咽喉、肺、头、精华、肌肉、脂、髓、精液、二便、鼻、舌等处，于消化道存在于未消化之间。

2. 风、胆、痰之蓄积、发作、平息：风、胆、痰的特性，有蓄积、发作和平息三方面，兹就原因、实质、时序三个关系分述如下：

（1）原因：粗糙等及辛热之食品和药物，能够使风蓄积，因于寒而使风发作，投以性温而油腻之品，则可使风平息。同样，锐利等及寒凉之食品和药物，能够使胆蓄积，因遇热而使胆发作，投以性凉而钝之品，则可使胆平息。重腻等及寒凉之食品和药物，能够使

痰蓄积，因遇温而使痰发作，投以粗糙之品，则可使痰平息。

（2）实质：由于饮食起居之不当，风、胆、痰在各自的部位增盛蓄积，后因力量逐渐增大而致机能紊乱，喜与各自本性相反之品，是为蓄积的实质。在各自部位蓄积的风、胆、痰，进入其他部位，显示出各自的症状，是为发作的实质。如通过饮食起居调理及药物治疗，使其各安其位，则可平息无恙，是为平息之实质。

（3）时序：暑季（一作热季）为风的季节，夏季为胆的季节，下冬季为痰的季节。

暑季轻而粗糙，当此之时，环境、身体、食物、起居等一切，与风的本性相类，可蓄积风，因温暖而潜伏，及至夏季多风雨时因凉而发作，至秋季时，因油腻而温暖，乃告平息。

夏季油腻而凉，当此之时，使胆蓄积，因凉而潜伏，及至秋季，由于油腻温暖而发作，至上冬季时，因凉而告平息。

下冬季凉腻而重，当此之时，使痰蓄积，因凉而凝结潜伏，及至春季阳光温煦、冰雪融化时发作，至暑季因轻而粗，遂告平息。

以上所述，是时序季节对于疾病影响之一般规律，但由于饮食起居的关系，亦可随时影响疾病之蓄积、发作和平息的条件。

药性六味

甘味药类：甘草、白葡萄、红花、石灰华、白糖、红块糖、蜂蜜、肉类、酥油等以及与此相类者。

酸味药类：石榴子、沙棘果膏、毛叶木瓜、余甘子、乳酪、酒等。

咸味药类：光明盐、肉桂等。

苦味药类："奴木巴"、獐牙菜、白草乌、波棱瓜子、藏黄连、麝香、胆汁、止泻木子、珊瑚刺皮、红耳鼠兔粪膏、麻花艽花、西伯利亚紫堇、矮紫堇等。

辛味药类：干姜、胡椒、荜拨、阿魏、茜草、大蒜等。

涩味药类：白檀香、诃子、毛诃子、大株红景天、水柏枝等。

此外，尚有属于兼有两种味者，如冰片、西伯利亚蓼等。

药物的味与疾病之关系

药物的味分为六种。总的来说，甘、酸、咸、辛能治风病，苦、甘、涩味能治胆病，辛、酸、咸味能治痰病。简言之，甘味能治风、胆病，但是除了陈青稞及干燥地区之畜肉外，多数易滋生痰病，唯有野牛肉、鱼肉、羊肉、蜂蜜对痰病有益。酸味能治痰、风而生胆病，但余甘子能治血胆之热。咸味能治风、痰病，但是除了"杰年差"与光明盐外，均能滋生胆病，用量过度，则性变重而引起痰病。苦味一般能治胆病而生痰、风病，但大茴香与木藤蓼能治痰、风病。辛味能治风、痰病，但是除了大白蒜与荜拨外，均能滋生胆病，如用量过度，可转化为"粗糙而轻"，且能引起风病。涩味能治胆病，但是除了诃子与毛诃子外，大部分均对痰、风两者有害。

药味经过消化后之变化

药物入胃，通过胃的消化分解，能使原有之味发生变化。如甘、咸两种药物，经过初步化痰消化后，则化为甘味。酸味在中期经能消胆消化后，仍然化为酸味。苦、辛、涩三味在后期经等火风消化后，转化为苦味。经消化后的药味作用是，甘味能治风与胆，酸味能治痰与风，苦味能治痰与胆。

药味与药性之关系

咸味、涩味及甘味之性均重，但重的程度有所差别，依照顺序以后者甘味之性为最重。咸味、酸味及甘味之性均油腻，依次以后者即甘味为最油腻。涩味、苦味及甘味之性皆凉，依次以后者为最凉。苦味、涩味及甘味之性均钝，依次以后者为最钝。酸味、辛味及苦味之性均轻而粗糙，依次以后者为最轻而粗糙。辛味、酸味及咸味之性均锐而辛，依次以后者为最锐而辛。

重、腻、凉、钝四种药性为基本的四功效，与此相反者，则是轻、糙、辛、锐。药性的重与腻能治风病，凉与钝能治胆病，轻、糙、辛、锐能治痰病。

第一一五章　六时起居

自上冬月至秋季为止，以每两月为一季，依次分配为上冬季、下冬季、春季、暑季、夏季、秋季六个季节。

自然界与人体的关系：在冬至日以后，太阳向北运行，"弱马"脉旺盛，大地上的万物性质非常锐热而粗糙，这是因为这一时期，风和太阳的威力将月亮之土性能力消耗之故。当此时季，辛、涩、苦三下味的力量增强，因而人们机体功能每日都受到剥夺和削弱，直至夏至的雨季来临，太阳向南运行时节，"江马"脉旺盛，才能发挥其力量，气候趋于凉爽，月亮的力量强大，太阳威力减弱，由于降雨和吹风之故，将大地上的炎热平息下去，当此时季，酸、甘、咸三上味之力量增强，人们机体能力亦相应壮大。因此，人体受自然界的时序变化，在冬令时节，人们之机体能力较强，在暑季和夏季时节较弱，而在秋季和春季时则趋于中平。

怎样使人体与自然界的变化相适应？

自然界气候之变化，可随时对人体产生影响，只有根据其规律，在起居与饮食方面进行恰当调节，才能使之相适应。

1. 孟冬时节：气候寒冷，汗腺毛孔皆呈封闭状态，体内之火，由于等火风的吹煽而具有力量，此时应增加食物，如饮食过少，则势必导致正精不足，为此必须首先饱食酸、甘、咸三味上品食物。在此季节里，昼短夜长，易于饥饿，因而将引起正精减弱，所以须用芝麻油涂敷，吃肉汤及油腻之食物。生活起居方面，应保持温暖，着新皮衣，经常穿靴鞋，适当进行热敷，晒阳光，烤火炉，居住于双层之地下居室。

2. 下冬时节：气候益趋寒冷，生活起居更应如孟冬时节那样，才能保持健康。

3. 春季时节：由于冬季气候寒冷，痰蓄于内，及至到了春天，阳光温煦，寒痰融化，以致胃火衰退，痰邪趁机猖獗，此时宜食苦、辛、涩三味下品食物，诸如陈青稞、干燥地区之畜肉，并饮服蜂蜜、开水、姜汤和粗糙之食品，饭后进行散步，用豆类粉面等物搓擦身体，能起除痰作用。此外，宜在芬芳之园林树荫下憩息。

4. 暑季时节：骄阳炎热，人身之体力被夺，当此之时，宜食性轻、味甘、油腻和凉冷食物，不吃咸、辛、酸之味，不宜曝晒太阳，可洗凉水浴，饮水酒混合之饮料，衣着宜薄，居住清凉之室，经常保持馥郁之气。此外，亦可在微雨而凉风拂人的树荫下居住。

5.夏季时节：此时天空多云，淫雨潮湿，阴霾之气和浊水影响人体之胃火，因此须培养胃火，用甘、酸、咸三味上品，以性轻而温与油腻之类作为主要食物，饮干燥地区植物所制之酒，居住之所不可过凉，而以温和的居室为宜。

6.秋季时节：由于夏季之凉，至秋季温热时人体受阳光之曝晒，致使雨季蓄积的胆，将于秋季发作，为了防患于未然，宜食甘、苦、涩味之品，穿着含有冰片、檀香、"布胁泽"等香气之衣服，室内洒喷清凉香水，宁静憩息。

以上为六时对人体的影响及适时调摄之方法，概括言之，一切饮食起居，在夏季和冬季，宜以温热，春季宜以粗糙，暑季和秋季则宜凉性。夏季和冬季，以服食甘、酸、咸三味上品为主，春季以服食苦、辛、涩三味下品为主，暑季以服食甘味为主，秋季则以服食甘、涩、苦三味为主。

在疾病治疗方法上，秋季属胆，宜用泻法；春季属痰，宜用吐法；夏季属风，用轻导泻灌肠为宜。

第一一六章　药物组合简称

　　将二味以上同类药物，编成一组并予以简称名，目的在于简化处方用药手续，现就其简称名解释如下。

三凉为石灰华、西红花、丁香。

注：以上三味，其中丁香为温药，又可按情况改用小豆蔻，即病在上部者用丁香，病在下部者用小豆蔻，如二味并用，称为四凉。

三温（或作三良）为肉豆蔻、小豆蔻、草果。

注：以上三味，其中小豆蔻为凉药，如加丁香为四温，或称四良，如将三凉与三温合并，称为六良。

三热为荜拨、胡椒、干姜。

注：加黄花铁线莲、小米辣，称为五热。

三热草药为高原毛茛、短尾铁线莲、草玉梅子。

注：本方加上列五热，称为八热。

三果为诃子、毛诃子、余甘子。

三盐为白硇砂、紫硇砂、光明盐。

注：三盐加"杰年差""则不如差"，称为五盐。

三实为芒果核、蒲桃、大托叶云实。

三"雪厦"为广酸枣、洋刀豆、白花油麻藤子。

注：加榼藻子称为四"雪厦"。

二格萨尔为木棉花瓣、木棉花丝。

注：加木棉花萼称为三格萨尔。

三黄水药为白芸香、草决明、黄葵子。

注：上方加文官木、黑白芝麻、黑种草子、香旱芹称为八黄水药。

三利尿药为白硇砂、溪中碎云母、螃蟹壳。

三骨碎补为骨碎补、扁叶珊瑚盘、瓦苇。

三红花为克什米尔红花、尼泊尔红花、唐古特青蓝（西藏红花）。

三獐牙菜为印度獐牙菜、西藏獐牙菜、尼泊尔獐牙菜。

三角为犀角、狍角、鹿角。

三顿木为裂萼蔷薇（玉顿木）、珊瑚刺（赛尔顿木）、水柏枝（却顿木）。

注：治中毒症。亦有以珊瑚刺皮改为骨碎补的。

三制疟药为熏倒牛、芸香叶唐松草、镰形棘豆。

三红为茜草、紫草、紫草茸。

注：以紫草改为山矾叶称为三颜料，如四味并用，称为四红。

无毒三草乌为白草乌、黄草乌、红草乌。

三佳木为白檀香、紫檀香、沉香。

注：去沉香，称二檀香。

三沉香为白木香、沉香、樟木一种。

三镇痛药为鞑箭菊、刺绿绒蒿、熏倒牛。

四疟药为野牛心、麝香、安息香、黑草乌。

三花为麻花艽花、翼首花、高山龙胆花。

四石王为蛙背石、矛头石、钙质结核、寒水石。

四良味为草果、肉桂、小豆蔻、木棉花丝。

四止泻术为止泻木子、白草乌、大株红景天、木通。

四大胆为黑熊胆、棕熊胆、秃鹫胆、鱼胆。

四"玉妥都木"为糙果紫堇、草乌茸、乌奴龙胆、翼首草。

四味光明盐（一作四等汤）为光明盐干姜、诃子、荜拨。

二安息香为安息香、白芸香。

二"斯拉"为黑种草子、香旱芹。

二芝麻为白芝麻、黑芝麻。

二菖蒲为水菖蒲、石菖蒲。

二鹏爪为白"穹代尔"（白鹏爪）、"黑穹代尔"（黑鹏爪）。

注：加卷柏为三鹏爪。

五甘露为圆柏叶、黄花杜鹃叶、丛生亚菊、麻黄、水柏枝。

五根为黄精、天冬、迷果芹、喜马拉雅紫茉莉根、蒺藜根。

注：蒺藜根在配方中不用根而用子。

三尿为童便、公马尿、黄牛尿。

注：三尿通常用以蒸洗水银。

三酸为酸酒、沙棘果、黑矾。

能食八界为酸石、赤云母、金矿石、雌黄、磁石、自然铜、雄黄、银矿石。

能持八铁为金、银、红铜、黄铜、铁、生铜、铅、锡。

七姊妹草药为金腰子、糙果紫堇、乌奴龙胆、藏黄连、獐牙菜、白草乌、翼首草。

第一一七章 药 物

1. 火晶石

功能：逐寒驱风。

主治：寒证及中风病。

2. 水晶石

功能：清热解毒，驱风杀虫。

主治：热病、中暑、麻风等疾病。

3. 晶石

功能：清心开窍，涤痰解郁。

主治：情志不舒，郁郁寡欢，神志昏迷，痴呆不智。

4. 红珊瑚

功能：清热解毒，活血通络。

主治：肝热、白脉病、毒热、混合症等病。

5. 青金石

功能：清热解毒，祛风化湿。

主治：中毒症，黄水病，麻风病。

6. 玛瑙

功能：凉血明目。

主治：中风，眼病。

附：翡翠功能与玛瑙同。

7. 松尔石

功能：解热毒，清肝热。

主治：中毒症，肝热证。

8. 珍珠

功能：消热，解毒，散风。

主治：脑震荡，中毒症。

附：石决明功能与珍珠同。

9. 海螺

功能：祛腐排脓，穿破老疮，清热。

主治：各种已溃未溃疮痈，骨热。

10. 黄金

功能：延年益寿，治珍宝毒。

主治：老年体虚，珍宝中毒。

11. 白银

功能：祛湿，排脓，疗疮，活血化瘀。

主治：黄水病，疮痈。

附：金灰、银灰能祛腐生肌，治瘰病及肉核破溃。

12. 水银

功能：为补养剂中之珍品，能祛风、化毒、疗疮。

主治：外症疡疮及一切皮肤疾病，中风病等。

13. 红铜

功能：排脓去腐，清肺肝热。

主治：外症疡疮，肺脓肿，肺热病，肝热病，水肿病。

14. 铁

功能：清热解毒，平肝明目，利水消肿。

主治：肝中毒，眼病，灰色浮肿。

附：铁屑治目疾、中毒症、紫瘢病。

　　铁灰治肝毒有特效，利水消肿。

　　铁水（铁浸于诃子水，经腐蚀后之液）主治肝热、目疾及皮肤病等。

　　铁落泻眼目热，治黄疸。

　　铁炭（熔铁炉底外层铁与泥之混合物）治黄疸入骨。

　　铁犁铧外用冷敷，主治热刺痛、血刺痛。

　　铁锈主治肝病。

15. 青铜

功能：明目，疗疮。

主治：眼干发涩，沙眼，疮痈。

附：铜绿治眼病。

16. 锡

功能：祛腐生肌，并能收摄水银。

主治：外症疮疡。

17. 铅

功能：去腐排脓，解毒。

主治：中毒症，疖痈。

18. 白锌（炼锌时面上浮层之灰）

功能：明目退翳。

主治：翳障。

19. 磁石

功能：能吸出弹头箭镞、接骨。

主治：铁质利器入肉不出，治脑骨破碎，白脉病。

20. 金矿石、银矿石

功能：利水逐湿，清热解毒。

主治：黄水病，中毒病。

21. 铁矿

功能：延年益寿

主治：身体虚弱

22. 黄锌矿

功能：生肌收口，祛风明目。

主治：疖痈已溃，久不收口，疗目疾。

23. 锡矿石

功能：排脓生肌。

主治：疖痈溃疡。

24. 自然铜

功能：续筋接骨。

主治：脉病，骨折，跌打损伤。

25. 朱砂

功能：续筋络，保持骨头松质的血液。

主治：脉病，骨端松质血液缺乏。

26. 银碌

功能：生肌收口，能清肺、肝、脉热。

注：原为与朱砂相类似的一种天然矿物，今不易得，故以银碌代替，也有用朱砂代替的。

主治：疖痈溃疡，肺热，肝热，脉热等症。

附：银碌灰（已除去水银）能排脓去腐。

27. 紫蛙背石（有雌雄两种，效同。赤铁矿 Fe_2O_3）

功能：燥湿，导黄水，保持骨端松质的血液。

主治：黄水病，皮肤病，骨折等病。

附：白蛙背石（碳酸钙 $CaCO_3$）、白矛头石（纤维石 $CaCO_3$）、紫矛头石（结核状赤铁矿 Fe_2O_3）之功效同紫蛙背石。

28. 钙质结核（$CaCO_3$）

本品系终年积雪高山上的一种钙质结核物，在雪融化后自然形成，因不易获得，常以甘石代用。

功能及主治与紫蛙背石同，并能清除肝脏之热，干天花之黄水。

29. 寒水石

功能：清热化痰，健脾止泻。

主治：泄泻，热痰病。

30. 蛇菊石

功能：清骨中之热。

主治：骨热病。

31. 雄黄、雌黄

功能：散结，消肿，排脓。

主治：痰核，瘰疬，瘿瘤。

32. 煤精

功能：消解各种石类，封脉口，止血。

主治：止血治衄，误食矿物。

33. 珠角石、白石棉、蓝石棉

功能：活血化瘀，舒筋活络。

主治：大筋病，肌腱损伤。

34. 黏土矿物（Fe_2O_3、SiO_2、Al_2O_3、K、Na、Ca 等）

功能：清热。

主治：骨热病。

35. 赤铁矿结核（Fe_2O_3）

功能：燥湿。

主治：黄水病。

36. 石灰

功能：温胃除痰，化瘀破积。

主治：胃中寒痰凝结不化。

附注：石灰的制法分三种。石灰石经烧熟以后，待其冷却投入水中者为冷制法，温时投入酪浆中为平制法，趁热泡入酒中者为热制法。炮制必须细致认真，如炮制不精，成为菜子状之颗粒者，其毒甚剧，服之使胃火被劫、脉道阻塞，以致引起剑突痰、铁垢痰、水肿病及痞瘤病等各种疾病。

烧石灰之石块，以打碎时有烧焦的牛羊角气味者为优。可供烧灰的石块，颜色有五六种，作用也不同，乳白色者能治痞瘤病，灰白如鸽子颈者治铁垢痰，灰如胡兀鹫之背可治寒性痞瘤，淡红如马肺者能破积滞，青黑如乌鸦之背或下雨时之云色者能治肺痞瘤，石色作黄者主治肝胆疾病。

37. 滑石

功能：利尿。

主治：小便不利。

38. 云母

功能：治疮疡，摄水银。

主治：外科疖痈及头脑疾病。

39. 白石英（SiO_2）

本品分有虫孔和无虫孔两种，效同。

功能：杀虫，解毒。

主治：齿虫，蛲虫，"亚玛"虫，中毒症。

40. 石花

本品有毒，用时须加炮制。

功能：清热，解毒，镇呕止泻。

主治：中毒症，陈旧性热病，混合症泄泻，不思饮食、呕吐，黄水病等症。

41. 水底石

本品常作冷敷之用，不堪内服。

功能：清热止痛。

主治：血刺痛。

42. 崖上石

本品须采自崖上阳光可以照射而雨水不能浸淋之处，通常作热敷用，不堪内服。

功能：温经除寒。

主治：寒病。

43. 小石

本品可供外用。用时入锅炒热，以酒喷洒后置布包进行热敷。

功能：温胃消食。

主治：食物不化。

44. 砂子

本品可供外用。用时洗净泥土，加酒煮热后进行热敷。

功能：温肾通经。

主治：肾病，关节劳伤。

45. 溪中碎云母

功能：利水通淋。

主治：肾病，小便不通。

46. 禹粮土

功能：除脉热，疗五脏创伤，排脓止血。

主治：血脉之热，内伤及汤火烧伤。

47. 黄丹

本品以天然者为优，人造者次之。

功能：排脓去腐，能清肌肉与血脉之热。

主治：疠痈疡疮，肌热，脉热。

48. 蓝色黏土（化学成分主要是 SiO_2、Al_2O_3、H_2O 等）

功能：清热解毒。

主治：眼病，烧伤。

49. 海沫

本品为海边崖石上海水凝结成之一种白色物，质如石决明。

功能：清热。

主治：肾病，脑病。

50. 灶心土

功能：杀虫。

主治：肠道寄生虫病。

51. 泥皮

本品系池沼干涸后结成之土皮。

功能：消热性肿块，对泻利太过而致肠黏膜剥落者有防护作用。

主治：热性疠痈之未破者，痢疾带脓血。

52. 旱獭洞前土

功能：温经祛寒。

主治：外用热敷除寒风，治妇女病。

53. 垣衣（苔）

功能：清热解毒，消肿止痛，疗疮，利尿。

主治：外用热敷治疗疖痈肿疡及寒性小便不利。

54. 硫黄

功能：排脓血，燥黄水。

主治：疖痈疡疮及皮肤疱疹，麻风病。

附：黑硫黄（自然硫）主治炭疽。

55. 砖瓦

旧砖瓦片用开水浸泡，用浸出液。

功能：清热止渴，利咽喉。

主治：咽喉干燥，口干而渴。

56. 冰片

功能：清凉，解毒，除烦，能消灭炽热，根治热病。

主治：热病亢盛，陈热及渗着于内之热病。

57. 肉豆蔻

功能：祛风，通治心脏一切疾病。

主治：风病及各种心脏病。

58. 丁香

功能：祛风散寒，温通命脉。

主治：肝胃虚寒及命脉疾患。

59. 小豆蔻

功能：温肾暖胃。

主治：一切肾脏寒证，胃寒证。

注：本品不易得，常以白豆蔻、益智仁代之。

60. 草果

功能：温脾暖胃。

主治：脾胃寒证。

61. 石灰华（$CaCO_3$）

功能：清肺热，解热毒，疗疮疡。

主治：一切肺脏热病，清解疮疡热毒。

附注：据《洁晶串》记载，本品原为农村种植之竹状植物，劈开后中有白而带黄如滑石粉样之粉末，此为正品，但不易得，目前皆以石灰华代用。石灰华为天然的碳酸钙，呈白色土状、钟乳状或皮壳状，疏松多孔，吸水性很强。常沉积于石炭岩洞空穴内。

《洁晶串》由丹曾朋错著，本书为藏文木刻版，共305页（内蒙木刻版为198页），收载药物1176种，是一部较完整的药物学书籍。

62. 红花

功能：活血止痛。

主治：肝病，血证。

63. 牛黄

功能：除瘟解毒，疗肝病而驱六腑之热。

主治：瘟毒病，肝病，六腑热病。

64. 麝香

功能：解毒，杀虫，除疠。

主治：毒热及疠热，虫病，肾病。

65. 熊胆

功能：排脓生肌，凉血止血。

主治：外症疮疡，吐血衄血，黄疸病，眼部疾病等。

66. 动物宝

本品为各种动物的角、胆、脑、肝之赘生物。

功能：解毒，为治中毒症之圣药。

主治：中毒症。

67. "渣驯"

本品为夏季气候炎热时自崖岩缝隙中流出的一种如紫草茸汁色之胶状液与石堆积而成，由于石质所含矿物种类不同，分为金、银、铜、铁、铅五种。本品不易得，故通常以红耳鼠兔遗粪代替原品（据说红耳鼠兔觅食本品）。

功能：除热。

主治：一切热病及肝胃肾脏热性疾病。

68. 诃子

本品计有胜利诃子、金色诃子、肥诃子、无畏诃子（藏青果）、增长诃子、尖诃子等六种。或谓七种与八种。尖诃子又可分为长嘴诃子与长尾诃子两种。

功能：为药中之王，与其他药物配伍，统治一切疾病。

主治：风、胆、痰、血之单纯病、并发病、混合病。

注：诃子尖性热，主治单纯风病与单纯痰病。

诃子肉味甘，主治风胆合病。

诃子中层肉味酸，主治风痰并病。

诃子尾味苦，治单纯胆病。

诃子皮味涩，治胆痰并病。

长嘴诃子为泻药。

长尾诃子为止泻下药。

金色诃子治混合病。

69. 毛诃子

功能：清热化痰，利水燥湿。

主治：痰病，胆病，黄水病。

70. 余甘子

功能：除湿化痰，凉血清热。

主治：痰病，胆病，血病，肝病，眼病。

71. 广酸枣

功能：清热养心。

主治：心热病。

72. 楂藤子

功能：消热解毒。

主治：肝中毒，白脉病。

73. 洋刀豆

功能：温肾脏之寒。

主治：肾寒病，肾脉劳伤。

74. 芒果核

功能：温肾逐寒。

主治：肾寒病。

注：也有用冲天子的，效同。

75. 蒲桃

功能：温肾逐寒。

主治：肾寒证。

注：本品不易得，青海以金樱子代替。

76. 大托叶云实

功能：温肾逐寒。

主治：肾寒证，白带过多。

注：用石莲子者实误。

77. 大茴香

功能：温胃增火。

主治：胃寒，消化不良。

注：大茴香与大托叶云实有时混用。

78. 胡椒

功能：温中，和胃，除痰。

主治：寒证痰病。

79，荜拨

功能：逐寒，祛痰，平喘。

主治：一切寒证，咳嗽喘逆。

80. 信筒子

功能：杀虫，温胃。

主治：虫病，由于脾胃虚寒所致之消化不良与胃病，灰色浮肿。

注：用蔓荆子、荜澄茄、齿叶铁仔者实误。

81. 紫铆

功能：杀虫。

主治：虫病。

82. 东楂知实

功能：杀虫，排脓毒。

主治：虫病、紫痰病及胃瘟病。

83. 五味子

功能：健胃，镇呕，止泻，平喘。

主治：寒热泄泻，消化不良，呕吐，咳嗽气逆。

注：原为产于西藏的一种药品，但不易得，故以五味子代之。

84. 锁阳

功能：止泻。

主治：寒热泄泻。

注：本品为代用品。

85. 无患子

功能：为优良涌吐剂。

主治：一切应用吐法的疾病。

86. 巴豆

功能：泻下，为泻下中之峻剂。

主治：一切应用泻下法的疾病。

87. "西日堪札"

功能及主治：同巴豆。

88. 神黄豆（腊肠树果）

功能：泻下，为峻泻药。

主治：肝病及须用泻下之疾病。

89. 黄葵子

本品原为进口药品，但不易得，故青海以曼陀罗子代之。

功能：燥湿。

主治：黄水病，皮肤病，麻风病。

90. 草决明

功能：祛风燥湿。

主治：黄水病，皮肤病，麻风病。

91. 毛叶木瓜

功能：消热和胃，去湿化痰。

主治：热性痰病。

92. 石榴子

功能：温中和胃，驱寒化痰。

主治：寒性痰病，胃寒证及一切胃病。

93. 苹果

功能：止泻，理风，解痉挛。

主治：肠鸣泄泻，腹中刺痛。

94. 沙棘果膏

功能：清肺，止咳，化痰，活血破瘀。

主治：肺病咳嗽痰多，妇女血症，消化不良，肝病。

95. 白葡萄

功能：清肺，和胃，明目。

主治：肺病，热泻，眼部疾病。

96. 裂萼蔷薇子

功能：清热解毒。

主治：中毒症发热，肝热病。

97. 白刺果

功能：清心泄热，活血止血。

主治：心热病，妇女病。

98. 柏子

功能：活血化瘀，攻坚破结，通淋利尿。

主治：妇血、风、胆病，尿道阻塞症，垢甲病，对肺、肝、胆病亦有效。

99，槟榔（附大腹皮）

功能：益肾，壮骨。

主治：肾脏疾病。

附：大腹皮能坚固牙齿。

100. 花椒

功能：开启脉口，杀虫止痒，醒酒。

主治：皮肤瘙痒，口腔疾病，并治酒病。

101. 杏仁

功能：长须发，干黄水。

主治：头发脱落，黄水病，皮肤病。

102. 核桃

功能：祛风化湿，舒筋活络。

主治：风病，手足拘挛。

103. 葫芦子

功能：清热止泻。

主治：热性泄泻，肺病及疮疡。

104. 木蝴蝶

功能：消热。

主治：一切热病。

105. 木棉花

功能：清热。

主治：肺、肝、心三脏热病。

注：木棉花瓣清心热，花丝清肝热，花萼清肺热。

106. 黄花杜鹃花

功能：温肺化痰，延年益寿，为常用之补养药。

主治：寒性痰病，肺病喘咳，胃病等症。

注：百里香杜鹃，小叶杜鹃效同。

107. 峨眉蔷薇花

功能：清热，抑风。

主治：胆病、风病、肺病等。

108. 珊瑚刺花、子

功能：花能止血，子能止泻。

主治：血证，泄泻。

109. 山矾叶

功能：清热。

主治：肺肾扩散伤热。

110. 圆柏叶

功能：清热解毒。

主治：肾热，炭疽。

111. 黄花杜鹃叶

功能：燥湿祛痰，平喘止咳。

主治：一切寒热痰病，喘咳，胃病等症。

112. 水柏枝（花、叶、嫩枝均可入药）

功能：清热，解毒，敛毒。

主治：陈旧毒热之渗着及扩散症，干黄水，清血热。

注：柽柳效同。

113. 白檀香

功能：清心，凉肺，除烦。

主治：心肺热病，骚热病，外涂可治热性皮肤病。

114. 紫檀香

功能：清血热。

主治：血病所致之热证，风血交杂症。

115. 沉香

本品分黑、白、红三种，即沉香、白木香和一种有茴香味的樟木，皆可入药。

功能：清心解热，养心抑风。

主治：心脏热病，命脉热病，心风等。

116. 鬼箭锦鸡儿

功能：活血凉血，解凝破瘀。

主治：瘀血凝滞，血热证。

117. 文官木

本品分三个品种，其中两种尚待鉴定。

功能：燥湿，化瘀。

主治：血病，黄水病。

118. "相杰年差"

功能：去风化痰，消食逐寒，明目。

主治：痰风并病，寒病，食积不化，眼病。

119. 小米辣

功能：温胃去寒，力强如火，解毒杀虫。

主治：胃火不足，下落浮肿，痔疮，虫病，麻风。

120. 木通

功能：清脏腑之热。

主治：肺热，肝热，六腑热病，血病，瘟热等病。

121. "奴木巴"

本品在青海以山豆根代替。

功能：清热解毒，祛风化湿，生津止渴，健脾开胃。

主治：热病，津少口渴，食欲不振及外症丹毒和皮肤疾病。

122. 木藤蓼

功能：除风清热，具有促使瘟病成熟和收敛之作用。

主治：风热病，瘟疠，垢甲病。

注：宽筋藤效同。

123. 悬钩子茎

功能：清风热，除痰湿，促使瘟病成熟。

主治：风热病，痰病。

124. "吉才尔"

注：本品在青海以苍耳子代用。

功能：杀瘟、解毒、除热。

主治：瘟毒病，肾热病。

125. 铁线莲

本品据藏本草《洁晶串》记载有黑、白两种，黑者花黄，为黄花铁线莲；白者花白，为短尾铁线莲。

功能：增生胃火，活血通瘀，对痞瘤积聚具有攻破、穿刺和引出之作用。

主治：胃寒，消化不良，痞瘤病，黄水病。

126. 茜草

功能：凉血清热。

主治：血病，扩散伤热，大小肠热。

127. 肉桂

本品薄者效强、厚者力弱。

功能：温中健脾，能去胃中寒风。

主治：胃寒疼痛，消化不良，腹胀肠鸣，止泻。

128. 秦皮

功能：接骨，除骨中之热。

主治：骨折，骨中热证。

注：用杜仲者实误。

129. 珊瑚刺皮

功能：清热化湿，敛毒除毒，止泻，明目。

主治：毒热，黄水病，陈旧热病，泻痢，眼部疾病。

130. 裂萼蔷薇皮

功能：解毒燥湿。

主治：毒病，黄水病。

131. 榆树皮

功能：清热解毒。

主治：一切热病及外症疮疡。

132. 山杨树皮

功能：清肺热，解毒热。

主治：肺病，天花。

133. 旱柳皮

功能：除毒逐水，能治疗各种寒性或热性肿病。

主治：中毒症，一切水肿病。

134. 山柳皮

功能：调经，清热。

主治：妇科疾病，热病。

135. 阿魏

功能：杀虫，祛寒抑风。

主治：虫病，寒性疾病及心风病。

附注：胆病忌服。

136. 白芸香

功能：去风化湿，消肿，有清除、干燥黄水之作用。

主治：黄水病，睾丸下坠。

注：原为一种进口的树脂，今以白芸香代替，也有以乳香代替者。

137. 安息香

功能：清热，解毒，制疠。

主治：炭疽，疠病刺痛。

注：原为进口的一种香气很浓的树脂类药物，今不易得，以安息香代之。

138. 松香

功能：化湿，排毒，有引泄疮疡及黄水作用。

主治：疖痈疮疡，皮肤病，黄水病。

139. 紫草茸

功能：清热凉血，活血化瘀。

主治：劳伤热，骚热，血热，瘀血不化。

140. 火漆

功能：清热。

主治：肺肾劳伤热。

141. "满恰拉"

本品为树脂，色红如干血之状，因不易得，通常以橡实代用。也有用青杠木子者。

功能：止泻利。

主治：寒热泄泻。

142. "蒂丁"

本品已为多种野草所混用，如伞梗虎耳草、唐古特虎耳草、獐牙菜、椭叶花锚、大约侧蕊、沼生扁蕾等，皆称"蒂丁"。

功能：清胆热，解毒。

主治：一切胆热病。

143. "哇下嘎"

本品之正品为乔木（鸭嘴花？），叶厚，花作黄白色，味苦，性凉，嫩枝可供食用。但不易得，青海有两种代用品，一为西伯利亚紫堇，一为纤毛婆婆纳。据《洁晶串》记载，西伯利亚紫堇可以代替，而纤毛婆婆纳不能代用。西伯利亚紫堇有一特点，截断后入山羊鲜血中，可将羊血迅速吸至枝顶。一般译为闹羊花，实误。

功能：清热凉血，能迅速消灭一切热病。

主治：各种热病及全身刺痛。

144. 藏木香

功能：清热凉血祛风。

主治：风热证，血热证。

145. 川木香

功能：散风凉血，理风和中，清咽喉，排脓毒。

主治：风病，血病，消化不良，胃腹胀满，白喉病，疖痈。

146. 干姜

功能：温中开胃，祛风除痰。

主治：胃寒，食欲不振，风病及痰病。

147. 野姜

功能：去风邪，化痰湿，活血化瘀。

主治：风痰病，瘀血积滞。

148. 姜黄

功能：解毒制疬。

主治：中毒症，疬病，疖痈。

149. 水菖蒲

功能：温胃消食，解瘟毒，祛风寒。

主治：消化不良，食物积滞，白喉，风寒病，炭疽等疬病。

150. 石菖蒲

功能：强体力，壮肌肉。

主治：虚损，消瘦，痫症。

151. 马尿泡

功能：解毒，清热，制疬，杀虫。

主治：虫病，白喉、炭疽等疬病。

152. 山莨菪

功能：清热解毒，制疬除瘟，杀虫。

主治：虫病，炭疽等疬病。

153. 天仙子

功能：驱虫，和中健胃，祛风化湿。

主治：虫病，胃病，黄水浸淫。

154. 手掌参

本品以五指为最优，四指次之，二指最差。

功能：强身体，益精髓。

主治：虚弱症，肾亏症。

155. 迷果芹

本品分三种，生于田间者为上品。

功能：除黄水，温肾阳，为温性补养药。

主治：黄水病，肾腰冷痛，虚弱症，寒痰症，胃病。

156. 天冬

功能：补虚，服之能延年益寿，兼有清热化湿之作用。

主治：虚劳百损，黄水病，风病，陈旧隐热病。

157. 黄精

功能：生用清热，制后去寒，服之能延年益寿，使身体轻快，生胃火，增食欲，除痰热，化湿排脓。

主治：诸虚百损，食欲不振，痰病，胆病，疝痈，黄水病。

158. 喜马拉雅紫茉莉根

功能：除下部寒湿，能引导黄水，兼有益肾壮阳之功。

主治：下部寒湿停滞，黄水病，阳痿不举。

注：本品青海不产，以阴郁马先蒿代之。

159. 刺蒺藜

功能：利水逐湿。

主治：小便不利，湿痹，肾病。

160. 冬葵子

本品分为雌性、雄性及中性三种。冬葵子为中性，锦葵为雌性，蜀葵为雄性，花可治遗精病。

功能：利小便，止泄泻，生津止渴。

主治：小便不通，大便泄泻，口渴引饮。

161. "周尖巴"

功能：生肌收口。

主治：疮疮久不收口。

162. 骨碎补、贯众

功能：解毒。

主治：食物中毒及配合毒。

163. 瓦苇

功能：清热解毒，排脓去腐，生肌收口，接骨疗疮。

主治：疝痈疮疮，骨折，汤火烧伤，毒热。

164. 扁叶珊瑚盘

功能：清热解毒，止泻。

主治：热证下利，肾脏病，精府病，疝痈疮疮，治一切中毒症。

165. "穹代尔"

功能：清热解毒。

主治：毒热症，中毒症。

166."则力"

功能：解毒。

主治：食物及药物中毒。

167. 马钱子

功能：清热解毒。

主治：热证，中毒症。

168. 马蔺子

功能：马蔺有雄性、雌性及中性三种。雄性能杀虫，消肿痒，排脓生肌，与山羊油脂调和能治烧伤；雌性能治紫痰病，消肿毒疮痈，驱虫，疗胃与大小肠之寒热交杂症及"郎脱"症；中性能敛毒、杀毒、除毒。

主治：虫病、疠病及"郎脱"症等。

注：马蔺用以治热证时为寒性，用以治疗寒证时则化为热性，如用以治寒热交杂症时则转化为平性，对解毒有特效。

169. 天南星

功能：杀虫，排脓，消肿。

主治：虫病，疮疡痈肿。

170. 叉分蓼

功能：清热解毒，除大小肠热。

主治：痢疾，大小肠热病。

注：外来蓼与此效同。

171. 块根糙苏

功能：清肺生津，止咳化痰。

主治：咳嗽痰多，咽喉干燥，外症疖痈。

172. 甘草

功能：清肺止咳，生津利咽。

主治：肺病咳嗽，咽喉发疹，脉病，口干渴等病。

173."都尔几"

功能：泻下。

主治：一切适用泻法疾病。

174. 大戟

功能：泻下。

主治：疠病及适用泻法之一切寒热疾病。

175. 泽漆

功能：泻下，为缓泻药，通常用作泻下剂中之辅助药。

主治：一切适用泻法之疾病，而以泻胆病为有效。

176. "莞布"

功能：泻下。

主治：黄水病。

177. 大黄

功能：清热，泻下。

主治：毒热，腑热，痰病。

178. 亚大黄

功能：泻下，制疠，排脓祛瘀。

主治：疠病，疮疡。

179. 西伯利亚蓼

功能：逐水消肿，生津解渴。

主治：黄水病，水肿病，口干渴。

注：索尔哇派用矮大黄。

180. 瑞香狼毒

功能：清热，解毒，泻疠。

主治：疝痈，疠病，瘰疬。

181. 蘑苓草

功能：催吐。

主治：适用吐法之各种痰病。

注：本品分黑白两种，白者为蘑苓草，黑者为飞廉和大蓟。

182. 橐吾

功能：催吐。

主治：适用吐法之各种胆病。

183. 独活

功能：止血。

主治：鼻衄，崩漏，外伤出血。

184. 羌活

功能：杀虫制疠。

主治：各种虫病，疠热疝痈。

185. 当归

功能：清心，除热，解毒。

主治：心热病，中毒症。

186. 喜马拉雅棱子芹

功能：消肿疡，破内痈。

主治：外症肿疮，内脏痈病。

187. 荨麻

功能：温中和胃，清热祛风。

主治：胃火不足，消化不良，并治夹风之陈旧热病。

附注：荨麻分有刺和无刺两种。无刺荨麻主治水肿病及外症疮痈等病。

188. "玉沟香"

本品有黑、白两种，白者花呈金黄色，黑者花作蓝色。

功能：清解热毒，能使破伤之皮肉愈合。

主治：疮疡，皮肤创伤。

189. "夏波子"

目前各地混用本品，青海所用者多为红花崖黄芪花，西藏则用豌豆花。据《洁晶串》记载，两物皆是膺物，均非真品。

功能：止血调经。

主治：妇女月经过多。

190. 玄参

功能：清热解毒。

主治：天花，中毒症。

191. 麻黄

功能：止血，清脾热及一切新旧之热。

主治：血管破裂，各种热病。

192. 黑蒿

本品有黑、白、紫三种，效相同。

功能：杀虫，制疠，排脓。

主治：虫病，疠病，炭疽，疖痈。

193. "越莫"

功能：清热解毒，祛风燥湿。

主治：疖疮痈疽。

194. 丛生亚菊

本品分白、灰、红、黑四种，白者为丛生亚菊，灰者为大籽蒿。

功能：止血、消肿。

主治：外伤出血，四肢作肿。

195. "茶绒"

本品有白、紫、红三种，效相同。

功能：清热，解毒，利咽喉。

主治：热证喉病，肺病喘咳。

196. 甘肃蚤缀

本品有三个品种。

功能：清热疗肺。

主治：肺脏热证。

注：与卵瓣蚤缀同效。

197. 熏倒牛

本品有黑、黄两种，黑者为熏倒牛，黄者为车前叶垂头菊。

功能：制疠除瘟，为镇痛之特效药。

主治：疠病，炭疽。

198. 牛蒡子

功能：破坚攻积，泻脉病。

主治：石痞瘤，脉病。

199. 藏黄连

功能：清血中之热，平血逆上行，除五脏热证。

主治：血热病，瘀血不化，骚热病及五脏热病。

200. 白草乌（附红草乌、黄草乌、黑草乌）

本品在青海甘肃等地用唐古特乌头，在西藏则用船盔乌头，效同。

功能：除瘟解毒，疗胆热。

主治：瘟病，胆热证，中毒症。

附：红草乌主治肉类中毒，解黑草乌毒。

　　黄草乌：功能及主治同红草乌。

　　黑草乌：有剧毒，主治一切刺痛。

201. 狼毙毒

本品为剧毒药，狼嗅之立毙，滴入人畜鼻腔中即中毒昏迷。

功能：除毒，可以毒攻毒。

主治：中毒症。

202. 野赤芍根

功能：消热，杀疠虫。

主治：疠病。

203. "化若嘎保"

功能：清热解毒。

主治：一切毒热病。

204. "化若赛保"

功能：清热解毒。

主治：一切毒热病。

205. "素木"

本品有白、黄、紫三种。

功能：为解毒之特效药。

主治：一切毒病。

206. 无茎芥

功能：清肺，止血。

主治：肺脏热证，肺病咯血症，浊热病。

注：本品分白、红、紫三种，白者为无茎芥，红者为红景天，紫者为丛菔。

207. 紫草

功能：清肺，止血。

主治：肺脏热证，肺病咯血及一切血证。

208. 大株红景天

功能：除瘟热，清肺热，利水消肿。

主治：瘟热病，肺热病，脉病，水肿。

注：本品为代用品，也有用甘青老鹳草的。

209. 香附

功能：清肺热，开声音，除瘟热，作用于大小肠，使热性泄泻成熟而停止。

主治：肺热失音，瘟热病，热性泄泻。

210. 白草

功能：解毒，止血，利尿，祛病延年。

主治：毒热症，小便不利，吐血及衄血。

211. "布胁泽"

功能：清热止呕。

主治：恶心呕吐，热痰病。

212. 蕨麻（人参果）

功能：味甘性凉，清热止泻。

主治：健脾胃，止热泻。

213. 光梗丝石竹

功能：开耳窍。

主治：耳聋。

注：也有用蝇子草的，效同。

214. 糙果紫堇

功能：清热除瘟。

主治：瘟病，胆热，治一切热证。

215. 金腰子

功能：胆病在上者能吐之，在下者能泻之，在中者能清之。

主治：各种胆病。

注：也有用肉质猫眼草的，效同。

216. 镰形棘豆

功能：清热消肿，生肌收口，杀疠，除毒，止血，通便。

主治：疖痈疡疮，疠病，黄水病，大便不通，鼻衄，崩漏等各种出血症。

注：也有用轮叶棘豆者，效同。

217. 木贼草

功能：清热解毒，明目疗疮。

主治：外症疡疮，眼病。

218. 角茴香

功能：消热凉血，除瘟解毒。

主治：瘟病，毒热症，血热症。

219. 沿沟草

功能：清热。

主治：肺热，肝热，脉热，骨热。

220. 水棉

功能：清热解毒，能将烧伤面之渗出液干燥而使之愈合。

主治：汤火烧伤灼伤。

221. 金线地衣

功能：除热，解毒。

主治：肺热、肝热，脉热，毒热。

222. 五脉绿绒蒿

功能：清热，解毒。

主治：肝肺之热及一切热病，热性喉阻病。

223. 紫菀花

功能：解毒除瘟，清热排脓。

主治：热病，痈疮流脓血。

224. 阿尔泰紫菀

功能：除瘟清热。

主治：瘟毒病，紫痰病，脉热。

225. 鞑箭菊

功能：接骨，化湿，止痛。

主治：头骨破碎，黄水病，疠病。

注：也有用红花千里光者，效同。

226. 刺绿绒蒿

功能：接骨，益髓。

主治：骨折。

227. 角蒿花

功能：清热解毒、利水消肿。

主治：耳病，水肿。

注：治耳病用子。

228. 乌奴龙胆花

功能：清热解毒，止血，凉血。

主治：热泻，血病，胆病，紫痰病。

229. 麻花艽花

功能：止血消肿，清热解毒。

主治：腑热、胆热和各种出血症。

230. 大叶龙胆花

功能：清热解毒，利水消肿。

主治：水肿，白喉，喉闭，黄水病。

231. 高山龙胆花

功能：清热解毒，利咽喉。

主治：热性咽喉阻塞病，中毒症，热病。

附：蓝玉簪龙胆花主治和功能同高山龙胆。

232. 青藏龙胆花

功能：清热解毒。

主治：黑天花。

233. "德哇"

功能：清瘟解热。

主治：瘟热。

234. 苦菜

功能：清热。

主治：胆病。

注：与披针叶风毛菊、褐毛风毛菊效同。

235. 大唇马先蒿

功能：有收敛、清除毒邪之作用。

主治：肉类中毒。

236. "郎那"花

功能：生肌收口，利尿。

主治：疮疡久不收口，小便不利。

237. 点地梅

功能：利水消肿，清热化湿。

主治：热性水肿病，黄水病，炭疽病。

238. 唐古特金莲花

功能：排脓生肌。

主治：疖痈疡疮，筋脉溃烂，头部创伤。

239. 波棱瓜子

功能：除腑热，清胆热。

主治：胆热证和腑热证及胆热降于腑。

240. 木鳖子

功能：引吐胆病。

主治：胆病，中毒症。

241. 止泻木子

功能：清热止泻。

主治：胆病，热证下利。

注：本品不易得，青海多以细叶白前代之。

242. 芫荽子

功能：清热和胃，化痰涤浊，生津止渴。

主治：胃中热痰症，紫痰病，口干引饮。

243. 芹菜子

功能及主治同芫荽子。

244. 香旱芹

功能：清肺中热，消食开胃。

主治：肺热，消化不良。

245. 黑种草子

功能：温中和胃。

主治：肝寒证，胃病。

246. 蛇床子

功能：温中和胃。

主治：胃寒，虫病。

247. 苋蒿

功能：清热解毒，祛风明目，化痰健胃。

主治：心热病，风热病，中毒症，眼病，水肿，消化不良。

248. 垂果蒜芥

功能：清热，解肉毒。

主治：肉类中毒，骚热，肺病及血病。

249. 野芥子

功能：利水消肿，解毒除瘟。

主治：炭疽，疔痈等。

250. 荠菜

功能：清热。

主治：肺热，肾热，睾丸肿大。

251. 草玉梅

功能：温胃祛寒，排脓渗湿，软坚破积。

主治：疮疡流脓，脾胃虚弱，黄水浸淫，寒性痞瘤。

252. 芝麻

功能：强身体，祛风。

主治：风病，身体虚弱，阳痿。

253. 相思子

功能：活血化瘀，催产，破积聚，开脉道。

主治：胎儿不下，妇女月经不调，胆痞瘤。

254. 唐古特青蓝

功能：清热止血，生肌收口，燥湿。

主治：胃热，肝热，血证，疮疡，黄水病。

255. 花苜蓿

功能：清热解毒，排脓生肌。

主治：疮疡，肾病，肺热，毒热及新生热病。

256. 夏至草

功能：明目退翳。

主治：目生翳障。

257. 鸡蛋参

功能：消热解表，消食开胃。

主治：突发性之嘈杂、吐酸、纳差、感冒、鼻不通气。

258. 水葫芦苗

功能：清热，续筋。

主治：伤筋发热，筋断。

259. "隆恩"

功能：解毒，消肿，祛风。

主治：中毒症，四肢肿胀，风病刺痛。

260. 赫定蒿

功能：清热，退黄疸，驱虫。

主治：胆病目黄，虫病。

注：本品分黑、白两种，黑者为赫定蒿，白者为锯锯藤。

261. "苦久巴"

功能：通淋利尿。

主治：石淋，癃闭。

注：若无本品，可用"苦久仔多"代之。

262. 白藜

本品共有两种，效同。

功能：解表发汗，祛风。

主治：风热，感冒。

263. 党参

功能：息风，解痉，通痹，燥湿。

主治：中风，痹病，黄水病。

264. 香薷

功能：杀虫，可作为预防杀虫药。

主治：肛门、子宫、皮肤等处虫蚀症，痰病。

265. 乳白香青

功能：破坚攻积，除痰化浊。

主治：痞瘤病，痰滞。

266. 独行菜

功能：燥湿，接骨。

主治：湿邪内滞，头骨破裂，保持骨端松质之血液。

267. 矮紫堇

功能：和血凉血，清热。

主治：紫痰病，血热，脉热。

268. 绢毛菊

功能：清热解毒，镇痛疗伤。

主治：头部外伤，中毒症发热及咽喉疾病，箭头或弹片不出。

269. 小叶假楼斗菜

功能：下死胎，镇痛，行血化瘀。

主治：胎死腹中，疼痛，箭头或弹片不出。

270. 翼首草

功能：解毒除瘟，清热止痢，祛风通痹。

主治：瘟毒，新旧热病，垢甲病，痹证，痢疾。

271. 贝母

功能：止血，接骨，除毒。

主治：头骨破裂，中毒症，崩漏。

272. 短穗兔耳草

功能：涤痰化浊，排肺中脓血。

主治：痰滞，肺脓疡，肺病，痰病，胆病，咳嗽痰多。

273. 蓝石草

功能及主治：根能治肺病，排肺中脓血；叶能治疮疡；种子能治心病。

274. 甘松

功能：清热毒，消肿疡。

主治：陈旧热病，毒热症，外症肿疡。

275. 草木樨

功能同甘松，并能排除头部及四肢之脓病。

276. 鬼臼果

功能：活血通瘀，调理月经，下死胎。

主治：月经不调，子宫病，肾脏病，胎死腹中，胞衣不下，月经闭阻。

277. "古追"

功能：清热解毒，敛疮收口，续脉络，止泻痢。

主治：痈疮，外伤血管断裂，痢疾及胃肠热病。

278. 蚓果芥

功能：健胃消食，解肉毒。

主治：消化不良，肉类中毒。

279. 大蒜

功能：驱风解毒，杀虫消积。

主治：虫病，风病，麻风，消化不良。

280. 大葱

功能：安眠，健胃，除痰风。

主治：失眠，消化不良，痰风病。

281. 川黄连

功能：清瘟解毒，排脓生肌，疗疮痈，续大筋。

主治：热病，疮痈，大筋断裂与疮口不合。

282. 芸香叶唐松草

功能：制疠除瘟，清热解毒，使未成熟之热病成熟，散布者促使收敛。

主治：疠病，瘟病，毒热症，播散热及其他热病。

283. 雪莲

功能：清热解毒，消肿止痛。

主治：头部创伤，炭疽，热性刺痛，中风，外敷消肿。

284. 蒲公英

功能：清热解毒，凉血除瘟。

主治：紫痰病，瘟热，血胆病。

285. "巴多拉"

功能：杀虫，健胃。

主治：虫病，消化不良。

286. "赛木后"

功能：清热开窍，解毒疗疮。

主治：热证昏迷，疡疮发热，水肿病。

287. "赛嘎尔"

功能：利水消肿，清脾脏热。

主治：水肿，小便不利，脾热，痢疾。

288. "赛乃亥"

功能：拔毒，利水消肿。

主治：中毒症，水肿。

289. "赛完"

功能：解毒疗疮，利水消肿。

主治：痈疮，水肿。

290. "赛马尔"

功能：镇痛止血。

主治：紫痰病刺痛，大便带血。

291. "赛赛尔"

功能：解毒疗疮，止血，利尿。

主治：痈疮，小便不利，用新鲜全草捣汁外敷，治血管破裂出血不止，立效。

292. 各种野蒜

功能：健胃，消食。

主治：脾胃虚弱，食物不化。

293. 米

功能：性凉，质柔而轻，健脾和胃，镇吐止泻，泽容颜，洁皮肤，除风、胆、痰，使身体轻捷。

主治：风、胆、痰病，脾胃虚弱，血气亏损，呕吐，泄泻，肾亏等症。

294. 小米

功能：性凉而重，接骨疗伤。

主治：外部创伤，骨折。

295. 白青稞（附青青稞、黑青稞）

功能：味甘，质粗糙，性凉而重，食后胃中气体增盛，略作腹鸣，能益精壮阳，除尿内油脂，清热化湿，祛风寒，宁肺定喘。

主治：阳虚肾亏，油脂过多，胆病，痰病，感冒，咳嗽气喘。

附：青青稞主治小儿肺热、痢疾小肠刺痛。黑青稞主治疮疡、疱疹等皮肤病。

296. 燕麦

功能：祛痰，利咽喉，除风湿。

主治：喉中痰病，皮肤病。

297. 小麦

功能：味甘质腻，性凉而重，可资以养生，健脾和胃，益肾壮阳，祛风胆热，能收敛散布于关节之毒，使肌肉坚实，接骨疗伤。

主治：脾胃虚弱，消瘦，肾亏，风病，胆病，关节病，骨折，泄泻。

禁忌：虫病及寒痰病忌食。

298. 大麦

功能：性凉而轻，除痰、胆邪，能催生。

主治：痰病，胆病，难产，体内异物不出。

据《医方四续》记载，凡有芒之禾类食物，其味经胃中消化以后转为甘味，能益阳驱风，强身增力，但可滋生痰病。

299. 黑白芝麻

功能及主治：内服，性温，能驱风，使肌肤润泽。

外用：性凉，能杀虫，使毛发生长，其质重，益精壮阳，破子宫痞瘤。

禁忌：痰病及胆病均禁用。

300. 白芥子

本品性重，故能生痰、热，其味辛，能致二便不通，用时宜慎，以免引起其他疾病。

功能：壮阳益精，解毒除疠，燥湿。

主治：肾亏阳虚，黄水病，中毒症，疠病。

301. 荞麦

功能：行血破瘀，能吸干疡疮之渗出液。

主治：疮疡流脓水，瘀血停滞，并对疔痈有小效。

注：荞麦性凉而轻，易引起风、胆、痰病，应用时宜注意。

302. 萝卜

功能：性温质轻，略有辛味，能温中和胃，化痰平喘，润咽喉，通大便，明目，疗创。

主治：胃火不足，感冒，咳嗽，气逆痰多，失音，大便干燥，眼病，创伤。

注：药用萝卜，须在三四月间采集，相当于人的十五六岁青年时代，故处方名称"青年萝卜"。

303. 麻渣饼

功能：本品为外用热敷剂。能清解虚热，排毒疗疮，凡用利尿及泻下法不效者，以本品外敷，有推动作用，对疮疡有收敛作用，使其不致漫延扩散。

主治：虚热所致之刺痛，骨痛，关节受伤，小便不利，疮疖。

304. 酒

功能：温中驱寒，鼓勇壮胆，催眠，祛风寒。

主治：阴虚畏寒，风寒。

注：酒味甘而酸苦，入胃则化酸，糙而微，略能致泻，服之过度，能使人乱性。

305. 白硇砂

功能：杀虫除毒，泻脉利尿，排脓去腐。

主治：白喉，疮疡，小便不利。

306. 光明盐

功能：消食积，驱痰风。

主治：食物积滞不化，痰病，风病。

307. 紫硇砂

本品有天然与人造两种，以嗅之有牛角气味者为正品。

功能：助阳生热，和中理风，通便止痛，消痰祛风。

主治：腹胀临鸣，嗳气，痰病，风病，便秘。

308. "则不为差"

本品有天然与人造两种。

功能与主治同紫硇砂。

309. "杰年差"

本品有天然者与自植物中提取者两种。天然生成者产于水，颜色白而红，有光泽。

功能：益肾壮阳，除风、胆、痰，破寒凝积聚，能生胃火而无引起热病之弊。

主治：肾虚阴衰，风、胆、痰病，寒性痞瘤，胃火不足，眼部疾病。

310. 珍珠盐

功能：消肿软坚。

主治：瘿瘤，息肉。

311. 硼砂

本品以锻制时可熔而有泡沫者为上品，熔而无泡沫者为中品，不能熔解者为下品。

功能：生肌收口，活血祛痰，通便泻下。

主治：疡疮，月经闭阻，大便不通。

312. 碱花

功能：排脓，消食，除痰，驱虫，解毒，通便。

主治：疖痈疡疮，消化不良，胃中痰壅，虫病，中毒症，大便不利。

313. 白矾

功能：清胃火。

主治：口臭，骨病。

附：黑矾、黄矾排脓去腐，剜挖痞瘤。

胆矾主治疖痈，能破痞瘤，去目中障翳。

314. 火硝

功能：化石，软坚破积。

主治：石淋，石痞瘤。

315. 角盐

本品系以盐类装入动物角内制成之盐，故名。

功能：温中除寒。

主治：胃寒，大肠寒。

316. 灰盐

本品系以植物烧制成盐，故名。

功能：温中除寒。

主治：胃寒，胃胀。

按：据《洁晶串》记载，自然盐与人造盐类共39种，如以其颜色细分之，则有59种之多，本书
择其主要者，予以介绍。

317. 青盐

功能：助消化，破积聚，通便。

主治：消化不良，痞瘤病，大便不利。

318. "泽差"

功能：活血破瘀，除疮疡之黄水。

主治：瘀血停滞，疮疡流水。

319. 芒硝

功能：温中和胃，软坚消痞。

主治：胃火不足，痞瘤病。

注：盐类药物一般均有压制风邪、助消化、增食欲及通利二便之作用，但亦有助长血、胆之弊，因此，
凡病属血胆之热者，不宜应用。

320. 犀角

本品分为黑、白、花三种，白者能除毒热，黑者排除脓毒及黄水，花者可防治毒病。

功能：清热解毒，能使体内之脓液坏血和黄水干燥。

主治：毒热病，黄水病。

321. 鹿茸，狍茸

功能与主治同犀角。

322. 干鹿角灰

功能：利水消肿。

主治：水肿病。

323. 黑色黄牛角

功能：祛风，解毒，制疠。

主治：麻风病。

324. 白色山羊角

功能：清心宁神，除瘟解毒。

主治：神志昏迷，瘟病刺痛。

325. 秃鹫眼

功能：明目，去翳。

主治：视力减退，目生障翳。

326. 鱼眼、鼠目

功能：兴奋精神。

主治：嗜睡。

327. 牦牛舌

功能：温化痰湿。

主治：寒痰症。

328. 狼舌

功能：清热消肿。

主治：舌体发肿。

329. 白狗舌

功能：补肾壮阳。

主治：与白狗睾丸共研细末外用，能治阳虚。

330. 虎、豹、龙的犬齿

主治：齿痛。

331. 旱獭犬齿

功能：接骨（与熊肩胛骨研细掺敷）。

主治：骨折。

332. 水獭犬齿之尖端

功能：消鱼骨。

主治：鱼骨梗喉不出。

333. 秃鹫、胡兀鹫、鸬鹚喉管

功能：消食除积，对肉类积滞更效。

主治：积食不化。

334. 各种动物喉管

功能：软坚消肿。

主治：瘿瘤。

335. 小云雀、杜鹃、画眉、马、驴喉管

功能：喑哑声嘶。小云雀喉能使发音清脆，驴、马喉能使发音雄壮高亢。

主治：失音。

336. 秃鹫心

功能：清心补脑。

主治：神志不清。

337. 山羊心

功能：驱虫。

主治：虫病。

338. 马心

功能：驱风，利关节，能敛散布于关节之毒症。

主治：关节肿痛。

339. 鹦鹉、野牛、野兔心

功能：清心宁神，活血，镇痛。

主治：癫狂、昏迷，中风扑倒，心绞痛。

340. 狍肺

功能：清肺除痰。

主治：肺脓肿。

附：山羊羔肺主治肺空洞，山羊肺能驱虫，狐肺主治肺空洞，一切动物肺脏对肺病均有效。

341. 刺猬、黑青蛙肝

功能：解毒。

主治：配合毒。

342. 山羊肝

功能：明目，驱虫。

主治：夜盲症，寄生虫病。

附：绵羊肝平肝去风，治目疾障翳。

343. 旱獭肝

功能：与熊胆共研末外敷并内服，能接骨。

主治：骨折。

注：凡一切动物肝脏，用以治疗肝病，均有效。

344. 熊胆

功能：熊胆为一切动物胆中之珍品，能固守脉口（血管），解毒疗伤，除胆热，明目。

主治：血管破裂，各种疮疡，胆病，目疾。

345. 旱獭胆

功能：解配合毒，疗疮疡外伤，泻酒毒。

主治：配合毒，疮疡，跌打损伤，伤酒。

346. 秃鹫胆

功能：明目，疗疮，清肺。外敷内服同时并用。

主治：目疾，疡疮，肺病。

347. 黄牛胆

功能：解毒，明目。

主治：由于配合毒所致之眼病。

348. 鱼胆

功能：清热疗疮，明目去翳。

主治：疖痈，眼生翳障，烧伤。

349. 猪胆

功能：清热疗疮，明目。

主治：疮疡热症，毒热，眼病。

注：凡各种动物胆配合之制剂，均可治疗疮疡、毒症、胆病及眼病。

350. 黄牛脾（附马脾、山羊脾）

功能：解毒，疗疮。

主治：疮疡，中毒症。

附：马脾治疖痈疮疡感染，以新鲜者包扎患部外用。山羊脾主治小儿喑哑。

凡一切动物脾脏，用以治疗脾病均效。

351. 马肾、黄牛肾

功能：清热益肾。

主治：肾热证。

352. 羊肾

本品以三岁之羊为优。

功能：温肾。

主治：肾脏虚寒。

353. 狼胃

功能：益胃火，助消化。

主治：脾胃虚寒，消化不良。

354. 秃鹫胃、胡兀鹫胃

功能：攻坚破积，增益胃火。

主治：胃痞瘤，消化不良。

注：凡一切肉食动物胃，均能治疗胃胀及胃寒等症。

355. 猞猁、狗獾小肠

功能：清小肠之热。

主治：痢疾。

356. 马胞

功能：清热，解毒，疗疮。

主治：汤火烧伤。

357. 羊胞

功能：壮阳。

主治：阳痿。

358. 各种种畜睾丸

功能：壮阳。

主治：阳痿。

359. 狗睾丸

功能：下死胎。

主治：死胎不下，胎盘不下。

360. 牦牛、黄牛、绵羊、山羊、马、驴、鹿、石羊、黄羊、盘羊、野牛、藏羚羊、野驴睾丸

功能：益肾壮腰。

主治：肾亏腰痛、腰曲，小便不利或失禁，以及经久不愈之一切肾脏疾病。

制法：用以上动物未经交配之新鲜睾丸，煮熟服食。绵羊、盘羊睾丸用绵羊乳煮熟；野牛、牦牛睾丸用牦牛乳煮熟；马、驴、野驴睾丸用驴乳煮熟；山羊、石羊、黄羊、藏羚羊睾丸用山羊乳煮熟；鹿、黄牛睾丸用黄牛乳煮熟。

361. 陈天灵盖

本品须经日晒、雨淋而变成灰白色，用时烧灰存性。天花、麻风及其他传染病死者的不用。

功能：祛风清热，使黄水干燥。

主治：头部热病，黄水病。

362. 人骨

功能：煅灰外用，祛毒疗疮疡外伤。

主治：创伤，疖痈。

363. 龙骨

功能：排脓去腐，生肌收口，消肿、镇痛。

主治：疖痈、肉核肿大、头痛、骨刺痛及痢疾。

364. 羊骨（附羊尾骨、脑骨、跗骨、股骨及山羊骨、绵羊骨）

功能：驱风。

主治：一切风病。

附：羊骨主治重症风病。羊尾骨主治肾腰疾病，羊脑骨主治妇女杂病，羊股骨头能通利小便。

一切绵羊骨研末外敷，治妇风病。山羊骨能拔箭镞及骨刺外出。

365. 鱼、水獭、鸬鹚骨

功能：利水消肿。

主治：水肿病。

366. 雁、秃鹫、骆驼骨

功能：通淋利尿。

主治：小便闭塞。

367. 猫骨

功能：排毒。

主治：前阴瘘疮。

368 鼹鼠骨

功能：催生，泻脉。

主治：难产，脉病。

369. 奇蹄类兽骨

功能：燥湿。

主治：黄水病。

370. 戴胜鸟骨

功能：止血

主治：外伤出血。

371. 猪脑骨（附猪骨）

功能：利水消肿。

主治：水肿病。

附：猪骨主治紫痰病。

372. 猴骨

功能：清热解毒，除瘟制疠。

主治：白喉，炭疽。

373. 龟骨

功能：解毒燥湿。

主治：麻风病。

374. 田螺壳

功能：杀虫，利水消肿。

主治：虫病，水肿病。

375. 贝齿灰

功能：止血，破血瘀，排脓。

主治：血证，血滞血瘀，痞瘤病，疔痈流脓。

376. 猪骨髓

功能：滋生毛发。

主治：毛发脱落。

377. 各种动物骨髓

功能：柔筋荣骨，利关节。

主治：四肢强直及拘挛。

378. 狐脑

功能：止血。

主治：外伤出血。

379. 狗脑

功能：明目祛翳。

主治：目外障。

380. 胡兀鹫脑

功能：排脓拔毒。

主治：疖痈流脓。

381. 山羊脑（附绵羊脑）

功能：舒筋，活络，疗伤。

主治：大筋及筋病。

附：绵羊脑主治头昏头晕。

382. 野兔脑

功能：清热止痢。

主治：痢疾。

383. 大鹿脂

功能：杀虫，能预防瘟毒。

主治：虫病，毒病。

384. 猪脂

功能：敛毒，燥湿。

主治：毒病播散，黄水病，皮肤疱疹。

385. 山羊脂

功能：杀虫，排毒。

主治：虫病，梅毒。

386. 驴脂，马脂

功能：止痒，杀虫。

主治：皮肤瘙痒，牛皮癣。

387. 旱獭、狗獾脂

功能：祛风寒，消肌肿。

主治：寒性风病，腿部鱼肌肿痛。

388. 猪血

功能：敛毒。

主治：毒病播散，紫痰播散症。

389. 黄牛血

功能：敛毒。

主治：毒病播散。

390. 野牛及犏牛之胸腔血，驴尾血，黑黄色山羊血，黄狗血

功能：止血，清热解毒。

主治：鼻衄，疮疡。

391. 鹿血

功能：杀虫，止血。

主治：虫病，与熊胆、肉桂同用治妇女崩漏。

392. 驴血

功能：祛风胜湿。

主治：痹病、关节黄水病。

393. 山羊血

功能：清热，解毒，除疠。

主治：梅毒，黑天花。

394. 羚羊、野牛血

功能：止泻。

主治：大便泄泻。

395. 人血、狗血

功能：清热解毒，燥湿。

主治：麻风病。

396. 本人鼻血

功能：止血，能收敛血管。

主治：鼻衄及各种出血。

397. 旱獭肉

功能：祛风寒，调月经。

主治：寒风病，妇女病。

398. 铁蛇

功能：明目。

主治：眼病。

注：正品为青铁色小蛇，其眼完整无损，宛如活蛇，用金钱白花蛇者实误。

399. 赤麻鸭肉

功能：舒筋活络。

主治：鱼肌转筋。

400. 蛇上部肉

功能：清热，解毒，凉血。

主治：肝病，胆病，配合毒。

401. 马、野驴肉

功能：逐寒驱风。

主治：寒风病，风病。

402. 青蛙肉

功能：清热解毒。

主治：肉治炭疽，汤治舌肿。

403. 牦牛肉

功能：性温，祛风。

主治：风病。

禁忌：热证忌用。

404. 山羊、猪肉

功能：性凉质重，清热解毒。

主治：热病，疔痈。

405. 鱼肉

功能：清热解毒，排脓疗疮，化湿祛风，攻坚破结。

主治：痰病，胆病，疔痈疡疮，痞瘤病，垢甲病，妇女病。

406. 香鼬肉

功能：清热解毒。

主治：口糜口疮，配合毒。

407. 鹧鸪肉

功能：消肿疗疮。

主治：寒性疮疡发肿。

408. 鼹鼠肉

功能：活血化瘀。

主治：妇女病，催产，避孕。

409. 象皮、犀牛皮

功能：清热，解毒，制疠。

主治：黑天花。

410. 蛇蜕

功能：祛风湿，下胞衣。

主治：外用烧灰存性，猪油调敷，能治紫白癜风、牛皮癣；内服能治胞衣不下。

411. 猫皮

功能：清湿热。

主治：痔疮，趁热敷贴肛门。

412. 鼠皮

功能：排脓。

主治：疮疡脓水浸淫，新剥鼠皮敷盖患部。

413. 山羊皮

功能：清热，解毒，祛风。

主治：虫疹，梅毒。

414. 驼、鹿、山羊毛

功能：排脓疗疮。

主治：疡疮脓水浸淫。

用法：外用将毛灼焦，用鹿脂调敷。内服以亚大黄配和。

415. 雄石羊毛

功能：排脓除毒，祛湿疗疮。

主治：疮疡脓水浸淫，黄水病。

416. 鹧鸪羽毛

功能：行水消肿，祛痰排脓。

主治：水肿，肺脓疡。

417. 驴蹄

功能：利尿。

主治：小便不通。

用法：火上烤焙后研细，与白硇砂、大蜀季花同服。

418. 马蹄（附白马蹄）

功能：攻坚破积。

主治：痞瘤病。

附：白马蹄研末治雀斑、痣等皮肤病。

419. 公鸡后爪

功能：活血调经。

主治：子宫疾病，妇血病。

420. 胡兀鹫、秃鹫粪

功能：内用温胃和中，破结软坚，预防剑突痞瘤及铁垢痰。

主治：消化不良，痞瘤病，铁垢痰，疡疮疖痈。

用法：消肿，使肿疡成熟化脓。

421. 野猪粪炭（一名黑冰片）

功能：消食导滞，驱瘟除疠，清热消痞。

主治：食滞不化，瘟病，疠病，胆痞痛。

注：无野猪粪，可用未进食之猪崽粪代替，煅炭用。

422. 童便

功能：清热解毒，驱虫除疠，可预防瘟疫等各种传染病。

主治：温时漱口，可治口腔疾病；凉时洗眼，治目疾；澄清一夜，去上层及底层，取中层尿内服，治毒病、疠瘟、虫病及疮疡初起。

注：童便须用八岁幼童或未婚者之小便。

423. 人、马、黄牛尿

功能：制水银时可洗涤水银毒。

乳类功用：乳类经消化后味苦而腻，能润肌肤，泽颜色，滋补正精，益肾壮阳，但能滋生痰病。其性重而凉，故能驱风清胆。

424. 黄牛乳（附牦牛乳，犏牛乳）

功能：强身益精，安神宁志，养肺平喘，清热生津，下乳汁，解饥渴。

主治：肺病，血病，胆病，陈旧瘟病，尿频，喘逆，多痰、饥渴，困倦，头晕及癫狂等症。

附：牦牛乳能抑制风病，痰病及胆病患者忌服。

犏牛乳性平和，对一切疾病服之皆宜。

425. 骆驼乳

功能：性温味咸，质轻而略有刺激性，能祛风化湿、利水消肿、理风宽中和驱虫。

主治：风病，痰病，虫病，腹胀，水肿，肛门病等。

426. 绵羊乳

功能：抑风。

主治：风病。

禁忌：绵羊乳能引起心脏，痰、胆病，因此凡有气喘，虫病及痰病者忌服。

427. 山羊乳

功能：性凉而轻，能生津止渴，清热凉血，除瘟，平喘。

主治：渴病，瘟病，血热，胆热，气喘。

428. 马、驴乳

功能：养肺，驱四肢之风。

主治：肺部疾病，四肢拘挛，麻木。

禁忌：多服令人愚，不可常服。

429. 人乳

功能：内服能除风、胆、痰病，外敷可清热解毒。

主治：风病，胆病，痰病。外用滴鼻治鼻病，点眼可治目病，涂敷肌肤能疗疮疡。

430. 乳酪

功能：性凉，味酸，质重而腻，能疏风解热、健胃和调理大便。

主治：流感，扩散伤热，骚热，消化不良，食欲不振，热性泄泻。

431. 新鲜酪浆

功能：味涩而酸，性轻扬。能温中调胃，消食导滞，利水消肿，祛瘀，解毒。

主治：脾胃不和，消化不良，酥油积滞，痞瘤，痰风病，水肿，灰色浮肿，小便不利，痔疮，配合毒。

432. 酥油

功能：养生补身，祛风清热，宁心镇静，生肌敛疮。

主治：黄牛乳所制者质最优，能统治一切疾病。犏牛及山羊酥油性凉而平，能除风热。牦牛及绵羊乳酥油能驱风温胃。陈酥油能治癫狂痫与昏厥，除耳、眼和脑部疾病。

酥油有丰富之营养，能治身体虚衰，对妇女子宫等疾病亦有疗效。

433. 鸡蛋

功能：补肾益精，清热疗疮。

主治：肾阳不足，疮疡。

434. 螃蟹壳

功能：舒筋活络，通淋利尿。

主治：鱼肌转筋，小便不利。

第一一八章　药物炮制法

一、水银炮制法

1. 白制法：将水银一钱、锡五分、铅二分五厘、菜油三小勺放入铁勺中，置火上烧制，待水银与铅锡交融后，倒在冷石上，冷却后用黄牛尿或沙棘果汁洗三次。

主治：性病。本方毒性甚大，只宜外用，不可内服。

2. 黑制法（亦称猛制法）：取硫黄粉、水银各一钱，先将硫黄放入铁勺中，文火徐徐溶解，不使焦枯，然后加入水银，用铁筷频频搅动，待转化为青色液体时，趁热倾出，作青黑如铜镜样锈色即可。

主治：白喉，炭疽，疠病刺痛，天花，麻风，疔痈，垢甲病，"刚巴"病，痹病。

二、巴豆炮制法

先将巴豆皮及心剥除，入白烧酒浸泡，如无烧酒，或用其他之酒亦可，然后用布过滤，弃酒不用，把巴豆放入瓦器或铁器中，置文火上炒，不待其色变黄，即行取出备用。

诃子、斑蝥、"都尔吉"、"西日堪札"等制法可参照一〇五章泻药章。

三、大戟制法

制法：将大戟砸成小块，入黄牛尿中煮，使尿液吸入大戟中即可。

四、手掌参制法

将手掌参入牛乳中浸泡，待软化后去皮即可。

五、番木鳖制法

先将番木鳖刮去表壳茸毛，然后入火中拌炒，待皮壳隆起，略变黄色时即得。或以番木鳖七枚与黄牛或犏牛乳同煮，以煮过的牛乳喂狗或乌鸦，如狗或乌鸦狂叫而逃，或食后扑倒呕吐时，即为其毒已去。

六、飞禽及家禽、雪蛙、沙蜥、鬣蜥、蛇等去毒法

将以上各种动物肉放入调和之面粉内，置火灰中煨烤，待面粉表皮之色呈焦黄时，毒已除尽，即可应用。或将蛙、蛇浸泡于麝香浸出液中一两天，用面粉包裹，入火灰中煨烤，面粉呈焦黄时即可。

七、铁蛇去毒法

将铁蛇浸泡于麝香水中三昼夜，然后置火灰略煨，以不焦为度。

八、珍宝类药物制法

金刚石、翡翠、火晶石、松儿石、珍珠、红珊瑚、青金石、石决明等之炮制，应先行打碎，然后与火硝、骨碎补、硼砂、乌奴龙胆、麝香、诃子、贝齿灰、沙棘果膏、童便共煮一昼夜，倾去药汁，再入清水中煮，煮后倾去清水，最后再在酒中煮，复在清水中煮。

九、铁屑炮制法

将铁屑置于诃子或水柏枝煎出液中，反复煎煮三次（须三易其汁），入瓷瓶中，略加诃子液，按气温程度，三至七天后，铁屑即化为泥。

十、硫碳炮制法

先用石菖蒲、白茅根煎汁，去渣取汁，然后用汁浸泡硫黄一昼夜，去其毒性与气味，再在火上熬三次，不使焦枯。

十一、波棱瓜子炮制法

波棱瓜子之毒在皮，剥除其壳即可。

十二、石花炮制法

将石花与豌豆入锅内炒，豌豆刚熟时其毒即尽。

十三、犀角、鹿茸炮制法

先将犀角、鹿茸打碎，入铁勺中略炒，微黄取出即可。

十四、贝齿、天灵盖、龙骨、鹿角炮制法

将上药入陶器中用猛火烧，变成白色时毒即尽。其他动物之角，在火灰中煨之即可。

十五、葫芦子制法

去皮即可应用。

十六、寒水石炮制法

寒水石炮制，可分为热制、冷制、猛制与精制四种。

1. 热制法：将寒水石打碎，如豌豆大，入铁锅中炒至略黄时，用酒喷之，阴干。本品宜治寒性疾病。

2. 冷制法：将寒水石在火中煅烧后，研成细末，以牛黄水润湿后阴干。本品宜治热性疾病。

3. 猛制法（亦称平制法）：先将寒水石在火中煅烧，然后用醋或酪浆等酸性液淬之。本品宜治寒热交杂病。

4. 精制法：先将寒水石烧煅，然后磨细，磨时须频频拌入牛奶。本品适用于治疗风病及老年虚弱症。

十七、石决明、珍珠、田螺壳制法

将上列药物先以火硝水煮，再用清水洗净即可。

十八、黄精、喜马拉雅紫茉莉根、手掌参制法

黄精等药物炮制分为冷制、热制及精制三种。

1. 冷制法：采得后即以清水洗净，本法制得之品适用于治疗热证。

2. 热制法：入锅烧煮，须将煎出液汁仍吸收药中，本法制得之品适用于治疗寒证。

3. 精制法：先用热制法加工后，再与四倍之牛乳同煮，并使牛奶吸入药中，然后在日光下晒干。

十九、天冬制法

天冬根端及其外皮有毒，须先刮去，然后在牛乳中煮，如上法使牛奶吸入药中。

藏药炮制方法较多，仅水银制法即有十五种之多，本书仅就常用者进行介绍，以备一般治疗之需要。

第一一九章　五种温泉之识别及使用

温泉水因其所含矿物元素之不同，因而有不同之矿泉，常见者有如下五种，可适应不同之疾病治疗。

一、硫黄温泉

硫黄温泉含有硫黄矿物质，泉呈黄绿色，硫黄气味逼人，附近满布硫黄。

主治：黄水、肉斑、麻风、疠痈等病。

二、寒水石温泉

寒水石温泉之水清澈，无任何气味，其地满布寒水石，用此水煮茶酿酒不致变味。

主治：紫痰病，毒病，陈热病等病。

三、矾石温泉

矾石温泉水呈青黑色，略有浑浊，泉含矾石气味，该处遍布矾石。

主治：疠痈，痞瘤病，石淋，铁垢痰等病。

四、"渣驯"温泉

"渣驯"温泉在石质山中、岩壁缝隙间经常有"渣驯"水涓滴而下，泉水作紫色，味苦，气香郁，泉水经过之处形成青绿色之蜿蜒痕迹。

主治：紫痰病，垢甲病，小便不通等病。

五、石灰石温泉

温泉之水有烧燎动物角类之气味，该地区遍布青灰色之石灰石。

主治：脾胃虚寒，消化不良，铁垢痰及剑突痰病。

六、温泉浴对治疗疾病之效用

温泉疗法对许多疾病，具有很好之效果，且一般甚少出现不良反应，特别是对皮肤病、关节筋络和外伤疾病，有显著之疗效。其治疗作用及适应证计有如下几个方面：

1.舒筋活络，通利关节：能治疗风湿痹病，使强直、拘挛和畸形之四肢关节及腰弓背曲之疾病得以活动自如，躯体得以柔和轻捷。

2.祛风化湿，润泽肌肤：能治疗皮肤病、垢甲病等疾病，涤垢去秽，使肤色鲜艳明润，赢瘦者获致充实丰盈，肥胖过甚者得能消减。

3.利水消肿，燥湿排脓：能治疗各种水肿和"刚巴"病、黄水病等疾病，运化体内滞留之水湿，排除及干涸黄水和脓液。

此外，温泉疗法对于毒热症、陈热散布以及外科之疔痈"索日亚"诸症，亦有清热解毒之作用。

七、温泉浴之方法及步骤

进行温泉浴开始时水的温度不宜过热，入水泡浸一会以后，再逐步加温。边浸边洗，在患部徐徐按摩，对于体内之痞瘤肿块病，须缓缓捶打、揉搓。

在温泉浴之同时，饮食起居也须与之相应配合，保持温暖，切忌潮湿，出浴以后，即穿温暖衣服，卧床复被休息，按照泻下法进行善后调理，并根据身体情况和病情需要，进行涂敷按摩，开展健身活动。

对于血胆混合疾病，在温泉浴以前，应首先很好地进行放血疗法，当病邪泄出以后，再以温泉浴法治疗。寒风疾病，可于温泉浴后慢慢进行疗养，并可应用灸法。

此外，可进行凉水浴，入水前禁忌暴饮暴食及过度疲劳。水的质地除孟夏以外，以雨水为最好，"无能胜碧湖"流出之水味甘、性凉、柔和、无垢、洁净、清澈，令人喜爱，饮此水对喉咽及胃部无害。

1.沐浴时间：以中秋之月为宜，在月之上弦以后，水中之毒素渗入土下，这时的水普遍有味甘、性凉等八种功能，体质健者可以入浴，有调和风、胆、痰之疗效。此外，不腐之沼泽积水，源出雪山之瀑布，也可沐浴。

2.沐浴方法：入水前先饮水一捧，以便使体内外相适应，以后作浪反击，喷激沉浸，并在患部一再揉搓，浴毕须发其汗，以后逐日延长沐浴时间，当浴疗完毕以后，以融化之酥油涂擦按摩全身。

药水浴和温泉浴的疗效，以孟冬为最显著，因为在这个季节里不为其他的质素相混合，水本身的力量强盛；夏秋二季，由于土和水的效能为风与火所鼓动而向上运行，此时湖海翻腾，杂有蒸汽，致使功效减弱；冬季之时，地水风三者的力量增强，冷冻坚硬，效力内潜。

温泉之种类除上述五种外，尚有石炭与寒水石相混杂之泉，石炭与硫黄相混杂之泉，石炭与"渣训"相混杂之泉，有石炭、硫黄、寒水石三合之泉，有石炭、"渣训"、硫黄、雄黄四合之泉等五类基本温泉。

此外，也有硫黄、绿硫黄、石灰石、石水、寒水石等五种之说。

第一二〇章 其 他

一、纠谬误

诊断须正确，误诊应纠正。当治疗疾病时，首先应诊断明确，而后立法投药才不致发生谬误。但某些疾病由于其症状多有疑似之处，往往易致误诊，造成不良后果。现列举几种易于混淆之疾病，以便引起注意。

毒症、紫痰病和陈热症三种疾病的临证表现颇有类似不清处，如不进行细致诊察，误以紫痰病的方药治毒症，或用毒症的方药治陈热，虽然也能暂时减轻其某些症状，但因药非对症，不能获得根本之疗效。因此，这三种病如鉴别不清，必然会导致药物、症状与治疗之三重差错。

不消化症、剑突痰症与胃火衰退症三种病，下落浮肿、灰色浮肿与水肿三种病，痞瘤病与内痈两种病，疔痈、"索日亚"病与陈旧老疮三种病，泄泻、痢疾与热性泄泻三种病，垢甲病与痹病、"刚巴"三种病的症状极易相混，如诊断不清，就会造成药物、症状与治疗之差错。

二、异病同治

此外，与前恰恰相反，某些疾病虽然其病名不同，但因其病的本质相同，可以进行异病同治，如痹病与痹病新症之症状与治疗相同，白脉因与肾脉相连，故治疗亦同，痹病新症与肾脉相连，治亦相同。关于治疗方法，可参考《诀要续补编》。

三、注意转化

应予特别注意的几种病如下：

温病尚未成熟阶段，切宜注意，其易转为空虚热证。

扩散伤热与骚热，切宜注意，其易转化为增盛热证。

毒热症与紫痰病，切宜注意，其易转化为陈热证。

痰与胆病，切宜注意，其易转化为隐热证。

四、分主次

治病必须分主次、定先后。

胃、脾、肾三脏之病，应先治痰为主；肺、肝、胆三脏之病，应先以治热为主；心脏、命脉、大肠三者之病，应先以治风为主；体腔内部一切疾病，应先以治胃为主；一切热病，均应优先防止风、胆、痰的各个融冻际为主。

五、反治法

当治疗热病时，如按正常治法用凉性药物治之不能收效者，可改变治疗措施，进行反治。若过用寒凉之品，势必引起寒盗症，此时宜投以热药，艾灸风穴，进热性食物，居处与着装均须温热，用以上之"四火"诱导热势外泄，热证才能平息。与此相反，当寒证治以热药未效时，应改用凉药及放血等法治疗，服食性轻食物，在凉处居住，用"四水"使其寒势下降，如患者出现寒战反应时，可饮服肉汤、穿厚衣，促使发汗。

此外，对于严重之热病，当治疗乏术时，可使患者裸体露身，饮井水两碗，再向全身以水喷激，然后穿温暖厚衣，使其入睡发汗，可以促热邪自体内外泄。

植物拉丁学名索引

二　画

人参果（蕨麻）　*Potentilla anserina* L.

三　画

小豆蔻　*Elettaria cardamomum*（L.）Maton

小叶杜鹃　*Rhododendron capitatum* Maxim.

小米辣　*Capsicum frutescens*

小叶假耧斗菜　*Paraquilegia microphylla*（Royle）Drumm.et Hutch.

小米　*Setaria italica var. germanica*（Mill.）Schred.

小麦　*Triticum aestivum* L.

大托叶云实　*Caesalpinia crista* L.

大蓟　Cirsium eriophoroideum（Hook.f.）Petrak.

大茴香　*Illicium verum*

大戟　*Euphorbia pekinensis* Rupr.

大株红景天　*Rhodiola wallichiana*（Hook.）S.H.Fu var.Chola-ensis（Praeger）S.H.Fu

大叶秦艽　*Gentiana macrophylla* Pall.

大籽蒿　*Artemisia sieversiana* Ehrhart *ex* Willd.

大唇马先蒿　*Pedicularis megalochila* Li.

大麦　*Hordeum vulgare* L.

山矾　*Symplocos sumuntia* Buoh. –Ham. ex D. Don

山杨　*Populus davidiana*

山莨菪　*Anisodus tanguticus*（Maxim.）Pascher

山柳　*Salix pseudotangii* C. Wang & C. Y.Yu

飞廉　*Carduus nutans* L.

广酸枣　Choerospondias axillaris (Roxb.) Burtt et Hill

叉分蓼　*Polygonum divaricatum* L.

马蔺子　*Iris lactea var. lactea* Pallas

马尿泡　*Przewalskia tangutica* Maxim.

四　画

毛诃子　*Terminalia billerica* Roxb.

毛叶木瓜　*Chaenomeles cathayensis* Schneid.

天南星　*Arisaema erubescens* (Wall.) Schott.

天仙子　*Hyoscyamus niger* L.

天冬　Asparagi Rsdix

木蝴蝶　*Oroxylum indicum* (L.) Vent.

木棉花　*Bombax malabaricum* DC.

木藤蓼　*Aubersti* (L. Henry) Holub

木橘　*Aegle marmelos* (L.) Corrêa

水菖蒲　*Acorus calamus* L.

水柏枝　*Myricaria bracteata* Royle

水棉　*Spirogyra* Sp.

水葫芦苗　*Halerpestes tricuspis* (Maxim.) Hand. –Mazz.

无茎芥　*Pegaeophyon scapiflorum* (Hook.f.et Thoms.) Marq. et shax

无患子　*Sapindus mukorossi* Gaertn.

文官木　*Xanthoceras Sorbifolium* Bunge.

手掌参　*Gymnadenia conopsea* (L.) R. Br.

五脉绿绒蒿　*Meconopsis quintup linervia* Regel.

乌奴龙胆　*Gentiana urnula* H. Smith.

止泻木　*Holarrhena Antidysenterica* Wall.ex A. DC.

贝母　*Fritillaria przewalskii* Maxim.

车前状垂头菊　*Cremanthodium ellisii*

五　画

白刺　*Nitraria tangutorum* Bobr

白芸香　Ruta graveolens L.

白草乌　1.Aconitum naviculare Stapf

　　　　　2.A.tanguticum（Maxim.）Sta Pf

白草　*Pennisetum flaccidum* Griseb.

白藜　*Chenopodium album* L.

白木香　*Aquilaria sinensis*

石榴　*Punica granatum* L.

本氏紫堇　Corydalis bungeana Turcz.

瓦苇　*Howorthia* Duval

冬葵　*Malva crispa* Linn.

丛菔　*Solms Laubachia pulcherrima* Muscbl.

丛生亚菊　*Ajania pallasiana*

甘肃蚤缀　*Arenaria kansuensis* Maxim.

甘肃老观草　*Geranium wilfordi* Maxim.

东槚如实　*Semecarpus Anacardium* L. F.

兰石草　*Lancea tibetica* Hook. f.et Thoms.

打箭菊　*Pyrethrum tatsienense* Bur. et Franch.

六　画

芒果　*Mangifera indica* L.

冲天子　*Millettia pacbycarpa* Benth.

伞梗虎耳草　*Saxifraga pasumensis* Marg. et Shaw

西伯利亚紫堇　*Corydalis sibirica*（L.F.）Pers.

西伯利亚蓼　*Polygonum sibiricum* Laxm.

亚大黄　1.Rheum Spiciforme Royle

　　　　　2.R.Scaberrimum Lingelsh.

　　　　　3.R.Przewalskii A. Los.

光梗丝石竹　*Gypsophila acutifolia* Fisch. var gmelini Regel

红花千里光　*Senecio Rufus* Hand. –M.

红花岩黄芪　*Hedysarum multijugum* Maxim. in Bull.

米（稻）　*Oryza sativa* L.

百里香叶杜鹃　Rhododendron thymifolium Maxin.

肉质猫眼草　Chrysosplenium carnosum Hook.f.et thoms.

七　画

角蒿　*Incarvillea sinensis* Lam.

角茴香　*Hypecoum erectum* L.

余甘子　*Phyllanthus emblica* Linn.

旱柳　*Salix matsudana* Koidz.

沙棘　*Hippophae rhamnoides* Linn.

沙生槐　*Sophora moocroftiana*（Girah.）Benth. ex Baker

阿尔泰紫菀　*Herb of Altai Heteropappus*

芫荽　*Coriandrum sativum* L.

芹菜　*Apium graveolens*

花苜蓿　*Medicago ruthenica*（L.）Tractv.

鸡蛋参　*Codonopsis convolvulacea* Kurz

块根糙苏　*Pulomis tuberosa* L.

羌活　*Notopterygium incisum* Ting ex H. T. Chang

陇蜀杜鹃　*Rhododendron przewalskii* Maxim.

玄参　*Scrophularia ningpoensis* Hemsl.

卵瓣蚤缀　*Arenaria kansuensis* Maxim *var* ovalipetala Tsui

八　画

青稞　*Hordeum vulgare* L. var. nudum HK. f.

青藏龙胆　*Gentiana futtereri* Diels et Gilg

苹果　*Malus pumila*

沼生扁蕾　*Gentianopsis peludosa*（Hook. f）Ma

泽漆　*Euphorbia helioscopia* L.

轮叶棘豆　*Oxytropis chiliophylla* Royle

沿沟草　*Catabrosa aquatica*（L.）Beauv.

苦菜　*Ixeris denticulata*

苦苣菜　*Sonchus oleraceus* L.

刺绿绒蒿　*Meconopsis horridula* Hook. f. et Thoms.

豌豆花　*Lathyrus davidii*

金露梅　*Potentilla fruticosa*

金腰子　*Chrysosplenium sinioum* Maxim.

九　画

草玉梅　*Anemone rivularis* Buch. –Ham.

草木樨　*Melilotus suaveolens* Ledeb.

信筒子　Embelia ribes Burm.

鬼臼　Sinopodophyllum hexandrum

鬼箭锦鸡儿　*Caragana Jubata*（Pall.）Poir.

洋刀豆　*Phaseolus lunatas* L.

柏子　Cupressus Sp.

姜黄　*Curcuma longa* L.

迷果芹　*Sphallerocarpus gracilis*（Bess.）K. –Pol.

扁叶珊瑚盘　*Corallodiscus flabellatus*（Franch.）Burtt

荨麻　*Urtica fissa* E. Pritz.

蒿蒿　*Carum carvi* L.

香薷　*Elsholtzia ciliata*（Thunb.）

香旱芹　*Cuminum cyminum* L.Hyland

独活　*Heracleum hemsleyanum* Diels

独行菜　*Lepidium apetalum*

荞麦　*Fagopyrum esculentum* Moench.

珊瑚刺　Berberis dasystachya Maxim.

喜马拉雅多子芹　*Pleurospermum Candollii* Benth.

喜马拉雅紫茉莉　*Mirabilis himalaica*（Edgew.）Heim.

神黄豆　*Cassia* agnes（de Wit）Brenan

柽柳　*Tamarix chinensis* Lour.

十　画

高山龙胆　*Gentiana algia* Pall.

高原毛茛　*Ranunculus tanguticus*（Maxim.）Ovcz.

圆柏　*Sabina chinensis*（L.）Ant.

秦皮　*Cortex fraxini*

唐古特虎耳草　*Saxifraga tangutica* Engl.

唐古特金莲花　*Trollius tanguticus*（Bruhl.）W. T. Wang

唐古特青兰　*Dracocephalum tanguticum* Maxim.

唐古特报春　*Primula tangutica* Duchie

唐古特红景天　*Rhodiola algida*（Ledeb.）Fisch.et Mey.

唐古特瑞香　*Daphne tangutica* Maxim.

绢毛菊　1.*Soroseris gillii*（S.Moore）Stehb.

　　　　2.*S.hookeriana*（C. B. Clarke）Steb.

蚓果芥　*Neotorularia humilis*

党参　*Codonopsis pilosula*（Franch.）Nannf.

峨眉蔷薇　*Rosa omeiensis* Rolfe

鸭嘴花　*Adhatoda vasica* Nees

夏至草　*Lagopsis supina*

珠芽蓼　*Polygonum viviparum* L.

宽筋藤　*Tinospora sinensis*（Lour.）Merr.

十一画

黄葵　*Abelmoschus moschatus* Medicus.

黄花铁线莲　*Clematis intricata* Bunge

黄花杜鹃　*Rhododendron lutescens* Franch.

黄精　*Polygonatum sibiricum*

曼陀罗　*Datura stramonium* Linn.

野姜　Hedychium Venustum Wight

野赤芍（川赤芍）　*Paconia Veitchii* Lynch

野蒜　*Allium macrostemon* Bunge.

悬钩子　*Rubus corchorifolius* L. f.

麻黄　*Ephedra sinica* Stapf

麻花艽　*Gentiana straminea* Maxim.

菥蓂　*Thlaspi arvense* L.

萝卜　*Raphanus sativus* L.

绵参　*Eriophyton wallichii* Benth.

雪莲　*Echeveria laui* Moran & Meyrán

十二画

短穗兔耳草　*Lagotis brachystachya* Maxim.

短尾铁线莲　*Clematis brevicaudata* DC.

紫铆　*Butea monosperma*

紫菀　*Aster tataricus* L. f.

黑蒿　*Artemisia palustris* Linn.

黑草乌　*Aconitum balfourii* Stapf

黑种草　*Nigella damascena*

葫芦　*Lagenaria siceraria*（Molina）Standl.

锁阳　*Cynomorium songaricum* Rupr.

裂萼蔷薇　Rosa sweginzowii Koedne

椭叶花锚　*Halenia elliptica* D. Don

十三画

矮紫堇　1.*Corydalis hendersonii* Hemsl

　　　　2.*C.nepalensis* Kitamura

矮白蓝翠雀　Delphinium albo-coeruleum Maxim.var pumilu m Hutb

矮大黄　*Rheum nanum* Siev. ex Pall.

蓝玉簪龙胆　*Gentiana veitchiorum* Hemsl.

蒲桃　*Syzygium jambos*（L.）Alston

榆树　*Ulmus pumila* L.

锦葵　*Malva sinensis* Cavan.

蜀葵　*Althaea rosea*（Linn.）Cavan.

锯锯藤（猪殃殃）　*Galium spurium* L.

瑞香狼毒　*Stellera chamajasme* L.

虞美人　*Papaver rhoeas*

十四画

楹藤子　*Entada phaseoloides*（L.）Merr.

獐牙菜　*Swertia bimaculata*

熏倒牛　*Biebersteinia heterostemon* Maxim.

蝇子草　*Silene gallica* Linn.

赫定蒿（臭蒿）　*Artemisia hedinii* Ostenf. et Pauls.

褐毛风毛菊　*Saussurea bruneopilosa* H.–M.

十五画以上

橐吾　*Ligularia sibirica*（L.）Cass.

糙果紫堇　*Corydalis traclycarpa* Maxim.

燕麦　*Avena sativa* L.

翼首草　*Pterocephalus hookeri*（C.B.Clarke）Hoeck.

藏木香　*Inula racemosa* Hook. f.

藏黄连　*Lagotis brevituba* Maxim.

摩苓草　*Morina Chinensis*（Batal.）

镰形棘豆　*Oxytropis falcata* Bunge

动物拉丁学名索引

四　画

五　画

六　画

七　画

八　画

狍　*Capreolus capreolus* Linnaeus

狗　*Canis lupus familiaris*

狗獾　*Melesmeles* Linnaeus

狐　*Vulpes* Linnaeus

岩鸽　*Columba rupestris* Pallas

驼　Camelus bactrianus Linn ē

牦牛　Poephagus Grunniens (Linn ē)

青蛙　*Rana nigromaculata*

兔　*Lepus oiostolus* Hodgson

九　画

胡兀鹫　*Gypaotus barbatus*（Linnaeus）

香鼬　*Mustela altaica* Pallas

十　画

狼　*Canis lupus* Linnaeus

鸬鹚　*Phalacrocorax carbo*

十一画

野牛　*Bos gaurus*

野猪　*Sus scrofa* Linnacus

猞猁　*Felis lynx* Linnaeus

黄羊（原羚）　*Procapra gutturosa* Hodgson

黄脊蝗（蝗虫）　*Patanga japonca* Bolivar

黄牛　*Bos taurus domestica* Gmelin

猪　*Sus scrofa domestica* Brisson

十二画

猴　*Primates*

棕熊　*Ursus arctos* Linnaeus

犀牛　Rhinoceros unicornis Linnaeus Dicerorhinus

黑熊　*Selenarctos thibetanus* G.Cuvier

喜鹊　*Pica pica*（Linnacus）

十三画以上

麝　*Moschus moschiferus* Buchner

鼯鼠　Petaurista xanthotis（Milne-Edwards）Rodentia

蝮蛇　*Agkistrodon halys*

雕鸮　*Bubo bubo*

戴胜　*Upupa epops* Linnaeus

鹦鹉　*Psittaciformes*

藏羚羊　*Pantholops hodgsonii* Abel